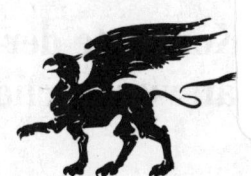

Erschienen im Jubiläumsjahr 1987
bei Klett-Cotta

# Konzepte der
Humanwissenschaften

Wolf-Detlef Rost
Psychoanalyse des Alkoholismus
Theorie, Diagnostik, Behandlung
Klett-Cotta

CIP-Kurztitelaufnahme der Deutschen Bibliothek
Rost, Wolf-Detlef:
Psychoanalyse des Alkoholismus : Theorie, Diagnostik,
Behandlung / Wolf-Detlef Rost. –
Stuttgart : Klett-Cotta, 1987.
(Konzepte der Humanwissenschaften)
ISBN 3-608-95459-7

Verlagsgemeinschaft Ernst Klett Verlag –
J. G. Cotta'sche Buchhandlung
Alle Rechte vorbehalten
Fotomechanische Wiedergabe
nur mit Genehmigung des Verlages
© Ernst Klett Verlage GmbH u. Co. KG, Stuttgart 1987
Printed in Germany
Umschlag: Klett-Cotta-Design
Satz und Druck: Hieronymus Mühlberger, Augsburg

Inhalt

Dank... 9

I Problemeingrenzung: Gesellschaft und Sucht, Modedrogen und Alkohol... 11

II Die Suche nach der Persönlichkeit des Alkoholikers... 19
   1 Einleitung... 19
   2 Überblick... 26

III Triebpsychologische Ansätze zum Suchtgeschehen... 28
   1 Freuds Vorstellungen über Sucht... 28
   2 Die frühen Analytiker und ihre Beiträge zur Sucht: Homosexualität, Symbolcharakter der Droge, Oralität... 33
   3 Radò: Höhepunkt und Überwindung triebpsychologischer Suchtmodelle... 38
   3.1 »Die psychischen Wirkungen der Rauschgifte«... 38
   3.2 »Psychoanalyse der Pharmakothymie«... 41
   4 Resümee: Die Leistung des triebpsychologischen Modells... 46

IV Das ich-(struktur-)psychologische Modell der Sucht: Droge als Selbstheilungsmittel... 51
   1 Affektivität und Impulskontrolle... 52
   2 Das Überich des Alkoholikers... 57
   3 Resümee ichpsychologischer Suchtkonzepte... 60
   4 Zwei ichpsychologische Modelle... 61
   4.1 Krystal und Raskin: »Drug Dependence«... 61
   4.2 Leon Wurmser: »The Hidden Dimension«... 65
   5 Die Selbstpsychologie (Narzißmustheorie)... 66
   6 Kritik des ich- und selbstpsychologischen Ansatzes... 75

V Das objektpsychologische Konzept — Sucht als Selbstzerstörung... 77
  1 Die Theorie der »Britischen Schule«... 77
  2 Glover: »Zur Ätiologie der Sucht«... 82
  3 Simmel: »Alkoholismus und Sucht«... 85
  4 Aspekte der Objektpsychoanalyse der Sucht... 87
  4.1 Die Spaltung: negatives Selbst — ideale Mutter... 88
  4.2 Die selbstzerstörerische Tendenz der Sucht... 92
  5 Resümee des objektpsychologischen Ansatzes... 104

VI Familie und Beziehungen des Alkoholikers... 106
  1 Die Väter... 107
  2 Verwöhnung oder Vernachlässigung?... 109
  3 Die Mutter... 111
  4 Partnerschaft und Sexualität... 116
  5 Howard T. Blane: Ein psychodynamisches Modell der Beziehungsstruktur des Alkoholikers... 121

VII Ein integriertes psychodynamisches Modell der Sucht... 124

VIII Falldarstellungen... 140

IX Die Psychotherapie des Alkoholismus... 176
  1 Die klassischen psychoanalytischen Ansätze der Alkoholismustherapie... 176
  2 Die Psychodynamik der Selbsthilfegruppen... 183
  2.1 Die Anonymen Alkoholiker (AA)... 183
  2.2 Synanon und die Selbsthilfebewegung der Drogenabhängigen... 198
  2.3 Resümee... 201
  3 Gruppenpsychotherapie... 203
  4 Stationäre Psychotherapie (»Entwöhnung«)... 212
  4.1 Hausordnung und Therapieplan... 213
  4.2 Die Psychodynamik der Institution »Suchtklinik«... 217
  4.3 Ein psychoanalytisches Modell der Suchttherapie in der Institution... 223

4.4 Kritik des stationären Settings ... 225
Exkurs: Die Sozioanalyse der Suchtklinik von Klaus Antons ... 228
5 Entwurf einer psychoanalytischen Behandlungskonzeption ... 241
6 Versuch eines Resümees ... 259

Bibliographie ... 261
Register ... 270

Dank

Meinen Dank möchte ich hier all jenen aussprechen, die mich zur Auseinandersetzung mit der Psychodynamik und Psychotherapie des Alkoholismus angeregt und mir bei der Entstehung dieser Arbeit maßgeblich geholfen haben, ohne daß sie im Text zitiert werden. An erster Stelle stehen dabei natürlich diejenigen, die aus Diskretionsgründen ungenannt bleiben müssen: die Patienten, die mich angeregt wie gefordert haben, wobei das Positive in dieser Auseinandersetzung schließlich deutlich überwog, denn die Erfahrung mit den Patienten gab mir den entscheidenden Anstoß, mich für dieses Thema zu engagieren, das mir vor meiner Tätigkeit in der Fachklinik noch ziemlich fremd war. Danken möchte ich auch den Mitarbeitern und der Leitung der Fachklinik Wigbertshöhe in Bad Hersfeld, wo ich die praktischen Erfahrungen sammelte, während mir Hochschullehrer, Mitarbeiter und Studenten am Institut für Psychoanalyse der Universität Frankfurt und besonders auch der dort tagende Arbeitskreis für analytisch orientierte Suchttherapie Anstöße und Möglichkeiten für eine theoretische Ordnung und Aufarbeitung dieser Erfahrungen gaben. Ganz besonders danken aber möchte ich Gerd Heising aus Gießen, der den Anspruch erheben darf, der »geistige Vater« des diesem Buch zugrundeliegenden psychoanalytischen Modells zu sein. Von ihm stammen entscheidende, leider nicht publizierte Impulse für diese Konzeption, die mir besonders wichtig waren.

I Problemeingrenzung: Gesellschaft und Sucht, Modedrogen und Alkohol

Der deutsche Büchermarkt ist in jüngerer Zeit von einer regelrechten Welle von Neuerscheinungen zum Thema »Sucht« überschwemmt worden. Eine erste vergleichbare Publikationswelle erlebten wir Anfang der siebziger Jahre im Zusammenhang mit dem zunehmenden Drogenmißbrauch durch Jugendliche – Marihuana, LSD, später »harte« Drogen. In den folgenden Jahren ebbte dieses Interesse wieder ab. Das heißt allerdings nicht, daß das Problem jugendlicher Drogenabhängigkeit verschwand, wohl aber das seiner Publizität. Die aktuelle Flut der Literatur zu diesem Bereich hat wiederum neue, oder besser ausgedrückt: sich neuerdings akut verbreitende Formen der Sucht zum Gegenstand. Dabei handelt es sich besonders um die rapide zunehmenden Ernährungsstörungen, nämlich Anorexie (Magersucht) und Bulimie (Heißhunger) mit ihren zahlreichen Zwischenformen. Begleitend dazu gibt es eine Anzahl von Veröffentlichungen zum Thema »Sucht und Gesellschaft« (»süchtiger Gesellschaft«) im allgemeinen und »Frauen und Sucht« im besonderen. Es scheint ein weitgehender Konsens zu bestehen, daß süchtiges Verhalten Begleitphänomen des entfremdeten Erlebens in einer Konsumgesellschaft ist, Sucht in gewisser Hinsicht sogar zum »Wesenszug« unserer Gesellschaft geworden ist (vgl. Passett 1981; Schmidbauer 1982).

In Relation dazu ist eine psychologische, das Individuum in den Mittelpunkt rückende Sichtweise der Sucht in den vergangenen Jahren eher in den Hintergrund getreten. So wichtig die soziologisch-kulturkritische Betrachtung der Sucht mit ihrem Ansatz ist, die zunehmenden Suchterkrankungen nicht einfach auf eine individuelle Pathologie zu reduzieren, sondern die Ursachen in gesellschaftlichen Entwicklungen zu sehen, bedarf sie dennoch einer psychologischen Ergänzung, da sie wenigstens in zweierlei Hinsicht problematisch ist. Das erste fragwürdige Moment liegt in der ungeheuren Ausweitung des Suchtbegriffs, der damit zugleich seines Sinns entleert wird. Mag es auch richtig sein, Sucht und Süchtigkeit geradezu als Charakteristika unserer Gesellschaft anzusehen, sollte damit nicht die Bedrohung und das Leid für den einzelnen Süchtigen übersehen werden. Das ist die zweite Gefahr eines zu unspezifischen Ansatzes, nämlich die, daß dem einzelnen – weit über das durchschnittliche Maß hinaus – Betroffenen mit dem Verweis auf die gesellschaftliche Bedingtheit seines Leidens nicht geholfen ist.

Der Psychoanalyse wird häufig der Vorwurf gemacht, sie übersehe die gesellschaftlichen Ursachen individueller Krankheit und suche deren Anfänge lediglich in der lebensgeschichtlichen Entwicklung, reduziert auf einen begrenzten familiären Kontext. Diese Kritik ist oft berechtigt, nur hilft der Verweis auf gesellschaftliche Ursachen der Sucht weder dem, der an seiner Sucht *leidet* und sein Leben durch sie gefährdet, noch der Arbeit des Psychotherapeuten. Der Psychotherapie mag daher der Vorwurf gemacht werden, sie doktere nur an Symptomen einer gesellschaftlichen Pathologie herum, wenn sie sich um die individuelle Behandlung bemüht. Ich denke aber, an der Notwendigkeit einer solchen individuellen Therapie führt heute kein Weg vorbei, wenn wir beanspruchen, den Süchtigen in seinem Leiden ernstzunehmen. Wir sollten vielmehr dahin gelangen, seine Sucht als eine *Krankheit* zu verstehen, die behandelt werden muß, wobei der Psychotherapeut nicht mehr leisten kann, als die Krankheit des Süchtigen auf das normale Maß menschlichen Leidens zu reduzieren.

Dieses Buch ist aus der subjektiven Sicht des Psychotherapeuten geschrieben, und das bedeutet, daß viele Dimensionen des Problems Sucht gar nicht oder nur am Rande abgehandelt werden; es soll primär der Hilfe für den Abhängigen, seiner Psychotherapie dienen. Aus psychoanalytischer Perspektive gehen wir davon aus, die individuelle Biographie des Süchtigen als den Nährboden, auf dem seine ganz spezifische Form der Sucht wuchs, in den Vordergrund zu stellen. Gerade an solchen Arbeiten hat es meines Erachtens in der Literatur der letzten Jahre gefehlt.

Des weiteren fällt auf, daß in der derzeitigen Publikationswelle die in unserer Gesellschaft nach wie vor am weitesten verbreitete Form der Sucht, die eine ungebrochene Zunahme zeigt und am meisten Leid und Konsequenzen bei Betroffenen wie Angehörigen verursacht sowie ungeheure ökonomische und gesellschaftliche

Folgekosten herbeiführt, weitgehend vernachlässigt wird: der Alkoholismus. Alkohol und Alkoholmißbrauch sind unter den Suchtmitteln bzw. Suchtformen in der Bundesrepublik wie in den anderen Industrieländern in Ost und West mit Abstand am weitesten verbreitet. Dabei erfährt der Alkoholismus verglichen mit anderen Arten der Sucht weit weniger Beachtung, als seiner Bedeutung gerecht würde. Der Alkoholismus ist wahrscheinlich zu der bei uns häufigsten Erkrankung psychischer Natur geworden, und zwar unabhängig vom ökonomischen oder sozialen Status des Betroffenen.

Auch wenn unsere theoretischen Betrachtungen immer wieder auf andere Formen der Sucht übergreifen, legen wir das Schwergewicht ganz bewußt auf den Alkoholismus als *die* Sucht unserer Gesellschaft, die sie seit mindestens hundert Jahren darstellt und dabei in Wissenschaft und Literatur gegenüber den »modischeren«, offenbar schillernderen Formen der Sucht ein Schattendasein fristet. Alkohol und Alkoholismus sind in unserer Gesellschaft allgegenwärtig, praktisch täglich wird jeder damit konfrontiert – und trotzdem wird kaum darüber gesprochen. Ich glaube, es gibt keine andere derart massenhaft verbreitete Krankheit mit so tiefgreifenden Konsequenzen für den Betroffenen wie seine Angehörigen, die trotz des verursachten Leids und der Kosten so aus dem Bewußtsein verdrängt und mit dem Mantel des Schweigens zugedeckt wird wie die Alkoholabhängigkeit. Das gilt gleichermaßen für Ärzte, Psychologen, Psychotherapeuten, das gesamte Gesundheitswesen überhaupt. Zwar werden die »Helfer« ständig mit dem Problem konfrontiert, halten es sich jedoch so weit als möglich vom Leib. Auch unter »Professionellen« besteht eine nicht zu übersehende Berührungsangst gegenüber Alkoholikern, zumindest was die Bereitschaft betrifft, sich intensiv mit ihnen und ihrer Krankheit zu beschäftigen und sie ernst zu nehmen. Alkoholismus hat in unserem Gesundheitswesen den Makel behalten, etwas irgendwie »Schmutziges« zu sein. Man befaßt sich ungern mit ihm und wendet sich lieber einfühlbareren oder auch exotischeren Krankheiten zu.

Leider hat auch die Psychoanalyse vor der Vielschichtigkeit und Komplexität des Alkoholismus theoretisch wie therapeutisch resigniert. Psychoanalytiker therapieren heute nur wenige Süchtige (s. Lürßen 1976; Rieth 1978; Rosenfeld 1964), haben wegen zahlreicher therapeutischer Mißerfolge vor der Schwere und relativen Therapieresistenz dieser verbreiteten Störung kapituliert und sich »therapeutisch dankbareren«, weniger destruktiven Erkrankungen zugewandt. Suchttherapeuten revanchieren sich für dieses Im-Stich-Lassen durch Mißachtung und Abqualifizierung der Psychoanalyse. Es besteht – das sei an dieser Stelle ganz deutlich gesagt – in der Psychoanalyse und unter Psychotherapeuten insgesamt ein ausgeprägtes Vorurteil gegen Alkoholiker, was dazu führt, daß Therapeuten, die sich ihre Patienten aussuchen können, in den seltensten Fällen bereit sind, Alkoholiker in eine Psychotherapie zu nehmen. Zwar wird das damit begründet, eine herkömmliche Psychotherapie sei hier nicht indiziert und die Prognose sei ungünstig, aber Hauptgrund ist letztlich das Vorurteil des Therapeuten, seine negative Gegenübertragung. Es ist ein Hauptanliegen dieses Buches, solche Vorurteile überwinden zu helfen und auch dem Psychotherapeuten zu vermitteln, daß der Alkoholiker sehr wohl ein Klient sein kann, der seiner Hilfe nicht nur bedarf, sondern sie auch annehmen und so mitarbeiten kann, daß ein Therapieerfolg keinesfalls ausgeschlossen ist. Ich glaube, eine unvoreingenommene Untersuchung müßte zu dem Ergebnis kommen, daß die Therapieerfolgsquote bei Alkoholikern letztendlich nicht niedriger ist als bei anderen Psychotherapie-Klienten, etwa Neurotikern oder Psychosomatikern.

Es erweist sich als sehr schwierig, den Alkoholismus als Krankheitsbild definitorisch einzugrenzen. Auch dies ist eine der Ursachen für die Widersprüche in der Literatur über die Persönlichkeit von Alkoholkranken. Neuere Erhebungen geben die Zahl der Alkoholiker für die Bundesrepublik mit 1,5 Millionen (nach dem Jahrbuch der Deutschen Hauptstelle für Suchtgefahren – DHS – 1983) mit fast 42 Milliarden DM Behandlungskosten für 1981 (ebd.), für die USA mit fünf Millionen chronischen Trinkern an (Zinberg und Bean 1981). Insgesamt 40 Prozent aller psychiatrischen Patienten sind Suchtpatienten (Röhling 1979).

Die Abgrenzung des Alkoholikers vom »normal Trinkenden« bleibt dabei allemal umstritten. Die Schwierigkeiten einer Eingrenzung des Krankheitsbildes spiegeln sich nicht zuletzt in der mehrfachen Änderung der psychiatrischen Nomenklatur im Laufe der letzten Jahrzehnte. In der offiziellen WHO-Nomenklatur wurde dabei schließlich auf den Suchtbegriff gänzlich verzichtet;

an seine Stelle trat die Annahme einer körperlichen oder psychischen Abhängigkeit. Für eine psychoanalytische Betrachtung des Problems scheint es jedoch nicht angezeigt, den Suchtbegriff aufzugeben, da gerade dem Charakteristikum der Süchtigkeit im Trinkverhalten bzw. in der Drogeneinnahme ein gewichtiges deskriptives Moment für das Phänomen des Alkoholismus zukommt.

»Die Psychoanalyse versteht unter Sucht ganz allgemein einen inneren Zwang (›zwanghafte Unwiderstehlichkeit‹), die hemmungslose unbezwingbare Gier, einen bestimmten Stoff einzunehmen, ohne Rücksicht, bzw. sogar unter bewußter oder unbewußter Einbeziehung seiner schädigenden Folgen« (Lürßen 1976, S. 838).

Ein gewichtiger Faktor in der Problematik der Eingrenzung pathologischen Trinkverhaltens ist, daß Alkohol *die* Droge unserer Gesellschaft darstellt, was nicht nur für Deutschland, sondern für die gesamte industrialisierte Welt gilt. Der Genuß von Alkohol wird dabei nicht nur toleriert, er gilt in einem gewissen Maße – bei Feiern und Festen, zu Fasching und Silvester, zur Lockerung wie zur Beruhigung und »Entspannung« – als sozial erwünscht. Der Abstinenzler wird in unserer Gesellschaft im allgemeinen als auffälliger angesehen als der Alkoholiker, letzterer zumindest in den Anfangsstadien seiner Krankheit. Wer ein angebotenes alkoholisches Getränk ablehnt, verstößt gegen gesellschaftliche Normen und kann sogar – zumindest in einigen Berufen – seine soziale Integration gefährden. Ein Funktionieren unserer Gesellschaft und unseres Soziallebens ohne jeglichen Alkohol oder andere Drogen, die das Leben erträglicher machen sollen und die Austragung von Konflikten vermeiden helfen, erscheint nahezu unvorstellbar. (Bekanntlich scheiterten alle Versuche der Einführung eines gesetzlichen Alkoholverbots; in den USA hatte die Prohibition eine steigende Zahl von Alkoholikern zur Folge und half, die Macht der Mafia zu begründen.) Den Umgang mit Alkohol zu erlernen stellt in unserer Gesellschaft eine ebenso gängige Sozialisationsleistung dar wie das Erlernen von Lesen und Schreiben.

Offenbar gibt es in jeder Kultur bestimmte Drogen, mit deren Gebrauch die Angehörigen der jeweiligen Kultur vertraut sind. Eine Übertragung dieser Drogen auf andere Kulturen, die den Umgang mit ihnen nicht erlernt haben, kann dann zu Katastrophen führen. So zeigten sich die Indianer dem Umgang mit Alkohol, der ihnen von den Europäern gebracht wurde, nicht gewachsen. Hier wie in den Opiumkriegen der Engländer gegen China wurde die Einführung kulturfremder Drogen als machtpolitisches Instrument zur Zerstörung und Unterwerfung dieser Kulturen mißbraucht. Die Ursachen für den Alkoholismus eines Indianers in seiner individuellen Entwicklung zu suchen, müßte daher notwendigerweise fehlgehen. Andererseits bedienten sich die Indianer für ihre religiösen Riten bewußtseinsverändernder Drogen, wie zum Beispiel des Meskalins, in einer sehr kontrollierten Form. Die Anwendung dieser indianischen Rauschmittel durch Angehörige des europäischen Kulturkreises führte dann ebenfalls häufig zum Mißbrauch, da diesen Drogenbenutzern der kulturelle und religiöse Hintergrund der Indianer fehlte.

Die Unterscheidung kulturinhärenter und kulturfremder Drogen setzt meistens zugleich die Grenze zwischen legalen und illegalen Drogen. Das Verbot der einen und die Legalität der anderen Droge sind nicht etwa Konsequenz einer nachgewiesenen Schädlichkeit oder Unschädlichkeit, sondern bestimmen sich allein nach der (oft kulturell tradierten) Integration einer Droge in den gesellschaftlichen Alltag sowie nach wirtschaftlichen und machtpolitischen Interessen. So leisten wir uns aufgrund kultureller Überlieferung die Legalität der Droge Alkohol, die an potentieller Schädlichkeit und Giftigkeit meines Erachtens höchstens noch von den Opiaten erreicht oder übertroffen wird, während vergleichsweise harmlose Stoffe wie Marihuana oder nicht-suchtbildende Drogen wie die Halluzinogene verboten sind.

Illegale Drogen bieten sich dabei zugleich als Projektionsfläche für die gefährlichen Eigenschaften an, die bei Alkohol und besonders bei Psychopharmaka verleugnet und bagatellisiert werden. Vertreter der staatlichen Gesundheitsbehörden, leider aber auch nicht wenige Psychoanalytiker geben hierfür ein beredtes Beispiel ab. Ferner führt die Legalisierung einiger und die Illegalität anderer Drogen zur Stigmatisierung der Benutzer von letzteren: Wer sich einer verbotenen Droge bedient, muß sich zu deren Beschaffung illegale Wege suchen, stellt sich damit außerhalb der Gesellschaft und ihrer Normen und wird daher von vornherein als krank und süchtig angesehen. Während bei den Benutzern von Alkohol und Medikamenten eine sehr variable und umstrittene Grenze »krank« von »normal« scheidet, gilt der Gebrauch einer illegalen

Droge von vornherein als pathologisch, weil außerhalb der Legalität. Damit entfallen die Probleme von Abgrenzung und quantitativer Differenzierung der eingenommenen Drogenmenge, und nicht zuletzt dieses Faktum führt dazu, daß der Drogenabhängigkeit in der psychoanalytischen Literatur der letzten zwanzig Jahre weit mehr Aufmerksamkeit geschenkt wurde als dem viel gravierenderem Problem des Alkoholismus. Der Gebrauch illegaler Drogen gilt, wie gesagt, von vornherein als pathogenes Kriterium, wobei sich die meisten Autoren nicht die Mühe machen, gelegentlichen Gebrauch von Abhängigkeit zu differenzieren, und dabei in der Literatur – besonders der amerikanischen – nicht wenige ganz normale Adoleszenzkrisen als Fallbeispiele zur Therapie Drogenabhängiger auftauchen. Es ist nicht zuletzt ein Generationsproblem, daß die jugendlichen Benutzer illegaler Drogen wie Marihuana und LSD in manchen zwanzig bis vierzig Jahre älteren Psychoanalytikern eine Vielzahl von Ängsten, Wünschen und Phantasien auslösen, die auf den jugendlichen Klienten projiziert werden, bei dem nur zu bereitwillig eine pathologische Persönlichkeit diagnostiziert wird.

Ich will die Gefahren illegaler Drogen hiermit keineswegs bagatellisieren. Auch ist nicht zu leugnen, daß derjenige, der sich unter immensen Schwierigkeiten, Widerständen und Kosten auf dem schwarzen Markt Heroin besorgt, in aller Regel als Süchtiger anzusehen ist. Keiner, der sich noch aus eigener Kraft von der Droge befreien kann, würde auf Dauer die Last der illegalen Stoffbeschaffung auf sich nehmen. Ich halte es jedoch für bis heute nicht nachgewiesen, daß Opiate generell stärker suchtbildend sind als Alkohol. Wahrscheinlich ist es in Ländern wie dem Iran, wo Opium allgemein zugänglich und kulturell integriert ist (war), genauso schwierig, den »normalen« Opiumraucher vom Süchtigen zu unterscheiden wie bei uns den »normalen« Trinker vom Alkoholiker. Die hohe Mortalität gerade der Heroinabhängigen bei uns könnte nicht zuletzt eine Folge der Gesetzmäßigkeiten des illegalen Marktes (z. B. schwankende Potenz des Stoffes, toxische Verunreinigungen) sein sowie Konsequenz der durch die Illegalisierung getroffenen Persönlichkeitsauswahl (geringe soziale Bindungen, Haß auf die Gesellschaft, fehlende berufliche und soziale Integration, Autodestruktivität usw.) Auch sollten die in jeder Tageszeitung zu findenden Statistiken über die jährlichen Heroinopfer nicht darüber hinwegtäuschen, daß die legale Droge Alkohol hierzulande Jahr für Jahr wenigstens hundertmal häufiger zum Tode führt. Aus eigenen Beobachtungen kann ich zudem sagen, daß die Mehrzahl der Heroinabhängigen über kurz oder lang die Unwägbarkeiten des schwarzen Marktes bei der Stoffbeschaffung meidet und auf die legale Abhängigkeit vom Alkohol umsteigt bzw. als Medikamentenabhängige die Praxen der niedergelassenen Ärzte abklappert.

Mit diesem Exkurs sollten weder die illegalen Drogen verharmlost noch deren Legalisierung das Wort geredet werden, zumal, wie ich weiter oben ausführte, unsere Sozialisation nicht das Rüstzeug für einen angemessenen Gebrauch dieser Drogen bereitstellt, genausowenig wie die Indianer den Umgang mit Alkohol erlernen konnten. Detaillierter hat Zinberg (1983) solche Überlegungen entwickelt. Hier sollte lediglich die Perspektive geradegerückt werden, da die zunehmende Beschäftigung mit den illegalen Drogen in den Medien wie in der psychoanalytischen Literatur den Blick dafür verstellt, daß der Gebrauch von Alkohol in den vergangenen Jahren noch weit stärker zunahm. Alkohol ist nach wie vor als *die* Droge unserer Gesellschaft anzusehen.

II Die Suche nach der Persönlichkeit des Alkoholikers

1 Einleitung

Die Persönlichkeit des Alkoholikers ist ein in der wissenschaftlichen Literatur immer wieder heftigst umstrittenes Konzept. Wiederholt wurde die Annahme abgelehnt, daß es überhaupt zum Alkoholismus prädisponierende Persönlichkeitsstrukturen gebe, theoretische Betrachtungen wie empirische Untersuchungen zu diesem Feld blieben widersprüchlich. Problematisch ist zunächst allein die Tatsache, daß die definitorische Eingrenzung des Krankheitsbildes Alkoholismus viel schwieriger ist als bei der Abhängigkeit von illegalen Drogen, wo in der Regel allein die gesellschaftliche Ächtung der Drogeneinnahme für das Etikett »krankhaft« ausreicht, ferner weil der Konsum von Alkohol für uns wie für die Umwelt etwas Alltägliches ist. Werbung, Filme und Lieder drängen den Alkohol als Problemlöser geradezu auf. Daher sind die Schwierigkeiten groß, zwischen normalem Konsum und Mißbrauch eine klare Grenze zu ziehen.

Eine rein quantitative Grenze zwischen normalem Trinken und der Sucht zu setzen erschiene am pragmatischsten, erweist sich aber als unzweckmäßig. In der Literatur schwanken die angegebenen Grenzwerte für die Alkoholgefährdung zwischen 30 und über 150 Gramm Alkohol täglich. Tatsächlich muß die tägliche, auch längerfristige Einnahme größerer Alkoholmengen nicht unbedingt zu einer psychischen Abhängigkeit führen. Gerade Bau- und Brauereiarbeiter, aber zum Beispiel auch Musiker können über längere Zeit in Form von Bier recht erhebliche Alkoholmengen zu sich nehmen, ohne daß von einer süchtigen Persönlichkeitsstruktur gesprochen werden könnte, selbst dann nicht, wenn sich irgendwann schließlich ein alkoholbedingter Leberschaden einstellt. Andererseits begegnen wir sogenannten Quartals-oder Intervalltrinkern, die tage- oder sogar wochenlang ohne einen Tropfen Alkohol auskommen und sich dann hemmungslos betrinken. Für die

Regulation ihrer Persönlichkeitsfunktionen spielt der Alkohol offensichtlich eine größere Rolle als für den Bauarbeiter, der täglich hohe Alkoholmengen zu sich nimmt.

Testpsychologisch ließ sich keine abgrenzbare Persönlichkeit des Alkoholikers gewinnen; auch projektive Tests versagen hier in aller Regel (Antons und Schulz 1976, 1977; Antons 1978; Goertz 1972; Krypsin-Exner 1980; Solms 1972). Schon bald wuchs daher die Einsicht, daß es *die Persönlichkeit des Alkoholikers nicht gibt*, und es wurde versucht, das Erscheinungsbild Alkoholismus zu differenzieren. Am Anfang der Bemühungen, zu einer Unterscheidung verschiedener Alkoholismusformen zu gelangen, standen Versuche einer psychiatrischen Klassifikation. Aus der Reihe dieser Definitionen und Typologien hat sich die von *Jellinek* (1960) durchgesetzt; sie wird trotz aller Zweifel an ihrem Aussagewert noch heute in den meisten einschlägigen Kliniken benutzt.

Jellinek unterscheidet die »Trinker« – d. h. alle Konsumenten von Alkohol – zunächst in »Alkoholiker« und »Nicht-Alkoholiker«, wobei letztere ihren Alkoholkonsum willensmäßig steuern können. Die Alkoholiker differenziert er in:

Alpha-Alkoholiker mit psychologischer Anfälligkeit und rein psychischer Abhängigkeit ohne Kontrollverlust und ohne Süchtigkeit. In diese Kategorie fallen die Konflikttrinker, besonders solche, die Erleichterung von seelischen Spannungszuständen suchen.

Beta-Alkoholiker sind Gelegenheits- bis Gewohnheitstrinker aufgrund der soziokulturellen Einflüsse, ihrer Umwelt, ohne psychische oder physiologische Abhängigkeit und ohne Süchtigkeit.

Gamma-Alkoholiker zeigen eine starke psychische Abhängigkeit, die zu physischer Abhängigkeit, Toleranzsteigerung und Kontrollverlust führt. Progressiver Verlauf, nach Jellinek die eigentlich krankhafte und süchtige Form des Alkoholismus.

Delta-Alkoholiker sind ebenso wie die Beta-Alkoholiker in ihrem Trinkverhalten umweltbestimmt, konsumieren – meist über den Tag verteilt – recht beträchtliche Alkoholmengen (Pegel- bzw. Spiegeltrinker). Kein Kontrollverlust, aber physische Abhängigkeit von ständiger Alkoholzufuhr; Gewohnheitstrinker mit körperlichen Folgeschäden.

Epsilon-Alkoholiker (eine erst später von Jellinek hinzugefügte Kategorie) sind die »Quartalstrinker« mit ihren periodischen Trinkexzessen und Kontrollverlust.

Bezüglich der Entwicklung des Alkoholismus unterschied Jellinek eine Prodromalphase, eine kritische und schließlich eine chronische Phase.

Wie alle deskriptiv angelegten psychiatrischen Klassifikationsschemata erweist sich das Schema von Jellinek für eine psychoanalytische Diagnostik als wenig hilfreich. Immerhin ermöglicht es, Alkoholismusformen auszugrenzen, die für eine psychoanalytische Betrachtung der Alkoholismusproblematik weniger relevant sind. Es sind dies die umweltbedingten, gewohnheitsmäßigen Formen des Trinkens bei Beta- und Delta-Alkoholikern, sofern wir überhaupt akzeptieren wollen, daß Alkoholismus allein aufgrund gewohnheitsmäßigen Trinkens, ohne Beteiligung individueller Faktoren in der Persönlichkeit, sich entwickeln kann. Ferner wird uns auch der noch fast normal und kontrolliert trinkende Alpha-Alkoholiker wenig beschäftigen, auch wenn er, als »Konflikttrinker« auf der Grenze zwischen normalem Alkoholkonsum und Süchtigkeit stehend, für eine analytische Betrachtungsweise nicht ganz uninteressant ist. Im Mittelpunkt unseres Interesses steht aber der Gamma-Alkoholiker, eventuell auch noch der Epsilon-Alkoholiker. Jellinek hat jedoch in seiner Definition bereits die Kategorie des Gamma-Alkoholismus dermaßen breit ausgelegt, daß sich darunter eine Vielzahl unterschiedlichster Persönlichkeiten subsumieren lassen; auch über die Schwere der zugrundeliegenden Persönlichkeitsstörung gibt die globale Kategorie »psychische Abhängigkeit mit Neigung zur Progression und zum Kontrollverlust« zunächst einmal keinerlei Anhaltspunkte.

In einer neueren Arbeit entwickelte Antons (in: Antons und Schulz 1977) mittels faktorenanalytischer Auswertung einer an Patienten einer Alkoholentwöhnungsklinik applizierten Testbatterie drei Typen von Alkoholikern: Typ 1 (27% der Klientel) sei relativ normal, ein »extravertierter Gewohnheitstrinker«, wobei das Symptom einen verunglückten Anpassungsmechanismus darstelle; Typ 2 (27%) sei nervös, depressiv, gehemmt, ein Konflikttrinker mit Überich-Problematik; Typ 3 (46%) weise eine schwere Pathologie mit anscheinend früh gestörten Beziehungen zu Vater und Mutter auf. Typ 3 und, mit Einschränkung, Typ 2 kommen für eine psychoanalytische Untersuchung und Therapie am ehesten in Frage.

Auch die psychoanalytische Literatur zeichnet ein inkonsistentes Bild der Alkoholiker-Persönlichkeit. In der psychoanalytischen Diagnostik spiegelt sich dieses Dilemma u. a. darin, daß es wahrscheinlich keinen Ort auf dem Spektrum psychischer Erkrankungen bzw. einer psychoanalytischen oder psychiatrischen Klassifikation gibt, dem der Alkoholismus nicht von psychoanalytischen Autoren zugeordnet wurde, wie zu jeder anderen psychischen Erkrankung irgendeine Parallele gezogen wurde.

Einige Autoren versuchen diesem Dilemma nun dadurch zu entgehen, daß sie annehmen, die Sucht als Symptom könne sich prinzipiell auf dem Nährboden jeder psychischen Störung ansiedeln, so daß ihr von seiten der analytischen Persönlichkeitspsychologie kein spezifischer Krankheitscharakter zukomme. Diese Vorstellung bleibt in mehrfacher Hinsicht unbefriedigend. Zum einen gibt es – sieht man von akuten Psychosen und vielleicht einigen schwersten Angst- und Zwangsneurosen ab – keine andere Krankheit psychischer Natur, die das Leben und die Persönlichkeit des Erkrankten wie seine Umwelt in solchem Ausmaß beherrschen und zerstören. Zum andern widerspricht sie der Erfahrung jedes in der Suchttherapie tätigen Klinikers, der immer wieder gleiche, ihm bald wohlvertraute Strukturen bei seinen Patienten findet und für Süchtige bald einen Blick, eine Art von »praecox-Gefühl« entwickelt, ähnlich wie es in der Psychiatrie für Schizophrenien beschrieben wird.

Es gibt sicher nicht »*die* alkoholische Persönlichkeit«, *den* Sozialisationsweg des Alkoholikers, sondern die möglichen, zur Sucht disponierenden Sozialisationserfahrungen reichen – um hier zwei häufige Extreme zu nennen – vom elternlosen Heimkind, das überdurchschnittlich häufig zum Alkoholiker wird (oft in Verbindung mit delinquentem Verhalten), bis hin zum in der Kindheit verwöhnten Beamten, der, im Alter von 50 oder 60 immer noch zu Hause lebend, niemals eine auch nur vorübergehende Trennung von seiner Mutter zuließ und nie eine andere Frau kennenlernte – eine ebenfalls oft zur Sucht disponierende Konstellation. Natürlich werden sich Lebensgeschichte wie Persönlichkeiten dieser beiden Männer in vielen Zügen unterscheiden, wird hier zum Beispiel eine testpsychologische Untersuchung keine ähnliche Struktur zutage fördern können.

Blane (1968) schrieb, das Scheitern der testpsychologischen Suche nach der alkoholischen Persönlichkeit müsse nicht unbedingt bedeuten, daß es eine solche nicht geben könne. Diese Befunde seien wahrscheinlich vielmehr Resultat einer unzulänglichen Methode denen immer wieder das klinische Evidenzerlebnis entgegenstehe. Der psychoanalytischen Theorie ist die Annahme einer »prämorbiden Persönlichkeit« des Alkoholikers (Fenichel 1975) konstitutiv; eine mehr oder minder zufällige Entwicklung des Symptoms Alkoholismus aufgrund des Zusammentreffens mehrerer aktueller Faktoren zu akzeptieren, wie es in jüngerer Zeit von einigen Alkoholismus-Forschern vertreten wird, ist dem Psychoanalytiker fremd. Das schließt nicht aus, daß ein Alkoholismus-Syndrom sich auf der Grundlage unterschiedlicher psychischer Strukturen entwickeln wie auch auf unterschiedliche Fixierungsstellen in der psychischen Entwicklung aufsetzen kann. Die Erfassung der zugrundeliegenden individuellen Pathologie, die Stellung des Symptoms Alkoholismus in der Persönlichkeit und deren Entwicklung sind nicht nur für das Verständnis, sondern auch für die Therapie des Süchtigen zentral. Ohne die Bedeutung anderer Einflußfaktoren ignorieren zu wollen, ist das Arbeitsfeld des Psychoanalytikers dabei die individuelle Geschichte, aber auch deren psychosozialer Hintergrund als Sozialisationserfahrung bzw. Lebenszusammenhang in Familie, Peer-group usw.

Besonders die Psychoanalyse ist in der Lage, Psychodynamik und Tiefenstruktur süchtigen Geschehens verstehbar zu machen, und der Wiederaufnahme dieser Diskussion dient die hier vorliegende Monographie. Dabei wird es nicht möglich sein, die Theorie der Sucht auf einen Argumentationsstrang, eine Persönlichkeit, ein Modell zu reduzieren. So werden auch die in diesem Buch vorgetragenen Theorien und Modelle nicht widerspruchsfrei sein, kein einheitliches Bild ergeben. Ohne hier die wissenschaftstheoretischen Grundlagen ausführen zu können, sei darauf hingewiesen, daß die Psychoanalyse die empiristischen Vorstellungen der Verifikation oder Falsifikation von Theorien überwindet. Ferner kann eine Theorie des psychischen Geschehens nie eindeutig sein. Vielmehr wird schon in der Aufteilung des theoretischen Teils dieses Buches in einen triebpsychologischen, ichpsychologischen und objektpsychologischen Ansatz der Psychoanalyse ein Rahmen gewählt, in dem unterschiedliche psychoanalytische Vorstellungen zu ihrem Recht kommen und ihre verschiedenartigen Beiträge zur Theorie der Sucht liefern. Auch wenn der Autor persönlich eines dieser Modelle – das objektpsychologische – favorisiert, ist keiner der Beiträge dieser verschiedenen Ansätze »falsch«. Vielmehr beleuchten sie unterschiedliche Facetten des vielschichtigen Problems, heben je nach der Person des Autors und dem zeitlich-historischen Hintergrund der Arbeit andere Gesichtspunkte des Alkoholismusproblems hervor. So mag für den einen Fall der ichpsychologische Zugang, für den nächsten der objektpsychologische und für den dritten der triebpsychologische der geeignetste sein, der die spezifisch wichtigsten Momente erfaßt.

Die hier vorgestellten Erklärungsmuster schließen einander nicht aus, sondern ergänzen sich, setzen Gewichte anders und wählen verschiedene Orte der Betrachtung. Hinzu kommen natürlich die hier vernachlässigte soziale, die kulturelle und die lernpsychologische Seite der Sucht; auch Soziologie, Sozial- und Lernpsychologie liefern wichtige Beiträge zu einer Theorie der Sucht (die noch geschrieben werden müßte; einen wichtigen Beitrag dazu erbrachten Antons und Schulz 1976, 1977), ohne für sich genommen für einen spezifischen Fall das Zustandekommen einer Abhängigkeit erklären zu können. Die Widerspenstigkeit der Erkrankung »Sucht« gegen eindeutige psychogenetische Erklärungen, die beim einen Fall stimmen, beim nächsten aber nicht, ist sicher ein Grund für die Kapitulation von Psychoanalytikern wie Persönlichkeitstheoretikern. Viele forschten, geprägt von dem seit gut hundert Jahren in Medizin und Psychologie vorherrschenden, dabei mißverstandenen naturwissenschaftlichen, empiristischen Weltbild (das in den »echten Naturwissenschaften« leichter überwindbar war; vgl. Toulmin 1953, 1968), nach eindeutigen, kausalen Bedingungen der Sucht. Dabei gilt meines Erachtens für alle psychischen Strukturen und Erkrankungen, daß es »die eindeutige Wahrheit« über deren Mechanismen nicht gibt. Es können sich beispielsweise ganz verschiedene Aspekte und Strukturen zeigen, je nachdem, ob ich denselben Patienten auf einem »ödipalen« Niveau oder auf der Ebene einer prägenitalen Regression analysiere. So sind zum Beispiel gerade hinsichtlich der klassischen Störung »Hysterie« einige Analytiker bereit (s. Mentzos 1980), eine neue Sichtweise zu gewinnen, in der sie die prägenitale Genese dieser Strukturform in der frühen Mutter-Kind-Beziehung untersuchen. Auch wenn sie dabei zu ganz anderen Einsichten gelangen als Freud, falsifizieren sie damit Freuds Erklärungsmodelle keineswegs, die für die genitale Phase dieser Entwicklung ihre Richtigkeit behalten. Umgekehrt vermögen die »Orthodoxen« nicht die Erklärungsmodelle der auf prägenitalem Niveau arbeitenden Analytiker zu widerlegen. Beide bedienen sich einer unterschiedlichen Begrifflichkeit, nehmen verschiedene Blickwinkel ein, operieren auf unterschiedlichen Niveaus der individuellen Entwicklung (müssen schon von daher nach Goeppert und Goeppert [1975] unterschiedliche Sprachen gebrauchen). Bis heute lassen sich diese unterschiedlichen Sichtweisen nicht ohne weiteres in ein Modell integrieren.

Hier noch einige Bemerkungen zum Charakter der verwendeten psychoanalytischen Modelle, die in den folgenden Kapiteln noch ausführlicher erörtert werden. Die psychoanalytischen Konzepte beziehen sich auf bestimmte entwicklungspsychologische Annahmen. Danach kann es – von einer idealtypischen kindlichen Entwicklung ausgehend – an bestimmten Stellen dieses Prozesses zu Störungen und Fehlentwicklungen kommen, was zu *Fixierungspunkten*, d. h. Dispositionen für spätere psychische Erkrankungen und nicht-bewältigbare Konflikte führt. Das objektpsychologische Modell hat die allererste nachgeburtliche Entwicklung zum Gegenstand, die ichpsychologische Theorie die folgende Phase bis zum Alter von etwa drei Jahren, während sich das triebpsychologisch-ödipale Paradigma mit späteren Phasen befaßt, in denen das Kind schon über innere Repräsentanzen mehrerer Bezugspersonen (Vater und Mutter) verfügt. Es sei an dieser Stelle jedoch auf den metaphorischen Charakter dieser Modelle hingewiesen. Wenn wir etwa sagen, ein Patient zeige Störungen in den allerersten Objektbeziehungsmustern, muß das keineswegs heißen, er sei oder benehme sich wie ein Säugling, noch muß eine solche Störung wie eine einfache Abbildung auf eine real stattgefundene Krise in eben jener Entwicklungsphase hinweisen. Für uns ist die Einordnung der Störung in ein solches entwicklungspsychologisches Modell lediglich für das Verständnis des Phänomens und für seine Therapie von Wert. Auch die Fixierungsstelle besagt nichts weiter als eine hier vorliegende Disposition, wie wir sie auch aus der Medizin kennen, wo ebenfalls von einer Labilität gewisser Organe ausgegangen wird. Eine solche Fixierungsstelle schließt eine spätere normale Entwicklung keineswegs aus, und erst im Krisen- bzw. Überlastungsfall wird es dann zu einer *regressiven Entwick-*

lung und pathogenen Besetzung der Fixierungsstelle kommen, die sich in einem Symptom, hier: dem Alkoholabusus manifestiert. Daraus läßt sich weder zwangsläufig auf die Reife der Persönlichkeit insgesamt schließen noch darauf, daß es in der entsprechenden Entwicklungsphase tatsächlich ein reales Trauma, eine Vernachlässigung oder ähnliches gab. (Nur am Rande kann hier darauf hingewiesen werden, daß in der Psychoanalyse zum Beispiel auch der *Phantasie* eine ganz eminente Rolle zugewiesen wird.) Die psychoanalytischen Modelle erlauben *keine Kausalschlüsse* hinsichtlich der Kindheit einer Person bzw. spezifischer Ereignisse in der kindlichen Entwicklung. Diese Bemerkungen seien vorbeugend vorangestellt, weil der Psychoanalyse häufig nachgesagt wird, sie suche die Schuld an allem bei den Eltern und deren Erziehungsmaßnahmen, wobei besonders die Mutter als Angriffsziel gewählt werde.

Mit dem vorangehenden theoretischen Exkurs versuchten wir zu erläutern, daß die verschiedenen, in diesem Buch referierten psychoanalytischen Konzepte und deren Erklärungen der Sucht einander nicht ausschließen, genausowenig wie diejenigen Modelle, die hier – aus Raum- wie aus Kompetenzgründen – nicht weiter ausgeführt werden: das medizinische Modell, das soziologische Modell, das kulturelle Modell, die Lerntheorie usw.

2 Überblick

Wir möchten nach dieser Einleitung den weiteren Aufbau des Buches erläutern. Wegkommend von den Versuchen, für alle Alkoholiker allgemeingültige Erklärungen finden zu wollen, ist es aus psychoanalytischer Perspektive wichtig, welcher Sinn oder welche Bedeutung dem Symptom Alkoholismus bei einer bestimmten Person zukommt. Wir bemühen uns, diese Frage aus dem Blickwinkel unterschiedlicher psychoanalytischer Modelle zu beantworten.

Hier kommt zunächst das *Konfliktmodell* in Frage, das in Verfolgung der triebpsychologischen Perspektive im Suchtmittelgebrauch den Versuch erkennt, einen Triebkonflikt zu lösen (Kapitel III), dann das *Strukturmodell*, dem zufolge das Suchtmittel in einem Selbstheilungsversuch einem unentwickelt gebliebenen, schwachen Ich zu Hilfe kommt (Kapitel IV), und schließlich das *objektpsychoanalytische Modell*, für das das Suchtmittel in einem vorwiegend selbstdestruktiven Prozeß Ersatz bzw. Wiederholung einer frühkindlichen Beziehung darstellt (Kapitel V).

Nach einem Blick auf allgemeinere, charakteristische Phänomene, die den Alkoholismus begleiten, nämlich Beziehungen, Familie und Kindheit des Süchtigen (Kapitel VI), werden wir in Kapitel VII versuchen, die unterschiedlichen psychoanalytischen Perspektiven in ein Modell zu integrieren. Dieses Modell stellt den Kernpunkt der vorliegenden Arbeit dar. Seine diagnostische Brauchbarkeit wird anhand der in Kapitel VIII vorgestellten Fallbeispiele überprüft. Das letzte Kapitel schließlich wird sich mit der Psychotherapie der Alkoholabhängigkeit befassen, wobei wir hier auch die Psychodynamik der hierfür wichtigsten Einrichtungen, die Strukturen von Selbsthilfegruppen und Sucht-(Fach-)kliniken untersuchen wollen. Am Abschluß steht ein – nur vorläufiges – »Idealmodell« einer Psychotherapie bzw. Therapiekette für die unterschiedlichen Formen von Alkoholabhängigkeit, die wir aus psychoanalytischer Sicht zu differenzieren suchten.

III Triebpsychologische Ansätze zum Suchtgeschehen

1 Freuds Vorstellungen über Sucht

Der Begründer der Psychoanalyse, Sigmund Freud, hat in seinem umfangreichen Werk dem Alkoholismus bzw. der Sucht niemals eine eigenständige Arbeit gewidmet. Schon Freud ließ somit die bedauerliche Tendenz der Psychoanalyse erkennen, diesem Krankheitsbild gegenüber Distanz einzunehmen. Dennoch finden sich in Freuds Werk Mitteilungen zur Sucht in einer Vielzahl von Arbeiten, und einige seiner Schüler nahmen sich dieser Erkrankung intensiv und – verglichen mit späteren psychoanalytischen Epochen – theoretisch wie therapeutisch voll Optimismus an (Lürßen 1976; Rosenfeld 1964; Yorke 1970).

Es sollte nicht unerwähnt bleiben, daß Freud selber eigene Erfahrungen mit einem Rauschgift sammelte, das heute als besonders gefährlich und suchtbildend gilt: dem Kokain. Vom Scheidt (1973; Haas 1983, s. auch Freud 1973) hat sich in dem Aufsatz »Freud und das Kokain« mit dieser Thematik befaßt. Freud beschäftigte sich mit den biochemischen Wirkungen des Kokains und wollte ihm als Lokalanästhetikum Geltung verschaffen. Zugleich schätzte er aber auch seine leicht euphorisierende, das Denken und die Arbeitsfähigkeit beflügelnde Wirkung. Er empfahl und besorgte das Kokain Freunden und Kollegen wie seiner Braut und mußte voll Bestürzung erfahren, daß es bei einzelnen dieser Personen verheerende Auswirkungen hatte und zur Sucht führte (z. B. bei seinem Freund Ernst von Fleischl-Marxow).

Auch wenn Freud das Kokain aufgrund seiner chemischen Möglichkeiten zu einer Veränderung des psychischen Erlebens – bei ihm manifestiert in einer Steigerung der Konzentrations- und Arbeitsfähigkeit – einnahm, haben wir hier das beste Beispiel dafür, daß es *nicht* die biochemische Wirkung der Droge allein ist, die die Abhängigkeit kausal herstellt. Ebenso entscheidet nicht die Häufigkeit der Drogeneinnahme über die Entstehung einer Sucht – Freud hat über längere Zeit und recht häufig Kokain zu sich genommen –, sondern ganz überwiegend die »prämorbide Persönlichkeit« des Drogenbenutzers. Auch die spezifische Wirkung der Droge ist eher ein Resultat der Persönlichkeit des Drogenverwenders als der zugeführten Droge. Freud erlebte die Wirkungen des Kokains in einer anderen Form als jene, die von der Droge abhängig wurden. Die biochemische Wirkung einer Droge liefert nur das »Rohmaterial« für das Suchtgeschehen und ist für dessen inhaltliche Ausgestaltung wahrscheinlich nicht entscheidender als beispielsweise das Vorhandensein hirnelektrischer Aktivitäten für die Entstehung von Träumen. Natürlich sind diese eine Grundlage dafür, daß Träume überhaupt entstehen können; die in ihnen erscheinenden Bilder und Handlungen, das spezifische Erleben des Träumers können sie jedoch nicht erklären.

Freud war zu keiner Zeit kokainabhängig, und er konnte auf die Droge verzichten, ohne daß seine Arbeitsfähigkeit und Produktivität nachgelassen hätten. Im Gegensatz zu vom Scheidt (1973) halten wir den Stellenwert seines Kokaingebrauchs für die Entwicklung der psychoanalytischen Theorie für nicht gewichtig, obwohl die Droge Freuds Arbeitsfähigkeit und Kreativität sicherlich beflügelt hat, was leider nur für einen geringen Teil der Kokainkonsumenten gilt.

Auch wenn die Kokain-Episode in den späteren psychoanalytischen Schriften Freuds wenig Niederschlag fand, werten wir sie als einen persönlichen Beleg für die schon von Freud aufgestellte Grundannahme der Psychoanalyse, daß nicht die chemische Wirkung der Rauschgifte über Entstehung und Charakter der Sucht entscheidet, sondern die psychische Struktur des Drogenbenutzers. Freud 1898:

> »›Gewöhnung‹ ist eine bloße Redensart ohne aufklärenden Wert; nicht jedermann, der eine Zeitlang Morphium, Kokain, Chloralhydrat u. dgl. zu nehmen Gelegenheit hat, erwirbt hierdurch die ›Sucht‹ nach diesen Dingen. Genauere Untersuchung weist in der Regel nach, daß diese Narkotika zum Ersatze – direkt oder auf Umwegen – des mangelnden Sexualgenusses bestimmt sind, und wo sich normales Sexualleben nicht mehr herstellen läßt, da darf man den Rückfall des Entwöhnten mit Sicherheit erwarten« (GW I, 506).

Freud bezog die Sucht in sein Triebmodell mit ein; die Entwicklung und Unterdrückung des Sexualtriebs standen im Mittelpunkt seiner um die Jahrhundertwende entwickelten Theorie und Krankheitslehre. Psychische Symptome sind für ihn Versuche, einen Triebkonflikt zu lösen. So sieht er auch die Sucht als die mißglückte Lösung eines Triebkonflikts und als Ersatzbildung an. Urform der Sucht ist für Freud dabei die *Masturbation*:

»Es ist mir die Einsicht aufgegangen, daß die Masturbation die einzige große Gewohnheit, die ›Ursucht‹ ist, als deren Ersatz und Ablösung erst die anderen Süchte nach Alkohol, Morphium, Tabak etc. ins Leben treten«,

schreibt Freud in einem Brief an Wilhelm Fließ am 22. 12. 1897 (in Freud 1962, S. 205).

Im Zusammenhang mit der differenzierten Ausarbeitung seiner Sexualtheorie hob Freud einige Jahre später in den »Drei Abhandlungen zur Sexualtheorie« (1905) die Bedeutung der *Oralität* für die Genese des Alkoholismus hervor. Er sah im kindlichen »Lutschen« oder »Wonnesaugen« eine oralerotische Aktivität, die dazu prädestinieren könne, daß in späteren Lebensjahren »Männer ein kräftiges Motiv zum Trinken und Rausche mitbringen« (GW V, 83).

Auch hier dient der Alkohol dem Lustprinzip; jedoch hat sich die Gewichtung bereits verschoben: Statt einer genitalen (masturbatorischen) Fixierung nimmt Freud nun eine orale Fixierung an, wird der ontogenetische Ursprung der Sucht rückverlegt. Ein wichtiges Moment in der Bedeutung des Alkohols zur Durchsetzung des Lustprinzips ist dessen Rolle bei der Beseitigung von Hemmung und Abwehr, der Aufhebung von Sublimierung.

»Die Veränderung der Stimmungslage ist das Wertvollste, was der Alkohol dem Menschen leistet, und weshalb dieses ›Gift‹ nicht für jeden gleich entbehrlich ist. Die heitere Stimmung, ob nun endogen entstanden oder toxisch erzeugt, setzt die hemmenden Kräfte, die Kritik unter ihnen, herab und macht damit Lustquellen wieder zugänglich, auf denen Unterdrückung lastet ... Unter dem Einfluß des Alkohols wird der Erwachsene wieder zum Kinde, dem die freie Verfügung über seinen Gedankenablauf ohne Einhaltung des logischen Zwanges Lust bereitet« (1905, GW VI, 142).

In diesem Kontext zieht Freud Vergleiche zwischen dem Alkoholrausch und der »Manie«. Beide dienen der Verleugnung, der Aufhebung von Verdrängung; der Alkoholrausch stellt dann eine toxisch erreichte Manie dar (1916, in GW X, 441).

In der Schrift »Beiträge zur Psychologie des Liebeslebens« (1910) findet sich eine Bemerkung zum Objektcharakter des Suchtmittels, das sich für Freud als ein idealer Ersatz des Sexualobjekts darstellt:

»Die Gewöhnung knüpft das Band zwischen dem Manne und der Sorte Wein, die er trinkt, immer enger ... Wenn man die Äußerungen unserer großen Alkoholiker, z. B. Böcklins, über ihr Verhältnis zum Wein anhört, es klingt wie die reinste Harmonie, ein Vorbild einer glücklichen Ehe« (GW VIII, 89).

Seine wohl umfassendste Stellungnahme zur Sucht gibt Freud in seiner Schrift »Das Unbehagen in der Kultur« (1930) ab:

»Die roheste, aber auch wirksamste Methode solcher Beeinflussung (des Leidens) ist die chemische, die Intoxikation. Ich glaube nicht, daß irgendwer ihren Mechanismus durchschaut, aber es ist Tatsache, daß es körperfremde Stoffe gibt, deren Anwesenheit in Blut und Geweben uns unmittelbare Lustempfindungen verschafft, aber auch die Bedingungen unseres Empfindungslebens so verändert, daß wir zur Aufnahme von Unlustregungen untauglich werden. Beide Wirkungen erfolgen nicht nur gleichzeitig, sie scheinen auch innig miteinander verknüpft. Es muß aber auch in unserem eigenen Chemismus Stoffe geben, die ähnliches leisten, denn wir kennen wenigstens einen krankhaften Zustand, die Manie, in dem dies rauschähnliche Verhalten zustande kommt, ohne daß ein Rauschgift eingeführt worden wäre. Überdies zeigt unser normales Seelenleben Schwankungen von erleichterter oder erschwerter Lustentbindung, mit denen eine verringerte oder vergrößerte Empfänglichkeit für Unlust parallel geht. Es ist sehr zu bedauern, daß diese toxische Seite der seelischen Vorgänge sich der wissenschaftlichen Erforschung bisher entzogen hat. Die Leistung der Rauschmittel im Kampf um das Glück und zur Fernhaltung des Elends wird so sehr als Wohltat geschätzt, daß Individuen wie Völker ihnen eine feste Stellung in ihrer Libidoökonomie eingeräumt haben. Man dankt ihnen nicht nur den unmittelbaren Lustgewinn, sondern auch ein heiß ersehntes Stück Unabhängigkeit von der Außenwelt. Man weiß doch, daß man mit Hilfe des ›Sorgenbrechers‹ sich jederzeit dem Druck der Realität entziehen und in einer eigenen Welt mit besseren Empfindungsbedingungen Zuflucht finden kann. Es ist bekannt, daß gerade diese Eigenschaft der Rauschmittel auch ihre Gefahr und Schädlichkeit bedingt. Sie tragen unter Umständen die Schuld daran, daß große Energiebeträge, die zur Verbesserung des menschlichen Loses verwendet werden könnten, nutzlos verlorengehen« (GW XIV, 436 f.).

In diesem Zitat zeigt sich eine nicht unwesentliche Akzentverschiebung gegenüber früheren Arbeiten. Im Vordergrund steht jetzt die *Unlustvermeidung* mit Hilfe des Suchtstoffes und weniger die Suche nach Lustgewinn. Das Suchtmittel gewährt dem Individuum Schutz, soll es vom Elend seiner Umwelt unabhängig und dafür unempfindlich machen. Freud zitiert hier Wilhelm Busch: »Wer Sorgen hat, hat auch Likör« (GW XIV, 432).

Wir haben Freuds Äußerungen zur Sucht so umfassend zitiert, weil sich in ihnen die Ausgangspunkte aller späteren Entwicklungen psychoanalytischer Suchttheorien finden lassen. Wie schon angemerkt, hat Freud seine Ansichten zur Sucht nirgends zusammenfassend abgehandelt; auch enthalten sie — wie oft in seinen Theorien — unterschiedliche, nicht miteinander in Übereinstimmung gebrachte Konzeptionen, die ebenfalls in späteren psychoanalytischen Suchttheorien auftauchen.

Zusammengefaßt hat Freud die folgenden Gesichtspunkte für eine Theorie der Sucht vorgezeichnet (vgl. Lürßen 1976; Yorke 1970):

– Die später in den Hintergrund getretene Idee von der Masturbation als der Ursucht, des Trinkens als Ersatz für den Sexualakt.
– Der Alkohol hebt Hemmungen und Verdrängungen auf und macht die Sublimierung rückgängig.
– Es besteht eine oralerotische Fixierung und eine Tendenz zu oralen Perversionen und zur Homosexualität.
– Der Rausch ist eine manische Flucht vor der Realität, dient dem Schutz vor dem alltäglichen Elend.
– Der Alkohol stellt ein Liebesersatzobjekt dar, und zwar ein Idealobjekt.

Gehören die ersten drei Thesen noch eindeutig der Triebpsychologie zu, verweist die vierte, die besonders im »Unbehagen in der

Kultur« herausgearbeitet wird, auf den für die Ich-Psychologie zentralen Aspekt, den Suchtmittelmißbrauch als einen gefährlichen, meist zum Scheitern verurteilten *Selbstheilungsversuch* zu sehen, mit dessen Hilfe sich das Individuum gegen bedrohliche, vom Ich nicht bewältigbare Reize aus der inneren wie aus der äußeren Welt zu schützen versucht. Die letzte These schließlich gehört zur Objektpsychologie, in der später allerdings der Objektcharakter des Suchtmittels eine wesentlich andere Einschätzung erfuhr.

Zwischen Freuds ersten überlieferten Äußerungen zur Sucht und dem »Unbehagen in der Kultur« liegen mehr als dreißig Jahre, in denen sich die psychoanalytische Theorie weiterentwickelt hat. Wir möchten jedoch zunächst zu jener ersten Phase der psychoanalytischen Theoriebildung, die nach Yorke (1970) von 1908 bis 1925 dauerte, zurückkehren, in der das triebpsychologische Modell der Psychoanalyse vorherrschte und der Alkohol als ein Mittel verstanden wurde, unterdrückten und verdrängten triebhaften Impulsen zum Durchbruch zu verhelfen.

2 Die frühen Analytiker und ihre Beiträge zur Sucht: Homosexualität, Symbolcharakter der Droge, Oralität

Für diese erste Phase charakteristisch ist Karl Abrahams Aufsatz: »Die psychologischen Beziehungen zwischen Sexualität und Alkoholismus« von 1908, der zugleich die erste, ganz dem Suchtproblem gewidmete psychoanalytische Arbeit darstellt. Abraham stellt heraus, daß der Alkoholgenuß sexuelle Hemmungen und Widerstände aufhebe und Sublimierungen rückgängig mache, zugleich die sexuelle Aktivität steigere. Nach seiner Auffassung will der Trinker mit dem Alkohol seine Potenz steigern bzw. sucht er einen Ersatz für seine schwindende Potenz.

Abrahams Vorstellung vom Alkoholismus zielt ganz auf die *männliche Sexualität* ab; das Problem des weiblichen Alkoholismus – um die Jahrhundertwende auch wenig bekannt – fällt dabei unter den Tisch. Abraham bemerkt, »das Weib« habe »durch seine psychosexuelle Konstitution weit weniger Anlaß zum Alkoholgenuß«, da es ja gerade durch seine psychischen Widerstände den Mann zur Initiative reize, bei Aufhebung seiner Verdrängungswiderstände an Reiz für den Mann verliere.

Der Alkohol, so Abraham, betrügt jedoch den Trinker, da er ihm bei längerem Gebrauch die sexuelle Kraft raubt, anstatt sie ihm zu verschaffen. Dann wird der Alkohol ganz zum Surrogat, zum Fetisch. Hier sieht Abraham eine Verbindung zu den Perversionen; wie bei der sexuellen Perversion im engeren Sinne werde dann der Vorlustmechanismus bzw. ein Partialtrieb zum eigentlichen Sexualziel. Dieser Gesichtspunkt ist für Abraham besonders wichtig: er sieht eine zentrale Funktion des Alkohols in der Freisetzung von Partialtrieben und Perversionen durch die Aufhebung von Hemmung, Verdrängung und Sublimierung mittels des Alkohols. Er nennt hier den Sadismus in Form der im Rausch freigesetzten Gewalttätigkeit, besonders aber die *Homosexualität*. Bezugnehmend auf Trinksitten und Kneipenleben meint Abraham: »Durch jede Kneipe geht ein Zug von Homosexualität.« In diesen Zusammenhang gehört auch, daß Abraham im Alkohol ein *Symbol* für den menschlichen Samen sieht, in dem der Volksglaube die sexuelle Erregung wie die Lebens- und Schöpferkraft lokalisiere. Insgesamt wirke der Alkohol »als Reiz auf den Komplex der Männlichkeit«.

Wenigstens zwei Aspekte der Betrachtung von Abraham wirken heute antiquiert bzw. sind offensichtlich zu einseitig. Das ist zunächst der Gesichtspunkt, Alkohol sei die Droge des Mannes. Dies ist heute nur noch bedingt richtig; zwar gibt es nach wie vor bedeutende Geschlechtsunterschiede dahingehend, daß wesentlich mehr Männer als Frauen alkoholabhängig sind, während bei der Medikamentenabhängigkeit das Verhältnis umgekehrt ist. Gesellschaftliche Entwicklungen haben dazu geführt, daß sich der Unterschied zwischen Männern und Frauen beim Alkoholgenuß mehr und mehr nivelliert, während um die Jahrhundertwende trinkende Frauen so gut wie unbekannt waren.

Der zweite, damit zusammenhängende Aspekt ist der einer *Verbindung von Homosexualität und Alkoholismus*. Nicht nur Freud und Abraham, sondern auch Juliusburger (1912), Ferenczi (1913), Schilder (1941), in jüngerer Zeit noch Kuiper (1968) beschrieben diesen Zusammenhang. Schon recht früh, nämlich von Glover (1933) und Radò (1934), wurde aber davor gewarnt, hier eine kausale Verknüpfung zu sehen. Faktum ist sicherlich folgendes: Alkohol vermag sexuelle Widerstände aufzuheben, natürlich auch gegenüber homosexuellen Wünschen und Phantasien. Ferner findet sich unter Alkoholikern auch eine Gruppe von Persönlichkeiten – sie stellt gewiß nicht die Mehrheit dar –, die gesellschaftlichen Normen und Strukturen gegenüber eine stärkere Distanz einnimmt. Somit gibt es unter Süchtigen wahrscheinlich mehr manifest oder latent Homosexuelle als in einer Normalpopulation (man vergleiche z. B. die homosexuellen Phantasien des heroinabhängigen Schriftstellers William S. Burroughs in seinen Romanen »Junkie« und »Naked Lunch«). Das ist jedoch in keinem kausalen Zusammenhang zu sehen. Homosexualität wie Sucht scheinen hier vielmehr relativ unabhängige Symptome einer tiefgreifenden Störung zu sein bzw. kann die Homosexualität auch als ein Reparationsversuch eines der Sucht verfallenen Ichs verstanden werden, wie es bereits Radò vermutete (s. unten). Eine Kritik psychoanalytischer Vorstellungen über die Homosexualität Süchtiger findet sich u. a. bei Goertz (1972), der darauf hinwies, daß die bei Süchtigen wahrscheinlich gehäuft vorzufindende feminine Identifikation bzw. Schwierigkeiten mit der männlichen Rolle – die sich auch als überbetonte Männlichkeit äußern kann – nicht mit Homosexualität verwechselt werden sollten.

Im übrigen sollte man hier den historischen Hintergrund nicht übersehen. Homosexualität galt in den Anfangszeiten der Psychoanalyse als eine schwerwiegende Perversion. Da der Alkoholismus, wie am Beispiel der Arbeit Abrahams aufgezeigt, ebenfalls als Perversion angesehen wurde, lag es nahe, hier eine Verbindung zu suchen. Die leider nur sehr langsame Entpathologisierung der Homosexualität (s. Morgenthaler 1984) hat diese Verbindung hinfällig gemacht. Wenn sich im konkreten Fall eine Assoziation von Homosexualität und Alkoholabhängigkeit findet, müßte man sie heute eher auf dem Hintergrund der jeweiligen spezifischen Persönlichkeit sehen und nicht allein durch die psychoanalytische Triebpsychologie begründen.

Ebenfalls problematisch bleibt im triebpsychologischen Konzept die Frage des *Symbolcharakters* der Droge Alkohol. Angefangen von Freuds Traumdeutung war es für die Psychoanalyse wichtig, den Symbolcharakter von Bildern und Begriffen zu erfassen, und auf ähnlichem Wege wurde auch versucht, die symbolische Bedeutung zu verstehen, die der Alkohol für den Süchtigen hat. So sah, wie oben erwähnt, Abraham (1908) im Alkohol ein Symbol für den menschlichen Samen. Spätere Autoren suchten im

Suchtmittel ein Symbol für das frühere Liebesobjekt, für den Penis oder für die Brust bzw. die Muttermilch. Zulliger (1931) sah im Alkoholrausch gar den Blutrausch, der die orale Einverleibung des Vaters (Urvaters) symbolisiere. Die Liste möglicher Symbolbedeutungen des Alkohols wurde immer länger und, wie Glover schon 1933 feststellte, zunehmend allgemeiner, so daß er schließlich auflistete:

»Das Suchtmittel stellte den Phallus oder Samen des Vaters (des Gottes), die Brust, Brustwarze, Milch der Mutter (Göttin) dar. Weniger klar war zunächst – vielleicht, weil man weniger darauf geachtet hatte –, daß die Suchtmittel auch andere Körpersubstanzen, nämlich Exkrete, Fäzes, Urin usw. symbolisierten. Bald wurde erkannt, daß alle Körperausscheidungen, Atem, Schweiß, Speichel, Urin, Fäzes, Blut, Samen, Milch, durch das Suchtmittel dargestellt werden konnten. Trotzdem wurde angenommen, daß die phallische (oder Samen-)Symbolik die wichtigste sei und daß die Sucht mittels dieses Verbindungsgliedes auf die genitale Ödipussituation zurückgeführt werden könne« (Glover 1933).

Unter all diesen dem Alkohol zugewiesenen symbolischen Bedeutungen ist heute wohl nur noch diejenige von Gewicht, die im Alkohol einen Ersatz für die Muttermilch sieht. Diese mit dem in der Folge zu besprechenden Oralitätskonzept der Sucht in Verbindung stehende Vorstellung spielt sowohl im popularisierten Gebrauch der Psychoanalyse wie im objektpsychologischen Ansatz eine große Rolle.

In der Triebpsychologie Freuds nimmt die Sexualität einen zentralen Platz ein. Nun darf Sexualität hier nicht mit Genitalität gleichgesetzt werden, auch wenn bisher die Sucht im Zusammenhang mit der – wenn auch mißglückten – genitalen Sexualität gesehen wurde. Freud legte seiner Theorie eine kindliche Sexualentwicklung von der oralen über die anale bis zur phallischen und genitalen Phase zugrunde. Das Trinken wurde – allein schon durch die Art des Konsums der Droge bestimmt – als eine Regression auf die orale Phase definiert. Der Süchtige steht unter dem Primat der *Oralität*, befindet sich damit auf dem Niveau der allerersten kindlichen Sexualentwicklung.

Die Oralität des Süchtigen ist ein wichtiges Konzept in den frühen psychoanalytischen Arbeiten zum Alkoholismus. Dabei wird für den Süchtigen ein Übermaß an oralen Bedürfnissen angenommen, das in der Auffassung einiger Autoren Folge einer zu intensiven oralen Befriedigung und Verwöhnung in der frühen Mutter-Kind-Beziehung sei. Dieses Übermaß an oraler Befriedigung führe zu übersteigerten Anforderungen und Ansprüchen, die die Mutter irgendwann notwendig frustrieren muß (Knight 1937). Bergler (nach Rosenfeld 1964) vertrat die Auffassung, daß die Entwöhnung von diesen Kindern als Böswilligkeit erlebt wird. Das Trinken solle dann als Wiedergutmachung für die Zurückweisung durch die Mutter dienen. In der Sucht kommt es zu einem Verfall des Genitalprimats (Fenichel 1975) und zu einer regressiven Wiederbelebung der oralen Phase, in der die Haut und besonders der Mund und der Magen erogen besetzt werden. Nach dieser Auffassung dient die orale Regression der Wiedererlangung einer archaischen, frühkindlichen Befriedigung, wird in einem passiven, narzißtisch-objektlosen Zustand ein Gefühl der Sättigung und des Wohlbehagens gesucht, wie es der Säugling im Übermaß erfuhr. Viele Autoren – unter anderen auch Anna Freud (1968, S. 181) – wiesen jedoch darauf hin, daß gerade auch die übermäßige Frustration frühkindlicher oraler Bedürfnisse zu einer oralen Fixierung führen kann.

Die »Oralität« des Süchtigen ist eine vorwiegend phänomenologisch angelegte und auch populäre Vorstellung, deren wissenschaftlicher Wert oft angezweifelt wurde. Tatsächlich wird Alkohol wie die meisten anderen Drogen auf oralem Wege zugeführt, und es besteht eine enge Verbindung zwischen Alkoholismus und Ernährungsstörungen, wie zum Beispiel Adipositas und Anorexie, die in der analytischen Literatur schon frühzeitig beschrieben wurde (Wulff 1932; Benedek 1936). Matussek (1959, S. 209) meint, die These, die Fixierung auf eine bestimmte erogene Zone sei entscheidend für die Wahl des Suchtmittels, sei heute nicht mehr haltbar. Nach Goertz (1972) ist in Rorschachuntersuchungen keine gesteigerte Oralität Süchtiger nachweisbar. Dem »oralen Charakter« des Süchtigen wird heute – trotz der Popularität dieses Konzeptes – kein erklärender Wert mehr beigemessen. Das Scheitern des Oralitätskonzeptes liegt auch darin begründet, daß die frühen psychoanalytischen Autoren die Bedeutung des Trinkaktes überschätzten, als sie ihn mit dem kindlichen Lutschen, dem Nuckeln an Brust oder Flasche verglichen. Vielmehr scheint dem Süchtigen die orale Zufuhr seines Suchtstoffes nicht mehr als ein Mittel zum Zweck zu sein, sie kann von ihm sogar als ausgesprochen unlustvoll empfunden werden. Das Oralitätskonzept enttäuscht, wenn einseitig die Erogenität des zur Suchtmittelzufuhr eingesetzten Organs (des Mundes beim Alkoholiker, der Haut beim Fixer) hervorgehoben wird. Brauchbarer ist dieses Konzept, soweit es auf die Beziehungsmodalitäten, Abwehrmechanismen usw. der oralen Entwicklungsphase bezogen wird; wir werden darauf im objektpsychologischen Kapitel zurückkommen. Ferner werden oft die Begriffe »*Abhängigkeit*« und »*Oralität*« synonym verwendet. Die Abhängigkeit als eine passiv-narzißtische Haltung, in der von der Umwelt eine uneingeschränkte und bedingungslose Bedürfnisbefriedigung erwartet wird, meint aber etwas anderes als Freuds Konzept der oralen Entwicklungsphase.

Die frühe Phase der psychoanalytischen Suchtforschung war kreativ und brachte eine Vielzahl von Ideen, die, wie schon bei Freud selber, nicht in eine theoretisch konsistente und umfassende Konzeption integriert wurden sowie untereinander nicht widerspruchsfrei waren. Der Versuch, diese teilweise chaotisch anmutenden Einfälle zu strukturieren und in das System der psychoanalytischen Triebpsychologie stringent zu integrieren, blieb dem ungarischen Psychoanalytiker Sandor Radò vorbehalten. Seine Arbeiten von 1926 und 1934 blieben auf Jahrzehnte hinaus für die psychoanalytische Theorie der Sucht maßgeblich. Alle späteren triebpsychologischen Arbeiten zur Sucht waren danach nur noch ein Rückschritt hinter Radò, wie Yorke (1970) in bezug auf Fenichel feststellt. Aufgrund ihrer zentralen Bedeutung für die psychoanalytische Suchttheorie referieren wir die Aufsätze Radòs auf den folgenden Seiten sehr ausführlich.

3 Radò: Höhepunkt und Überwindung triebpsychologischer Suchtmodelle

3.1 »Die psychischen Wirkungen der Rauschgifte«

Radò (1926) sah die zentrale Wirkung von Rauschgiften in der »Herbeiführung wollustiger Zustände (Euphorie, Betäubung, Rausch)« von erotischem Charakter. »Wir können aber«, schreibt er, »in der Verfolgung dieses Eindrucks viel weiter gehen und müssen dann eine wesentliche Übereinstimmung zwischen dem toxischen Rausch und der Endlust des natürlichen Sexualgenusses, des Orgasmus, feststellen.« Ähnlich wie der genitale Orgasmus erfasse die orgastische Wirkung des Rauschgiftes den gesamten Organismus, allerdings im Gegensatz zur steilen Erregungskurve des genitalen Orgasmus in einem langgestreckten Erregungsverlauf. Dieser sei eine Eigenart des von Radò als *pharmakogenen Orgasmus* bezeichneten Zustands. »Im pharmakogenen Orgasmus lernt das Individuum eine neue Art der erotischen Befriedigung kennen, die mit den natürlichen Modalitäten der Sexualbefriedigung in Wettbewerb tritt.« Wenn sich das Ich auf den Rauschwunsch einstelle und den toxischen Rausch zum alleinigen Sexualziel mache, dann sei das Individuum der Sucht verfallen. Es unterliege der orgastischen Wirkung des Suchtmittels »und hat sich vom ›Realitätsprinzip‹ weg in die gefährliche Nähe des blinden Triebgehorsams begeben«.

Die pharmakogene Befriedigung könne deshalb über die sexuelle obsiegen, weil sie unter Ausschaltung des Genitals direkt auf das Zentralorgan einzuwirken vermag (»Meta-Erotik«). Die genitale Potenz werde dadurch unterminiert, und es kommt zu einer Abwendung von den Liebesobjekten und von der Realität. Das Rauschmittel wird zur alleinigen Lustquelle, und der pharmakogene Orgasmus sorgt für die Abfuhr der gesamten psychosexuellen Erregung, wobei die erogenen Zonen (besonders die orale) der meta-erotischen Organisation untergeordnet werden. Ähnlich wie die normale unterliegt auch die Meta-Erotik Störungen. An erster Stelle nennt Radò hier die »pharmakotoxische Impotenz« durch Gewöhnung und Toleranzsteigerung, aber auch Abwehrmechanismen gegen den pharmakogenen Orgasmus bzw. gegen die von der Meta-Erotik aktivierten Partialtriebe. Angstzustände, Halluzinationen, das Delir usw. sieht Radò als »die ›neurotische‹ Kehrseite des beglückenden Rausches«, also als ein Produkt der Abwehr an.

In schweren Fällen der Sucht gewinnt die Meta-Erotik eine zersetzende Wirkung auf das Seelenleben; die Libido verliert alle ihre genetisch differenzierten Merkmale und Organisationsformen, das Seelenleben reduziert sich auf die einfache Formel: »Rauschwunsch – Rausch – Kater – usw... Die ganze seelische Persönlichkeit stellt dann, wenn man nur den Giftstoff einnimmt, einen autoerotischen Lustapparat dar. Das Ich ist durch die Libido des Es vollkommen unterjocht und verödet – man kann fast sagen: zum Es zurückverwandelt –, die Außenwelt ignoriert, das Gewissen zersetzt«. Dieser fortschreitende Regressions- und Verfallsprozeß ist mit einer Triebentmischung verbunden, in deren Verlauf vor allem die freigesetzten destruktiven Komponenten eine verhängnisvolle Wirkung entfalten. Diese siedeln sich auch im Überich an, führen zu einer ansteigenden Gewissensspannung und zu einem intensiven Strafbedürfnis. »Aus diesem Sachverhalt resultiert ein Circulus vitiosus, der den Kranken immer tiefer in die Sucht hineintreibt und eine psychologische Begründung für die unausweichliche Steigerung der Dosis abgibt.« Radò räumt der Autoaggression im Suchtgeschehen einen hohen Stellenwert ein.

In einem zweiten Teil seines grundlegenden Aufsatzes von 1926 sucht Radò nach einem Modell, mit dem er die Überleitung des sexuellen in den pharmakogenen Orgasmus erklären kann. Er führt dazu den Begriff des *alimentären Orgasmus* ein. Zunächst nimmt er an, daß der Süchtige eine oralerotische Fixierung aufweist, auch dann, wenn das Suchtmittel zum Beispiel intravenös appliziert wird. Radò stellt fest,

»daß sich der Erregungsvorgang der Oralerotik nicht auf die somatische Quelle der Mundpartie beschränken kann. Der reichlichen und genußvollen Einverleibung wohlschmeckender Speisen folgt eine Phase, der physiologisch nur die einsetzende Verdauung und Resorption entsprechen kann und in der das psychische Bild durch das angenehme Gefühl der Magenfülle (Sattsein) und weit darüber hinaus durch ein allgemeines diffuses Wollustgefühl beherrscht wird, an dem wiederum der ganze Organismus teilhat ... Kein Zweifel, daß dieser Vorgang im Erwachsenen den Überrest einer psycho-physiologischen Grundfunktion darstellt, die man als *alimentären Orgasmus* bezeichnen muß« (ebd.).

Auch die orale Organisation des Säuglings gipfelte im alimentären Orgasmus. Da die somatischen Vorgänge jedoch im Körperinnern verborgen, der Wahrnehmung wie der unmittelbaren Manipulierbarkeit verschlossen bleiben, verschiebt sich das Interesse des Säuglings auf die greifbare orale Zone, deren Erregung den Befriedigungsvorgang als Vorlustmechanismus einleitet. Das Lutschen etwa stellt dann nur einen Ersatz der alimentären Befriedigung dar, wie sich insgesamt die erhöhte erotische Einschätzung der oralen Zone vom alimentären Orgasmus ableiten ließe. Die Reizung der Mundzone steht im Dienste der Suche nach der Wiedererlangung der alimentären Lust.

»Wir haben im alimentären Orgasmus mit seinem eben skizzierten psychischen Überbau die spezifische Fixierungsstelle zu erblicken, die zur Süchtigkeit disponiert. Der pharmakotoxische Orgasmus erweist sich als eine Neuauflage des alimentären, mit dem er den gestreckten Verlauf und vieles andere gemeinsam hat, den er aber sonst in seinem Lustcharakter bei weitem übertrifft« (ebd.).

Für Radò ist der alimentäre Orgasmus sozusagen die »Urform« des genitalen Orgasmus, der sexuellen Erregung überhaupt. Ihm lägen die physiologisch-chemischen Vorgänge der Verdauung und Resorption zugrunde; in letzter Konsequenz habe das Genitale den orgastischen Effekt dem Ernährungsvorgang abgewonnen.

3.2 »Psychoanalyse der Pharmakothymie«

Wir wollen eine Diskussion des Orgasmuskonzepts Radòs als Grundlage der Sucht zunächst zurückstellen und die zweite wichtige Arbeit dieses Autors referieren, die acht Jahre später — 1934 — unter dem Titel: »Psychoanalyse der Pharmakothymie« erschien. Ohne daß Radò in dieser Arbeit sein Modell von 1926 revidierte, zeigt sich in ihr doch eine ganz bedeutende Akzentverschiebung, in der sich zugleich der Wandel vom trieb- zum ichpsychologischen Konzept spiegelt, wie auch bereits die später von Kohut ausgeweiteten Ansätze des Narzißmuskonzepts angelegt sind.

Radò (1934) prägt hier den Begriff der »Pharmakothymie« und trägt damit der psychoanalytischen Erkenntnis Rechnung, daß nicht das Giftmittel an sich, sondern der zielbewußte Antrieb, sich seiner zu bedienen, das Individuum zum Süchtigen macht. Dabei seien die Rauschgifte in hohem Grade austauschbar, weshalb jede spezifische Sucht nur Ausdrucksform einer einzigen Krankheit, eben der Pharmakothymie sei. Was die Bedeutung des Rauschgifts für den Süchtigen betrifft, so nimmt Radò gegenüber 1926 eine bedeutsame Gewichtsverschiebung vor: Rauschgifte erzeugen nicht nur Lust, sondern wegen ihrer »analytischen, sedativen, hypnotischen und narkotischen Wirkung« bekämpfen und verhüten sie *Unlust*. Auslöser für die Suchtentstehung ist eine *Initialverstimmung*, die »eine hohe Unlustspannung und gleichzeitig eine hochgradige Intoleranz gegen Unlust« zeigt. Die Hauptwirkung des »pharmakogenen Lusterfolges« besteht dann in der Erlösung von der Unlustspannung. Es kommt zum *Rausch* als einem sprunghaften Anstieg des Selbstgefühls, den Radò als die Reaktion des Ichs auf den Lusterfolg ansieht. Zugleich ist der Rausch auch die Regression des Ichs auf seine narzißtische Urgestalt. Das Ich des Süchtigen ist in seiner Leistungsfähigkeit zu schwach, um eine unbeeinträchtigte realistische Steuerung oder ein stabiles Selbstgefühl herzustellen. Die Wahrnehmung dieses Versagens erzeugt eine »gespannte Verstimmung«, und »das Ich vergleicht im Geheimen seine aktuelle Ohnmacht mit seiner narzißtischen Urgestalt, die in ihm als Ideal fortlebt, quält sich mit Selbstvorwürfen und sehnt sich aus seiner Bedrängnis heraus nach Wiedererlangung seines alten Formats«. Der pharmakogene Lusterfolg wird dann als vom Ich selbst vollbrachte Leistung erlebt, macht dieses wieder zum allmächtigen Riesen, »für das es sich zutiefst immer gehalten hat«, kurz: stellt die frühkindliche narzißtische Omnipotenz wieder her. Auf den Rausch folgt jedoch der Kater, die Initialverstimmung kehrt in noch verstärkter Form zurück. Das Ich ist infolge zusätzlicher Ängste und Schuldgefühle angesichts des Versagens vor der Realität noch schwächer geworden. Das erweckt den Wunsch, den Rausch mit seinen narzißtischen Omnipotenzgefühlen wiederherzustellen. Rausch und Wiederkehr der pharmakogenen Verstimmung lösen einander nun zyklisch ab, das Ich erhält sein Selbstgefühl ausschließlich mit artifizieller Steuerung aufrecht; es stellt sich in seiner Lebensführung allmählich von der realistischen auf die »pharmakothyme Steuerung« um.

»Unter einem Pharmakothymen ist nun ein Individuum zu verstehen, das zu dieser Art von ›Steuerung des Ichs‹ übergegangen ist; was sich daraus an Folgen ableitet, umschreibt dann das Erscheinungsgebiet der Pharmakothymie. Mit anderen Worten, diese Erkrankung ist eine narzißtische Störung, eine mit artifiziellen Mitteln vollzogene Zersetzung der natürlichen Ichorganisation« (ebd.).

Der pharmakothyme Lusterfolg ist jedoch durch eine sinkende Rauschgröße gekennzeichnet, die zu immer größerer Giftzufuhr nötigt.

Radò greift dann sein Modell von 1926 wieder auf: Das Unterliegen der genitalen gegenüber der pharmakothymen Lust erwecke eine nur zu berechtigte Kastrationsangst um das Genitale, die aber auf die Angst vor dem Versagen der Droge verschoben werde. Mit der »Inflation seines Narzißmus« in der pharmakogenen Steuerung arbeitet das Ich zugleich seiner Selbstzerstörung in die Hände und setzt den Todestrieb frei.

Wenn die körperlichen Folgen der Giftwirkung zunehmen und der Süchtige keinen Rausch mehr zustande bringt, dann kommt es zur pharmakothymen Krise, aus der die Auswege in den Entzug (Radò spricht hier vom »freien Intervall«, womit er seiner Skepsis hinsichtlich einer Heilung des Süchtigen Ausdruck verleiht), in den Suizid oder in die Psychose möglich sind.

Der Entzug – meist nur durchgeführt, um die Rauschwirkung wiederherzustellen – führt zum Durchbruch des Masochismus; Radò bezeichnet die Entzugserscheinungen als eine masochistische Orgie. Der Suizid kann nach Radò zum einen als Ergebnis des selbstzerstörerischen Masochismus, aber auch als Folge des entfesselten Narzißmus mit seinen Omnipotenz- und Unsterblichkeitsphantasien angesehen werden; der Süchtige würde damit den ewigen Rausch suchen. In der psychotischen Reaktion setzt sich nach Radò der Masochismus in der Form eines »Selbstbeschädigungswahns« durch. Wir wollen jedoch die Einzelheiten dieses Vorgangs hier nicht darstellen und auf Radòs Originalschrift verweisen. Der Gesichtspunkt, daß die Sucht eine Abwehrleistung des Ichs gegen eine drohende psychotische Regression darstellt, wird uns noch mehrfach beschäftigen.

Auch die bei Süchtigen häufig beobachtete Homosexualität sei ein Produkt des durch die pharmakothyme Steuerung freigesetzten Masochismus, der in der passiven Einstellung des Homosexuellen gemildert wird. Die Homosexualität wird als eine Art Selbstheilungsversuch des Süchtigen aufgefaßt, da in ihr die masochistische Kastrationsangst vom Ich bekämpft wird, der Masochismus insgesamt gemildert werden kann. Mit dieser Auffassung gelingt es Radò, die einfachen Verknüpfungen früherer triebpsychologischer Autoren von Sucht und Homosexualität zu überwinden. Bei Radò stellt sich Homosexualität weder als Ursache noch als notwendige Konsequenz der Sucht dar, sondern ist *eine* mögliche Folge des Suchtgeschehens, ein Selbstheilungsversuch (der

Sucht), in dem ein Kompromiß gesucht wird zwischen dem freigesetzten Masochismus und Bestrebungen des Ichs, den Masochismus (als Kastrationsgefahr) in den Griff zu bekommen und zu einer realistischen Steuerung zurückzukehren. Homosexualität wäre dann ein weiterer Ausweg aus der pharmakothymen Krise mit einer im Gegensatz zum Suizid oder zur Psychose halbwegs gelungenen Kompromißbildung.

Die möglichen »Ausgänge« der Pharmakothymie konnten hier nur sehr verkürzend dargestellt werden. Es empfiehlt sich, die Originalarbeiten Radòs zur Hand zu nehmen, die für die psychoanalytische Suchttheorie auch nach fünfzig Jahren noch von einer unverminderten Wichtigkeit sind. Radò ist es gelungen, unterschiedliche Phänomene des Suchtgeschehens in einen sinnvollen Zusammenhang zu bringen und ein psychoanalytisches Modell der Sucht vorzulegen. Radòs Modell ist jedoch nicht statisch; auch später (z. B. 1958, s. Rosenfeld 1964) hat er sich noch zur Sucht geäußert; seine kreativsten Arbeiten entstammen jedoch zweifellos den Jahren 1926 bis 1934.

Die Arbeit von 1934 erklärt dabei andere Phänomene des Suchtgeschehens als die von 1926. Radò bedient sich unterschiedlicher psychoanalytischer Modellannahmen, ohne den Stellenwert seines Paradigmawechsels abzuklären. 1926 sah er im Ich des Süchtigen noch ganz den »autoerotischen Lustapparat«. Radò entwickelt hier ein strikt triebpsychologisches Modell des Suchtgeschehens und bietet eine Ausarbeitung der von Freud angenommenen Grundformel, Sucht sei Triebbefriedigung in einer Art von Zwangsonanie. Radò bemüht sich, stringent abzuleiten, wie die Verlagerung von einem genital-triebhaften auf ein oral-triebhaftes Verlangen vor sich geht. Die einfache Formel von der oralen Regression, mit der sich die meisten Analytiker zufriedengaben, erklärt das süchtige Trinken von Alkohol keinesfalls hinreichend. Radò sieht hier die Unzulänglichkeiten der psychoanalytischen Konzepte und sucht sie zu beheben. Das Bindeglied, mit dem Radò das orale Verlangen erklären zu können meint, ist der alimentäre Orgasmus, der dem genitalen ontogenetisch vorausgeht, ja der eigentliche Orgasmus sei, für den der genitale später nur einen Ersatz darstelle. Diese Auffassung ist aus Radòs triebpsychologischer Konzeption logisch konsequent, hebt jedoch zugleich Freuds Trieb- und Sexualitätslehre gewissermaßen aus den Angeln. In dem Versuch, die Konsumierung des Suchtmittels als eine orgastische Triebbefriedigung zu definieren, verwässert Radò Freuds Orgasmusbegriff und hebt ihn letztlich auf. So kritisiert später Yorke (1970), Radòs Begriff des »alimentären Orgasmus« sei schlicht falsch, stelle eine Verwirrung biologischer und psychologischer Gesichtspunkte dar, überzeuge nicht und könne auch nichts klären. Tatsächlich kann ein Gefühl der Sättigung und Magenfülle als sehr angenehm erlebt werden, hat jedoch mit einem Orgasmus sonst wenig gemein. Sollte das Erleben der Magenfülle tatsächlich die Grundlage jeder späteren sexuellen Reaktion darstellen, dann müßte Freuds Sexualitätstheorie nicht nur grundlegend revidiert werden, sondern die »Funktion des Orgasmus« – um hier einen Buchtitel Wilhelm Reichs zu nehmen – müßte zur Bedeutungslosigkeit herabsinken.

In der Folge der ersten Arbeit von Radò lassen sich in der Literatur nur wenige ablehnende oder kritische Äußerungen finden. Glover kritisierte schon 1933 Radòs Konzept des alimentären und pharmakotoxischen Orgasmus als ein System ohne spezifischen Inhalt, und 1941 sieht Schilder in dieser Vorstellung eine Überbewertung der oralen Befriedigung. Ansonsten finden sich in der Literatur wenig Stellungnahmen, aber die Begriffe des »alimentären« oder des »pharmakogenen« Orgasmus setzen sich nie recht durch. Auch bei Radò selber taucht der Begriff des alimentären Orgasmus 1934 interessanterweise nicht mehr auf.

Welche Bedeutung haben Radòs Arbeiten für das Anliegen dieses Buches?

Radò ist im Rahmen der Triebpsychologie eine modellimmanent konsistente Erklärung der Sucht gelungen, die aber niemanden recht zufriedenzustellen scheint, da sie die Grundannahmen des triebpsychologischen Modells gewissermaßen ad absurdum führt. Der Fehler in der Konzeption Radòs ist meines Erachtens in der ihr zugrundeliegenden Vorstellung zu suchen, daß der Süchtige nach Lustbefriedigung strebt. Diese auf dem triebpsychologischen Konzept fußende Annahme trifft jedoch nur zum Teil bzw. nur in wenigen Fällen zu. Radò konnte zwar zeigen, daß eine theoretische Konzeptualisierung dieser Vorstellung möglich ist, aber nur um den Preis einer weitgehenden Aufhebung des triebpsychologischen Modells, da eben nicht einfach ein Ersatz des genitalen Orgasmus durch das Suchtmittel stattfindet, sondern die Annahme eines alimentären Orgasmus zwischengeschaltet werden muß. Damit jedoch entleert er zugleich Freuds Orgasmusbegriff seiner Bedeutung.

Die Triebhaftigkeit des Süchtigen stellt aber nur eine kleine Facette des Suchtgeschehens dar und bietet allein keine hinreichende Grundlage für eine psychoanalytische Suchttheorie. Radò selber scheint dieses Problem gesehen zu haben und leitet eine theoretische Umorientierung ein. So nennt er 1934 (wie auch schon Freud 1930, s. o.) als die primäre Aufgabe der Rauschgifte ihre Funktion der *Unlustvermeidung*, die Aufhebung einer Initialverstimmung und spricht von den Selbstheilungsversuchen eines schwachen Ichs. Damit setzt er aber nicht nur andere Akzente, sondern legt eine andere psychoanalytische Konzeption zugrunde, nämlich die ichpsychologische. Radò formuliert 1934 ein anderes Suchtmodell als 1926, in das er einzelne Annahmen des früheren Konzepts zu übernehmen versucht, bedauerlicherweise aber den Paradigmawechsel nicht benennt oder reflektiert. Seine Arbeit von 1934 bildet die Grundlage der späteren ichpsychologischen Konzepte der Sucht.

4. Resümee: Die Leistung des triebpsychologischen Modells

Fassen wir die Leistungen des triebpsychologischen Modells der Psychoanalyse für die Theorie der Sucht zusammen, so fallen zunächst die Begriffe ins Auge, die bis in jüngere Zeit gebräuchlich blieben. Es sind dies vor allem die Vorstellungen von der Oralität und einer unkontrollierten, unsublimierten, aber verschobenen Triebhaftigkeit. Die von Radò geleistete Integration der oralen und genital-triebhaften Vorstellungen vom Süchtigen zeigt jedoch zugleich die Schwäche dieser Konzepte in der Erklärung des Suchtphänomens: Unbestritten erfolgt die Introjektion des Suchtmittels in der Regel auf oralem Wege, aber es steht zu bezweifeln, ob dies einer erotischen, quasi-orgastischen Befriedigung dient. Richtig scheint an der Oralitätsannahme eher zu sein, daß eine Fixierung auf einer oralen, d. h. sehr frühen Entwicklungsstufe vorliegt.

Der Hauptfehler des Konzepts der Triebpsychologie dürfte sein, daß der lustvolle Charakter des Trinkens von Alkohol (oder der Einnahme eines Suchtmittels) ganz einfach überschätzt wird.

Offenbar neigten und neigen Psychoanalytiker und »normal« Trinkende dazu, Alkoholikern eine ständige Genußsucht zuzuweisen. Das liegt darin begründet, daß Psychoanalytiker (wie etwa Freud in seiner Äußerung über Böcklin, in der er von einer reinen Harmonie spricht, im Alkohol das Idealobjekt des Süchtigen sieht) den Genuß, den sie selber beim gelegentlichen Konsum von Wein oder Bier, beim Essen oder in Gesellschaft erleben, auch für den Süchtigen annehmen und vermuten, dieser wolle ständig Genuß erleben. Ich möchte demgegenüber behaupten, daß sich der Süchtige vom Normalen hinsichtlich des Erlebens der Alkoholwirkung ganz beträchtlich unterscheidet und viele Süchtige sich ganz im Gegenteil durch eine ausgesprochene Genußunfähigkeit auszeichnen, wie zum Beispiel bereits Ferenczi (1911, in 1964) andeutete. Er sah im Alkoholiker einen Menschen, der sich mit Hilfe des Alkohols Lustbefriedigung verschaffen muß, weil er endogen, d. h. aus sich heraus, zur Lustproduktion unfähig sei. Ferenczi hat damit einen seinerzeit viel zuwenig beachteten Gesichtspunkt herausgestellt, nämlich den, daß den Alkoholiker nicht eine übermäßige Triebhaftigkeit zum Trinken verleitet, sondern vielmehr die Unfähigkeit, auf andere Weise Lust und deren Befriedigung zu erleben. Das Trinken des Süchtigen hätte demnach seinen Ursprung in dessen *Genußunfähigkeit*, von der Matussek (1959, S. 198; s. auch Solms 1972, S. 398) später sprach.

In einer jüngeren Arbeit sieht Greaves (1983) in seiner »existentiellen Theorie der Drogenabhängigkeit« in der Genußunfähigkeit die zentrale Ursache der Sucht:
»Personen, die drogenabhängig werden, sind diejenigen, deren Fähigkeit, angenehme sinnliche Erfahrungen wahrzunehmen, ein deutliches Defizit aufweist; sie haben die kindliche Fähigkeit verloren, durch aktives Spiel, zu dem auch entspannende Sexualität gehört, eine natürliche Euphorie zu erzeugen. Nachdem sie mit Drogen experimentiert haben, neigen sie dazu, diese Wirkstoffe in großen Mengen zu verwenden, um auf passive Weise eine Euphorie zu erlangen oder zumindest, um einen Teil des Schmerzes und der Angst zu beseitigen, die mit einem apathischen, dysphorischen Lebensstil einhergehen« (ebenda).
Nach meinen Erfahrungen zeigen einige Alkoholiker einen ausgesprochenen Ekel vor ihrem Suchtstoff, den sie lediglich seiner Wirkung halber konsumieren. In den meisten Fällen dürfte es eine

Fehleinschätzung sein, im Alkoholiker einen nur an seiner Befriedigung interessierten Genußsüchtigen zu sehen. Glover (1933) und de la Vega (1971) haben den »hedonistischen Ansatz«, der dem Süchtigen eine unentwegte Suche nach Lustbefriedigung unterstellt, als unzulänglich kritisiert (s. auch Matakas und Spahn 1980; Passett 1981).

Tatsächlich scheinen Süchtige eine beliebte Projektionsfläche für abgewehrte Wünsche und Phantasien zu sein, wovon offenbar auch Psychoanalytiker nicht frei sind. Das häufige Scheitern therapeutischer Bemühungen mit süchtigen Patienten wurde von ihnen dahingehend verstanden, daß für die Analyse jeglicher zum Therapiefortgang notwendiger Leidensdruck fehle, weil das Symptom so lustvoll sei und so viel Befriedigung gewähre (z. B. Fenichel 1975; Hartmann 1978; Solms 1972).

Diese erste Phase endet – hier stimmen wir mit Yorke (1970) überein – mit Radòs grundlegenden Aufsätzen, während manche spätere Arbeit – zum Beispiel auch die bekannte Neurosenlehre von Fenichel (deutsch 1975) mit ihrem Konzept der »Impulsneurose« – hinter Radò und auf eine unkritische und unintegrierte Aneinanderreihung psychoanalytischer Ideen zum Suchtgeschehen zurückfällt. Fenichel (1931, 1975) sollte allerdings hoch angerechnet werden, daß er als einer der wenigen psychoanalytischen Autoren soziale und gesellschaftliche Gesichtspunkte in die psychoanalytische Suchttheorie einführte und damit die häufig beklagte Eindimensionalität psychodynamischer Ansätze überwand.

Mit diesen kritischen Anmerkungen sollen die Leistungen des triebpsychologischen Modells nicht vollständig abgewertet werden; sicher hat der Alkohol eine lockernde, entspannende, enthemmende und beruhigende Wirkung. Es scheint mir aber, als erkläre das triebpsychologische Modell eher die Phänomene des *normalen Trinkens*, die Wirkungen des Alkohols bei psychisch relativ stabilen bzw. neurotischen Personen, bei denen sich in den seltensten Fällen eine echte Abhängigkeit entwickelt (Simmels Typ des »neurotischen Trinkers«; s. Kapitel VII). Der Versuch, den Alkoholismus aus der Wirkung dieses Stoffes beim Normalen, sozusagen aus den eigenen Erfahrungen heraus, zu verstehen, scheint mir der spezifischen Pathologie dieses Krankheitsbildes nicht gerecht werden zu können. Es läßt sich schließlich nicht bestreiten, daß dem Alkohol bei uns die kulturell untermauerte Funktion zukommt, sexuelle Hemmungen, Ängste und Widerstände aufzuheben. Tatsächlich gilt es ja in weiten Kreisen als kaum vorstellbar, eine fröhliche Feier ohne die lockernde Wirkung des Alkohols zu gestalten, vermag er doch Ängste im Kontakt, besonders zwischen den Geschlechtern, zu reduzieren und bei mäßigem Genuß auch durchaus die sexuelle Erlebnisfähigkeit zu steigern. Man braucht sich nur die Werbung für Alkoholika anzusehen, die oft in eindeutiger Weise auf die triebfreisetzende Wirkung alkoholischer Getränke hinweist. Von einer Alkoholproblematik zu reden und Kategorien des süchtigen Trinkens anzuwenden, wenn Alkohol zum Beispiel auf einer Feier getrunken wird, erscheint mir daher außerordentlich fragwürdig.

Es ist heute Mode, den Suchtbegriff immens auszuweiten und von einer süchtigen bzw. süchtig machenden Gesellschaft zu sprechen. Auch wenn diese These im Prinzip richtig ist, droht durch die grenzenlose Ausweitung des Suchtbegriffs der Blick für die Problematik des im engeren Sinne Süchtigen verlorenzugehen. Ich gehe von der Annahme aus, daß der Art und Funktion des Trinkens beim Süchtigen eine andere Qualität zukommt als beim »Normalen«; damit unterscheiden wir uns auch deutlich von den hier nur am Rande gestreiften soziologischen und lernpsychologischen Theorien des Trinkens. Wäre normales Trinken in aller Regel in einer stufenlosen, allmählichen Dosissteigerung in ein unkontrolliertes süchtiges Trinken überführbar, dann wäre es konsequenterweise tatsächlich die optimale Therapie der Alkoholabhängigkeit, süchtiges Trinken über eine langsame Dosisreduzierung wieder in ein kontrolliertes Trinken zurückzuführen. Die Verhaltenstherapie hat dies versucht, und wir wissen heute, daß diese Versuche in der Mehrzahl der Fälle gescheitert sind.

Das Phänomen des Kontrollverlustes vermag unter den psychologischen Theorien meines Erachtens nur die psychoanalytische zu erklären. Als Gegenargument wird hier häufig genannt, daß am Anfang fast jeder Alkoholabhängigkeit eine Phase »normalen Trinkens« steht. Der psychoanalytischen Theorie würde sich dann die Frage stellen, bei welchen Persönlichkeiten und unter welchen Umständen ein »normales Trinken« in ein »süchtiges« umkippt. Mit diesem Problem werden wir uns in den folgenden Kapiteln beschäftigen.

Alkohol ist im Gegensatz zu anderen psychischen oder körperlichen Symptomen als Krankheitsindikator nicht entweder »vorhanden« oder »nicht vorhanden«, wie meinetwegen ein Tic oder ein Magenulcus. Alkohol wird von der Mehrzahl der Bevölkerung konsumiert. Jeder psychologischen Theorie der Sucht stellt sich daher die Aufgabe, normales und süchtiges Trinken voneinander abzugrenzen und wenigstens in Ansätzen eine Erklärung auch des normalen Trinkens und seiner Funktion bereitzuhalten. Aus diesem Grund ist die psychoanalytische Triebpsychologie in diesem Kontext nicht allein von historischer Bedeutung, sondern liefert uns darüber hinaus eine Erklärung der Phänomene des normalen Trinkens. Daß auch dieses normale Trinken auf einem neurotischen Hintergrund teilweise entgleisen kann, wird uns in den Kapiteln VII und VIII noch beschäftigen. Im folgenden werden wir jedoch mit der Ichpsychologie zu einer Theorie kommen, die in weit stärkerem Maße auf das süchtige Trinken eingeht, allerdings auch für das normale Trinken Relevanz haben kann.

IV Das ich-(struktur-)psychologische Modell der Sucht: Droge als Selbstheilungsmittel

Im Zusammenhang mit den beiden Aufsätzen Radòs wurde im vorangegangenen Teil bereits auf eine Entwicklung in der Psychoanalyse hingewiesen, die sich vor allem in den dreißiger Jahren vollzog. Anstelle der Triebkonflikte treten nun die Störungen in der Entwicklung der Persönlichkeitsstruktur, bestehend aus den Instanzen Es, Ich und Überich, in den Vordergrund, wobei es vor allem das Ich und die Störung seiner zentralen Funktionen sind, dem die Psychoanalytiker ihre Hauptaufmerksamkeit schenken. Für diesen Wandel in der Sichtweise mögen hier exemplarisch – neben den späten Schriften Sigmund Freuds – die Arbeit Anna Freuds »Das Ich und die Abwehrmechanismen« sowie die Schriften Heinz Hartmanns stehen.

Übereinstimmung herrscht zwischen allen Autoren, die sich mit der Sucht befassen, zweifellos dahingehend, daß die zentrale Instanz des Ichs beim Süchtigen geschwächt und unentwickelt geblieben ist. Es versagt dabei in seinen stabilisierenden und regulierenden Funktionen, in der Realitätsprüfung und der Auseinandersetzung mit der Außenwelt wie in seiner Regulationsfähigkeit nach innen, gegenüber dem Es (den Triebwünschen). Radò (1934) hatte dies als den mangelnden Reizschutz nach innen und außen bezeichnet, einen Mangel, der sich zugleich in einer gestörten Ausdrucksfähigkeit von Gefühlen wie einer fehlenden Impulskontrolle ausdrückt. Keine Unterstützung erhält das Ich in der Wahrnehmung seiner Aufgaben vom Überich, das ebenfalls nur schwach oder rudimentär entwickelt ist und – gemäß einer leider meist sehr verkürzt gebrauchten These – als »der in Alkohol lösliche Teil der Persönlichkeit« angesehen wird.

Zum besseren Verständnis der Unterschiede zwischen trieb- und ichpsychologischem Modell sollen diese, soweit für die Suchttheorie relevant, schon hier herausgearbeitet werden. Ein zentraler Unterschied ist: Das Symptom, hier: der Alkoholmißbrauch, ist in der Ichpsychologie *nicht* mehr der *Ausdruck eines Konflikts* –

etwa zwischen miteinander in Konkurrenz stehenden Triebregungen oder zwischen Triebimpulsen und Anforderungen der Umwelt und der Gesellschaft, in der Regel repräsentiert durch die Eltern —, sondern Resultat eines *Defekts* in der Struktur der Persönlichkeit. Weit stärker als die Trieb- nimmt die Ichpsychologie eine idealtypische Entwicklung der Persönlichkeit zum Ausgangspunkt. Im Verlauf dieser Entwicklung können Störungen unterschiedlicher Art auftreten, die in der Ich-Organisation Schäden oder Defizite hinterlassen. Diese Defizite müssen in irgendeiner Form kompensiert werden, um das Funktionieren, die Lebensfähigkeit des betroffenen Individuums nicht zu beeinträchtigen. Neben anderen Symptombildungen ist eine dieser in Frage kommenden Kompensationsmöglichkeiten der Gebrauch der Droge Alkohol. Der *Selbstheilungscharakter der Droge für ein in seiner Struktur geschwächtes Ich* ist somit die zentrale Aussage der ichpsychologischen Theorie über die Bedeutung der Sucht. Die Droge wird eingesetzt, um Funktionen, die das Ich des Süchtigen aus sich heraus nicht wahrnehmen kann, zu ersetzen bzw. um die in der Struktur vorhandenen Lücken zu überdecken. Für die ichpsychologische Theorie ist es daher von besonderem Interesse, zu untersuchen, welche Ichbereiche, bzw. welche Funktionen beim Alkoholiker gestört sind. An erster Stelle ist hier die gestörte Affektivität des Alkoholikers zu nennen.

1 Affektivität und Impulskontrolle

Gestörtes Affekterleben und mangelnde Impulskontrolle gelten als Charakteristika des Alkoholikers, die in der Literatur immer wieder beschrieben werden. Stets wird hier die *gestörte Frustrationstoleranz* des Süchtigen genannt. Es ist ein bekanntes Phänomen, daß der Alkoholiker mit den alltäglichen Kränkungen und Enttäuschungen nicht fertig wird und die aus ihnen resultierenden Gefühle von Angst, Verzweiflung oder Wut mit Alkohol wegspült.

Goertz (1972) hat eine Reihe von Untersuchungen zur Persönlichkeit des Alkoholikers ausgewertet, in denen immer wieder die *Ichschwäche* und *mangelnde Frustrationstoleranz* der Süchtigen hervorgehoben wird. Die Frustrationstoleranz kann nach psychoanalytischer Auffassung geradezu als Maßstab für die Ichstärke und emotionale Stabilität dienen; eine fehlende Triebkontrolle und verminderte Realitätsanpassung sowie eine gestörte Umwelt- und Selbsteinschätzung stehen in einem engen Zusammenhang mit der Ichschwäche des chronischen Alkoholikers.

Es muß hier hervorgehoben werden, daß die Gefühle von Minderwertigkeit, Langeweile, Einsamkeit, Leere, Depression oder Angst wesentlich elementarer, bedrohlicher und unerträglicher sind als die aus Konflikten nach dem Triebmodell resultierenden. Hier geht es nicht mehr darum, abgewehrten Gefühlen und Trieben zum Durchbruch verhelfen zu sollen, sondern die Gefühle, derer der Süchtige Herr zu werden versucht, sind zu beängstigend und überwältigend, als daß er sie zu Bewußtsein gelangen lassen könnte. Diese Gewichtsverschiebung hatten schon Freud 1930 und Radò 1934 vorgenommen, als sie herausstellten, daß die Droge primär der *Unlustvermeidung* dient. Schon Radò hatte beschrieben, daß das schwache Ich des Süchtigen von einer Vielzahl innerer und äußerer Reize überschwemmt wird, derer es ohne die Hilfe der Droge nicht Herr werden kann.

Tatsächlich sind die meisten Alkoholiker äußerst labil, leicht erregbar, fühlen sich schutzlos einer Vielzahl von Reizen, Stimmungen und Gefühlen ausgesetzt, die sie als beängstigend und bedrohlich erleben. Süchtige scheinen oft nicht in der Lage zu sein, ihre Stimmungen und Gefühle einzuordnen und zu benennen, mit ihnen umzugehen und sie psychisch zu bewältigen. Vielmehr erleben sie sich ihren Gefühlen ausgeliefert wie ein Säugling und empfinden einen diffus-schmerzhaften, beängstigenden und überwältigenden *Uraffekt*, dessen sie nur noch mit Hilfe der physiologischen Wirkung der Droge, der Herabsetzung der Reizschwelle, Herr werden können. Ein differenziertes psychisches Instrumentarium zur Bewältigung und Verarbeitung von Affekten fehlt, und an dessen Stelle wird als ein Selbstheilungsversuch die Droge eingenommen, deren Wirkung die eingeschränkten Ichfunktionen ersetzt.

A. Heigl-Evers (1980), die maßgebliche Arbeiten zur Ichpsychologie der Sucht geschrieben hat, sagt über Alkoholiker:

»Ich habe wiederholt von Alkoholkranken hinsichtlich ihrer Befindlichkeit kurz vor dem Griff nach der Flasche folgendes berichtet bekommen: Die Patienten beschreiben eine Sensation unerträglicher, vornehmlich physischer Spannung, die sie im Oberbauch, in der Magengegend lokalisieren, eine Spannung, die bis zum Schmerz gesteigert sein kann und die nach dem ersten Schluck Alkohol sofort nachläßt, d. h. noch ehe eine spezifische Drogenwirkung eingetreten sein kann, also unmittelbar nachdem der Akt der Einverleibung eines äußeren Objektes eingeleitet wurde. Mit dieser Unlust sind in der Regel keine oder nur spärliche Vorstellungen verbunden. Sie wird auch hinsichtlich ihrer Entstehung nicht in einen Erlebenszusammenhang und in einen zwischenmenschlichen Kontakt eingeordnet. Sie ist für den Patienten sprachlich schwer zu fassen, hinsichtlich der Affektqualität im allgemeinen nicht zu benennen; wenn er sie zu benennen versucht, sie z. B. als Traurigkeit, Depression, Enttäuschung o. ä. bezeichnet, kann es sich dabei um leere Worthülsen handeln, die für den Patienten ohne emotional-ideationalen Inhalt sind; sie beinhalten für ihn emotional-ideational nichts oder nur Dürftiges.«

Es war weiter oben bereits vom *Uraffekt* die Rede, auf den der Süchtige regrediert. Dieser Terminus spielt in der Suchttheorie von Krystal und Raskin (1970) und Heigl-Evers (1977, 1980) eine zentrale Rolle. Zum Verständnis dieses Begriffs ist hier ein Exkurs in die psychoanalytische Theorie der Affekte und der Affektentwicklung notwendig.

Die Psychoanalyse geht davon aus, daß beim Säugling nach der Geburt zunächst eine relativ undifferenzierte Lust-Unlust-Matrix vorliegt, aus der sich erst im Laufe vieler Erfahrungen in der Interaktion mit der Umwelt ein breites Spektrum differenzierter Gefühlswahrnehmungen und Ausdrucksmöglichkeiten entwickelt. Psychologische Untersuchungen bestätigen, daß selbst so primäre Bedürfnisse wie der Hunger zunächst wohl nur als eine allgemeine Unlustspannung erlebt werden. Erst durch die Erfahrung in der Interaktionskette Unlust – Fütterung – Sättigung und damit Unlustbeseitigung wird das Bedürfnis »Hunger« ausgebildet. Die ersten sich ausdifferenzierenden Gefühle sind neben dem Hunger offenbar noch Schmerz und Angst, wobei letztere eng miteinander assoziiert bleiben (s. Krystal und Raskin 1970). Gefühle bilden beim Säugling zunächst eine *psychosomatische Erlebniseinheit*, d. h. Angst oder Schmerz werden unmittelbar auch als körperlicher Schmerz erlebt. Allgemein bekannt ist, daß eine Ängstigung beim Säugling augenblicklich einen Darmkatarrh mit heftigen Schmerzen auslösen kann, daß Affekte in körperliche Symptome umgeformt werden können bis hin zu einem psychogenen Schock, der unter Umständen sogar tödlich sein kann. Das Kind ist leicht in Todesangst versetzbar, in eine enorme, überwältigende, tödliche Angst, aufgefressen, verschlungen zu werden. Diese Todesangst ist verbunden mit einem Gefühl der Hilflosigkeit, der Immobilität, der Erstickung (Heigl-Evers 1977). Diese hier beschriebene Angst ist der *Uraffekt*, der für die Theorie der Sucht eine wichtige Rolle spielt.

Der psychosomatische Erlebniszusammenhang des Säuglings wird in der normalen Entwicklung nach und nach ausdifferenziert; Gefühle können dann lokalisiert, unterschieden und bewältigt werden. Dieser Prozeß ist ein hochkomplexer Vorgang, der zur Voraussetzung hat, daß der Säugling Geborgenheit und Sicherheit erlebt, empathisch und angemessen auf sein Verhalten reagiert wird. Die Äußerungen seiner Bedürfnisse und Emotionen müssen adäquat wahrgenommen, beantwortet und verstärkt, später auch benannt werden. Durch das Spiegelverhalten der Bezugspersonen werden die ersten Emotionen nicht nur verstärkt und konturiert, sondern erst wirklich als existent und real empfunden. Wenn sich der Säugling dann aus der primären Symbiose mit der Mutter herausdifferenziert, kann er Schritt für Schritt die erlebten Gefühle als zu sich selbst gehörend empfinden (Müller–Braunschweig 1975, S. 67f.). Das heißt, das Kind muß lernen zu differenzieren, ob ein Reiz seine Quelle in seinem Innern hat, oder aus dem Äußeren stammt; das ist weniger selbstverständlich, als es den Anschein hat, da zum Beispiel der Psychotiker durchaus unfähig ist, die Grenze zwischen sich und anderen Personen zu realisieren.

Die Differenzierung und Bewältigung von Affekten, die Affekt- und Impulskontrolle, damit einhergehend die Realitätsprüfung hinsichtlich der Bedeutung einer Situation und der Konsequenzen eigenen wie fremden Handelns, sind zentrale Funktionen des Ichs. Das Ich des Alkoholikers scheint – durch ungenügende Stützung und Differenzierung in der Kindheit – zu schwach zu sein, um diese Funktionen ausüben zu können. Nicht nur die Affekte sind ungenügend differenziert, sondern in Verbindung damit ist auch die Frustrationstoleranz schwach entwickelt. Schon vergleichsweise geringe Frustrationen lösen einen regressiven Prozeß aus, und der Süchtige vermag den im täglichen Leben notwendigen Aufschub der Bedürfnisbefriedigung nicht zu ertragen. Die dann ausgelösten eigenen affektiven Reaktionen werden als bedrohlich und überwältigend erlebt, drohen zur Regression auf den mit elementarer Angst verbundenen Uraffekt zu führen. Der Uraffekt, den der Süchtige erlebt, war ursprünglich die Antwort des Kindes auf einen drohenden Objektverlust und kann beim Alkoholiker durch unterschiedliche Situationen jederzeit wiederbelebt werden. Um dieser Regression auf den Uraffekt vorzubeugen, greift der Alkoholiker zur Flasche. Der Alkohol dämpft seine Affekte, macht ihn gleichgültig gegenüber der Außenwelt, läßt ihn vergessen. Dies ist die *Selbstheilungsfunktion der Droge*: die Affektdämpfung und Affektregulierung, die Verstärkung der Reizschutzbarriere gegen Einflüsse innerer und äußerer Natur.

Das gilt für Alkohol wie für Opiate und Psychopharmaka (Beruhigungsmittel). Auch die umgekehrte Situation kann bedrohen, nämlich wenn ein Mangel an Reizen, eine innere Leere und Langeweile zu einer Depression führen. Diese Situation beantwortet der Süchtige mit der Einnahme von Amphetaminen oder halluzinogenen Drogen (Heigl-Evers 1977; Krystal und Raskin 1970).

De Vito u. a. (1970) haben herausgearbeitet, daß der exzessive Genuß von Alkohol immer einen Schutz gegen unterschiedliche, das Ich bedrohende Situationen darstellt, die zu einem Zusammenbruch des normalen Abwehrsystems führen. Im einzelnen handelt es sich um

- einen Schutz gegen starke und bedrohliche Affektzustände wie Wut, Furcht und Hilflosigkeit, wobei der Alkohol zugleich Hemmungen beseitigt und das Ausagieren ermöglicht;
- einen Schutz gegen drohende Hoffnungslosigkeit und Abhängigkeitswünsche, besonders bei depressiv veranlagten Alkoholikern;
- einen Schutz gegen Angst bei der Gefahr der Ich-Desintegration;
- die Möglichkeit, mit Hilfe des Alkohols eine neurotische, psychotische oder sexuelle Symptomatik zu mildern.

Die Droge schützt und stabilisiert also das schwache Ich des Alkoholikers im Sinne von Affektreduktion und von Grenzsetzung. Sie übernimmt damit Funktionen, die beim gesunden Ich durch psychische Prozesse, nämlich durch die *Abwehrmechanismen* wahrgenommen werden. Ob die Droge also gewissermaßen als ein »materialisierter«, synthetisierter Abwehrmechanismus verstanden werden muß, wird in der psychoanalytischen Literatur nach meinem Wissen nicht diskutiert. Einigkeit besteht aber darüber, daß die psychischen Abwehrmechanismen, derer sich der Süchtige bedient, relativ unreifer, primitiver Natur sind. Hier werden die *Projektion* (Bühling 1978; Burian 1983), besonders aber die *Verleugnung* genannt; letztere wird als der zentrale Abwehrmechanismus der Sucht angesehen (z. B. Antons 1976a; Bean 1981; Feibel 1960). Dies bezieht sich vor allem auf die Unfähigkeit des Alkoholikers, die Realität seiner Situation einzusehen und zu seinem Trinken zu stehen. Blane (1968) als einer der Psychoanalytiker, die sich am intensivsten mit der Sucht befaßt haben, bezweifelt allerdings, ob der Verleugnung beim Süchtigen wirklich dieser Stellenwert zukommt. Einzig Burian (1983) möchte dem Alkoholiker mit der *Rationalisierung* auch einen reiferen Abwehrmechanismus zugestehen.

2 Das Überich des Alkoholikers

Im Strukturmodell Freuds, das für die Ichpsychologie maßgeblich wurde, finden sich drei Instanzen: das Es, das Ich und das Überich. Während das Es als die Welt der Triebe und des Unbewußten in dieser mittleren Epoche der Psychoanalyse in den Hintergrund des Interesses trat und da wir uns mit der zentralen Instanz des Ichs in diesem Kapitel schon befaßt haben, sollen als nächstes Struktur und Funktion des Überichs beim Süchtigen diskutiert werden. Auch hier erweist sich die psychoanalytische Literatur in ihren Befunden als außerordentlich widersprüchlich.

Dabei gehört die Feststellung, daß Süchtige einen Überich-Defekt aufweisen, zu den wenigen Punkten, in dem alle psychoanalytischen Autoren übereinstimmen. Gegensätze finden sich dann aber bereits hinsichtlich der Frage, ob es sich um ein schwaches Überich handelt, das sich gegen Triebansprüche nicht durchsetzen kann – einer These, die in dem Satz von der »Löslichkeit des Überichs in Alkohol« zum Ausdruck kommt –, oder vielmehr um ein überstrenges, sadistisches Überich. Es handelt sich dabei jedoch um einen Scheingegensatz, der durch einen theoretisch sauberen Umgang mit dem psychoanalytischen Überich-Begriff leicht zu klären ist.

Von einem entwickelten Überich im Sinne der psychoanalytischen Strukturtheorie kann beim Süchtigen sicher nicht ausgegangen werden. Daher hat es Glover (1933) vermieden, beim Alkoholiker überhaupt von einem Überich zu reden. In diesen Zusammenhang gehört auch, daß der Vater – nach der psychoanalytischen Theorie für die Überich-Entwicklung besonders wichtig – bei Alkoholikern häufig gänzlich fehlte, hilflos schwach oder sinnlos brutal war. Für ein Verständnis der Überich-Struktur scheint mir hier Melanie Kleins Konzept der Teilobjektbeziehungen weiter zu tragen (vgl. Kapitel V):

»In der oral-sadistischen Phantasie greift das Kind die Mutterbrust an und verleibt sie sich als ein zerstörtes und zerstörendes Objekt ein – ›eine böse, verfolgende, innere Brust‹. Nach Melanie Kleins Auffassung liegt hier die tiefste Wurzel des verfolgenden und sadistischen Über-Ichs« (Segal 1974, S. 19).

Das reife Überich ist im Gegensatz dazu dadurch gekennzeichnet, daß es mit der ideal geliebten »guten Brust« oder dem Ichideal-Aspekt des Überichs integriert wird (Segal 1974, S. 19 und 102 f.). Diese Integration findet beim Süchtigen nicht statt. Das Idealobjekt verbleibt im Außen, wird auf die Mutter projiziert, weil es zu schwach ist, um in der Konfrontation mit den sadistischen Introjekten bestehen zu können.

Den *Mangel im Ichideal* des Alkoholikers arbeitet Burian 1983, S. 234) heraus:

»Obwohl Alkoholiker sehr häufig unter starken Schuldgefühlen leiden und versuchen, ihr Über-Ich ›in Alkohol aufzulösen‹, scheinen mir die Leiden doch mehr von einem Mangel eines ausgebildeten Ichideals zu stammen. Dieses unvollständig ausgebildete Ichideal erlaubt es dem Alkoholiker nicht, sich selbst als wertvoll und gut in seinen Aktivitäten und Interaktionen zu empfinden. Wegen dieser pathologischen Entwicklung des Ichideals kommt es zu Störungen im Selbstwertgefühl und gleichzeitig zu einer Unfähigkeit, die eigenen Beziehungen, die eigene Arbeit usw. realitätsgerecht einzuschätzen. Daher müssen Süchtige immer wieder versuchen, äußere Quellen der Zustimmung, der Anerkennung und des Trostes zu bekommen. Dieses strukturelle Defizit, das ununterbrochen die Zustimmung des Ichideals erfordert, ist die Hauptursache der verzweifelten Abhängigkeit des Süchtigen.«

Die destruktiven Introjekte des Alkoholikers sind Vorläufer oder Teile eines Überichs. Es fehlen jedoch entscheidende Merkmale des vollständigen, reifen Überichs, das auch Objekt der Liebe, Hilfe im Kampf gegen destruktive Impulse ist (Segal 1974, S. 103); Kernberg (1981, S. 50 und 72 f.) wählt die Bezeichnung »sadistische Überich-Kerne« für Teilobjekte, die zerstückelt und zerstörerisch sind und Schuldgefühle hervorrufen.

Battegay (1981) spricht von einem überstrengen, der Norm verpflichteten Überich des Süchtigen, das die in der Kindheit erlebte Umwelt wie ein Abbild enthält, d. h. in einer gänzlich unbearbeiteten und unintegrierten Form. Nach Battegay verzweifeln Süchtige – besonders augenscheinlich bei vielen jugendlichen Drogenabhängigen – an diesem strafenden Überich und lehnen sich gegen es auf, was sie dann aber projektiv an der Gesellschaft und deren Vertretern abhandeln. Der oft diffuse, verweigernde Protest gegen die Gesellschaft wäre dann als projektiv abgewehrter Zorn gegen das eigene Überich bzw. gegen die Eltern, die geschont werden, zu verstehen.

Besonders Goertz (1972) befaßt sich in seinem Literaturreferat mit dem unreifen, überstrengen und strafenden Überich des Süchtigen. Er weist hier darauf hin, daß auch die von vielen Autoren für die Sozialisation des Alkoholikers angenommene Verwöhnung und das Fehlen von Schranken und Verboten die Bildung eines überstrengen wie unreifen Überichs begünstigen, weil dadurch eine aggressive, strukturbildende Auseinandersetzung mit den Bezugspersonen verhindert wird und massive Schuldgefühle geschaffen werden. Sowohl Verwöhnung als auch übermäßige Frustration und Strenge – beide lassen sich in der Kindheit von Alkoholikern finden – begünstigen die Entstehung eines unreifen, sadistischen Überichs. Es drängen sich, was die Überich-Strukturen betrifft, geradezu Parallelen zwischen der Persönlichkeit von Süchtigen und Delinquenten auf. Die sehr empfehlenswerten Monographien von Rauchfleisch (1981) oder von Dechêne (1975) über Delinquenten zeigen in vielen Punkten ein ähnliches Persönlichkeitsbild, wie wir es bei Alkoholikern finden. Tatsächlich gibt es eine nicht unbedeutende Gruppe von Alkoholikern und Drogenabhängigen, die durch Kriminalität und Verwahrlosung auffallen, sowie eine – auch abzüglich der Fälle von alkoholbedingten Verkehrsdelikten – immer noch recht beträchtliche Anzahl von Vorbestraften unter den Patienten von Suchtkliniken.

Goertz (1972, S. 90) resümiert seine Analyse zu den Überich-

Charakteristika von Alkoholikern mit den Worten, »daß enge korrelative bzw. ursächliche Beziehungen zwischen Über-Ich-Unreife in Form es-naher, unangemessen hart strafender Über-Ich-Impulse, Gewissens-Bisse, Schuldgefühle, depressiver Verstimmungen und Selbstbestrafungstendenzen bzw. antisozialer Persönlichkeitszüge und chronischem Alkoholabusus bestehen«. Dieses unreife und zugleich überstrenge und sadistische Überich mit einem Mangel im Ichideal legen heute die meisten Autoren, die sich mit der Sucht befassen, ihren Konzepten zugrunde (Adams 1978; Feibel 1960; Heigl u. a. 1980; Heigl-Evers 1980; Kuiper 1968; Lürßen 1976; Schwenk 1976).

3 Resümee ichpsychologischer Suchtkonzepte

Auch die ichpsychologischen Arbeiten zur Sucht zeichnen kein einheitliches und widerspruchsfreies Bild. Der Selbstheilungscharakter der Sucht als eine Leistung des Ichs gegen eine drohende Desintegration wird jedoch als die zentrale These stets hervorgehoben; sie findet sich auch in den Arbeiten aus der Schule Günter Ammons (Bühling 1978; Götte 1972; Röhling 1975, 1977, 1979; de la Vega 1971; Vollbehr 1980). Die Droge stellt die letzte Abwehrbastion gegen eine noch weitergehende Regression von unter Umständen psychotischem Ausmaß dar, wobei Röhling annimmt, die Desintegration des Ichs sei bei Süchtigen noch stärker als etwa bei Perversionen und psychosomatischen Erkrankungen. Mit jugendlichen Drogenabhängigen hat sich Eberhard Haas beschäftigt, der seinem Buch den Titel »Selbstheilung durch Drogen« (1974) gab.

Aus dieser psychoanalytischen Perspektive drängt sich als therapeutische Konsequenz auf, dem Süchtigen die Droge nicht einfach wegzunehmen, sondern zunächst ihre Funktion für das Individuum zu studieren und zu respektieren, da der Gebrauch der Droge eine Schutzmaßnahme und Anpassungsfunktion eines kranken, labilen Ichs ist, das sich damit vor vielleicht noch schlimmeren Folgen für seine Lebensfähigkeit zu schützen sucht. Der Süchtige ist hier ein Kranker und – im Gegensatz zur triebpsychologischen Auffassung – überhaupt kein triebhafter, lustorientierter Mensch. Sein Sucht-*Symptom* ist dabei *nicht* die Krankheit, sondern ganz im Gegenteil sein verzweifelter und von vornherein zum Scheitern verurteilter Versuch, seine aus einem Defekt des Ichs

resultierende Krankheit zu bewältigen. A. Heigl-Evers (1977, S. 15) hat das folgendermaßen zusammengefaßt:
»Drogenabhängigkeit stellt die Manifestation einer Ich-Funktion dar, einen Adaptationsmechanismus, vielleicht den einzigen Regulierungsmechanismus für Probleme des Lebens, den die betreffende Person z. Z. verfügbar hat. Es ist ein Selbsthilfeversuch, ein Versuch, innerseelisches Ungleichgewicht, innerseelischen Konflikt oder innerseelische Erregung auszuhalten, damit umzugehen oder zu meistern. Eine Art letzter Versuch, den Schrecken des Gefühls unausweichlicher Desintegration des Selbst, der seelischen Desintegration zu verhindern, die das Verhängnis totaler Hilflosigkeit bedeutete.«

4 Zwei ichpsychologische Modelle

Alle ichpsychologischen Arbeiten zur Sucht sind meines Erachtens Fortführungen von Theorien Radòs, und zwar besonders seines Aufsatzes von 1934, der daher weiter oben ausführlich referiert wurde. Es hat von da ab mehr als dreißig Jahre gedauert, bis sich psychoanalytische Autoren wieder an umfassendere Entwürfe einer Theorie der Sucht gewagt haben. Hier sind zwei parallel zueinander entwickelte Modelle zu nennen. Das erste wurde 1970 unter dem Titel »Drug Dependence« – 1983 ins Deutsche übersetzt – von Krystal und Raskin vorgelegt, und auf dieses Modell bezieht sich A. Heigl-Evers in ihren Schriften sehr stark. Als zweites wäre hier zu nennen: »The Hidden Dimension« (1978, s. auch Wurmser 1974 und 1983) von Leon Wurmser. Diese beiden Modelle sollen hier kurz referiert werden.

4.1 Krystal und Raskin: »Drug Dependence«

»Drogenabhängigkeit« von Krystal und Raskin ist heute meines Erachtens das meistbeachtete und am weitesten verbreitete psychoanalytische Buch zur Sucht. Die Autoren stellen ihre Arbeit ganz explizit auf den Hintergrund der psychoanalytischen Ichpsychologie. Sie heben drei Bereiche, drei Dimensionen hervor, die nach ihrer Auffassung maßgeblich sind für das Entstehen und Persistieren einer Sucht. Es sind dies:
1. Das Ich und die Affekte, insbesondere Angst und Depression.

2. Objektrepräsentanz und Selbstrepräsentanz.
3. Die Veränderungen des Bewußtseins (deutsche Ausgabe S. 17; folgende Verweise ebenfalls nach der deutschen Ausgabe).

Mit der erstgenannten Dimension haben wir uns weiter oben ausführlich beschäftigt. Wie wir dort charakterisierten, ist der Reizschutz des Süchtigen zu schwach, und Affekte können nicht hinreichend differenziert und psychisch bewältigt werden. Gefühle werden daher als beängstigend erlebt und führen zur Regression auf einen bedrohlichen Uraffekt. Die Droge entlastet von diesen affektiven Spannungen. Näher eingehen möchten wir hier auf die Objekt- und Selbstrepräsentanzen des Süchtigen, zumal es sich hier um Überlegungen handelt, die auch für die psychoanalytische Selbst- und Objektpsychologie relevant sind.

Das eigene Selbst werde vom Süchtigen zu schwach und hilflos, schlecht und wertlos erlebt, schreiben Krystal und Raskin (S. 69). Auch wenn die Autoren hier den Terminus des »Selbst« verwenden, meinen sie nicht, wie etwa Kohut, das Selbst als die umfassende, zentrale psychische Instanz der Persönlichkeit. Das Selbst ist bei Krystal und Raskin eher ein Terminus technicus im Sinne der Ichpsychologie, wobei es in der Regel leider an genauen Definitionen dieses Begriffs mangelt. Allgemein kann man es etwa folgendermaßen verstehen: Das Ich als die zentrale Instanz der Persönlichkeit bildet sich aus den »psychischen Niederschlägen« wiederholter Erfahrungen mit den Objekten und dem Selbst, in der Psychoanalyse als *Selbst-* und *Objektrepräsentanzen* bezeichnet. Diese miteinander verflochtenen Repräsentanzen bilden in ihrer Fusion das *Ich*. Die Selbstrepräsentanzen stellen die meist unbewußten Vorstellungen, Erinnerungen und Phantasien dar, die die Person mit sich selbst verbindet. Damit ist auch der Realitätssinn verknüpft, mit dem wir überprüfen, ob die Quelle eines Reizes in unserem Innern oder im Äußeren lokalisiert ist. Mit dessen Hilfe entwickelt das Kind die Fähigkeit, Selbst und Nicht-Selbst, Innen und Außen voneinander zu unterscheiden.

Nun wird vermutet, daß in der Entwicklung des Süchtigen das Selbst des Kindes nicht hinreichend Verstärkung und Unterstützung erhielt, keine konstante Zuwendung erfuhr. Das Selbst und die Selbstrepräsentanzen bleiben damit schwach, instabil und eher negativ – bzw. kompensatorisch mit Omnipotenzphantasien besetzt. Aufgrund des schwachen und negativen Selbstbildes besteht ein starker Druck zur Verschmelzung der Selbst- und der – ebenfalls schwachen – Objektrepräsentanzen, um diesen Mangel zu kompensieren. Die Objektrepräsentanzen sind die meist unbewußten Vorstellungen, Erinnerungen und Phantasien, die das Individuum von den für seine Entwicklung bedeutsamen Bezugspersonen hat.

In der Kindheit des Süchtigen wurde das frühe Liebesobjekt als entweder zu stark frustrierend oder als zu stark verwöhnend erlebt und deshalb sehr ambivalent mit Liebe wie mit Haß besetzt. Das mütterliche Objekt wurde nicht als hinreichend konsistent und zuverlässig erlebt, »gute« und »böse« Anteile konnten nicht fusioniert werden, die ambivalente Besetzung blieb von der Angst vor dem drohenden Objektverlust bestimmt. (Im objektpsychologischen Teil werden diese Überlegungen ausführlicher aufgegriffen.)

Die Objektrepräsentanzen des Süchtigen bleiben mit der Libido der narzißtischen und oralen Stufe besetzt, d. h. die darauf gerichtete Beziehung strebt nach völliger Verschmelzung mit dem Selbst und/oder nach einer Verschlingung des Objekts in oral-kannibalistischer Gier.

Infolge der ambivalenten Besetzung mit Liebe wie mit Haß ist das gierig erstrebte Objekt zugleich durch destruktive Aggression bedroht, die angestrebte kannibalistische Vereinnahmung mit starken Schuldgefühlen verbunden. Die Aggression wird als sehr gefährlich erlebt, und die aggressiven Impulse gegenüber der Objektrepräsentanz werden daher verdrängt und geleugnet. Die Objektrepräsentanz wird externalisiert und existiert nunmehr nur noch außerhalb des Selbst. Damit können Selbst- und Objektrepräsentanzen nicht mehr vereinigt werden; die Objektrepräsentanzen werden damit für das Selbst nutzlos.

»Die Getrenntheit der Objektrepräsentanz von der eigenen
Selbstrepräsentanz, durch Externalisierung der ersteren gesichert, schützt die letztere davor, mit Aggression überflutet zu
werden; dadurch, daß mit der Objektrepräsentanz auch die Vorstellung der heilenden, stützenden Mutter aus der Selbst-Identität ausgeschaltet wird, verliert der Betreffende jedoch einen
vitalen Anteil seiner Hilfsquellen dafür, sich selbst zu stützen,
zu heilen, sich zu versorgen, sich anzuerkennen und zu akzeptieren« (Heigl-Evers 1977, S. 7).

Der Suchtkranke lebt nun in dem permanenten Dilemma, keine

Fusion der Selbstrepräsentanz mit der Objektrepräsentanz (der »guten Mutter«) erreichen zu können, weil er dieses Objekt als zu enttäuschend erlebte. Zugleich bleibt er aber permanent auf das reale Objekt und dessen Präsenz angewiesen, da er die Trennung vom Liebesobjekt als den totalen Verlust des Objekts erleben müßte und damit der Uraffekt und die frühkindlichen Traumata wiederbelebt würden. Der Süchtige muß daher nach einem Ersatz für das Liebesobjekt suchen.

Ein perfektes Substitut für dieses Liebesobjekt findet er in der Droge; es ist perfekt, weil es sich kontrollieren, immer wieder neu introjizieren läßt und damit die Angst vor dem Verlust des Objekts ausschalten kann und für den Augenblick eine symbiotische Verschmelzung herbeiführt. Jedoch: Die Droge versagt und enttäuscht immer wieder, wie einst das ursprüngliche Objekt in den entscheidenden Augenblicken versagt hat.

Krystal und Raskin verwenden für diese Funktion der Droge den Begriff »Transsubstantiation« (S. 52), in Anlehnung an das eucharistische Sakrament, in dem sich in christlicher Auffassung Fleisch und Blut Christi »materialisieren«. Transsubstantiation und Einverleibung der Droge werden fortlaufend wiederholt, wobei die Droge an die Stelle menschlicher Liebesobjekte tritt.

Die Droge wird zum Ersatz für das Liebesobjekt und wird oralkannibalistisch vereinnahmt, was zugleich Schuldgefühle reaktiviert. Die Ersatzobjekte entsprechen den ursprünglichen, ambivalent besetzten Objekten und müssen genauso versagen, wie einst die Mutter als Liebesobjekt versagt hat. Dies ist ein weiterer Grund für die Trennung von Selbst- und Objektrepräsentanzen; eine Aufhebung dieser Trennung müßte neben Schuldgefühlen zur Depression führen, wenn das »böse Objekt« ins Selbst aufgenommen würde. Auch das rigide Überich wird externalisiert, um schmerzliches Erleben zu vermeiden, was die eigenen seelischen Hilfsquellen weiter verarmt. Das Ich des Suchtkranken bleibt damit insgesamt schwach und hilflos und wird von ihm selber als schlecht und wertlos erlebt.

Als dritte, das Ich beeinflussende Funktion der Droge nennen Krystal und Raskin die der *Bewußtseinveränderung*. Da das Bewußtsein mit Hilfe der Droge – eventuell bis zum Schlafzustand – herabgesetzt wird, werden die schmerzhaften und bedrohlichen

Affekte blockiert, innere Konflikte und Überich-Spannungen reduziert. Die eigene seelische Realität kann umgedeutet werden, die Vorstellungen von sich selbst und der Welt werden verändert, das eigene Selbst wie die Außenwelt können als angenehmer erlebt werden.

4.2 Leon Wurmser: »The Hidden Dimension«

In mehreren Arbeiten hat sich Wurmser (1974, 1978, 1983; s. auch Burian 1983, S. 194 ff.) mit der Drogenabhängigkeit beschäftigt. Über die allgemeine Annahme hinaus, die Droge diene dem Süchtigen zur Bewältigung von für ihn unerträglichen, inneren oder äußeren Zuständen und Gefühlen wie Einsamkeit, Leere, Depression, Langeweile, Minderwertigkeitsgefühle, sowie zur Abwehr vorbewußter, archaischer Konflikte, versucht Wurmser differentialdiagnostische Kriterien dafür zu finden, welche Droge für welchen Affektzustand gewählt wird. Wurmser lehnt die Auffassung von der Austauschbarkeit der Drogen ab; er meint, der Charakter der abgewehrten Affekte bestimme die Drogenwahl. Auch wendet er sich gegen die von der Triebpsychologie einst vertretene hedonistische Auffassung und meint demgegenüber, der Süchtige erreiche vielleicht, den ihn quälenden Zustand leichter zu ertragen, jedoch ohne sich Glück verschaffen zu können.

Nach Wurmser setzt sich die Prädisposition zur Sucht vor allem aus sechs Faktoren zusammen – deren Mischungsverhältnis wiederum zur Drogenwahl beiträgt –, nämlich dem Defekt in der Affektabwehr, dem Defekt in der (Selbst-)Wert-Formation, der Hyposymbolisation (bezeichnet die Unfähigkeit des Süchtigen, auszudrücken, woran er leidet), der Suche nach einem Objektersatz, der Selbstzerstörung und der regressiven Gratifikation. Insgesamt liegt eine schwere narzißtische Störung vor, auf deren Basis der Süchtige regressiv versucht, eine omnipotent erlebte frühkindliche Situation wiederzuerreichen. Der Süchtige empfindet eine große Diskrepanz zwischen seinem enttäuschenden Real-Selbst und seinem grandiosen Ideal-Selbst. Wenn diese Diskrepanz auch mit Hilfe des Suchtstoffes nicht mehr zu überwinden ist, dann bricht die totale Leere über den Süchtigen herein; der psychotische Zusammenbruch, Mord oder Suizid können dann die Folge sein.

In seinem in Deutschland leider kaum zugänglichen Buch »The Hidden Dimension – Psychodynamics in Compulsive Drug Use« von 1978 (ein ausführliches Referat dazu findet sich in Burian 1983, S. 195 ff.) entwickelt Wurmser ein Modell des Suchtzirkels (eine Erweiterung von Überlegungen von Radò und Knight). Auslöser des Suchtmittelmißbrauchs ist stets eine narzißtische Krise, die zu einer Affektregression führt. Dadurch werden Abwehrmechanismen primitiver Natur, nämlich Verleugnung, Spaltung und Externalisierung mobilisiert, um das Ich vor der Überflutung durch die freigesetzten Affekte zu schützen. Die Energie für diese Abwehrmechanismen entstammt dem Bereich der Aggression, wie auch die Einnahme der Droge selber, obwohl sie den Reizschutz erhöhen soll, Ausdruck eines aggressiven Geschehens ist. Der Einsatz der Aggression führt zu einer Spaltung des Überichs. Verbunden mit diesen psychischen Mechanismen, kann die Drogenwirkung für eine gewisse Zeit das gestörte narzißtische Gleichgewicht wiederherstellen und eine teilweise Befriedigung ermöglichen. Die Illusion der wiedergewonnenen narzißtischen Omnipotenz kann jedoch nur so lange aufrechterhalten werden, wie die Wirkung der Droge anhält, so daß der Kreislauf bald von neuem beginnt.

Wurmser beschreibt die fehlende Fähigkeit des Süchtigen zur Symbolisierung und zur Phantasietätigkeit (hier finden sich Parallelen zum Konzept der »Alexithymie«, die Patienten mit psychosomatischen Organerkrankungen als Unfähigkeit zu fühlen und Gefühle adäquat auszudrücken, zugewiesen wird) sowie den Überich-Defekt dieser Patienten. Das Überich wird gespalten in einen realitätsgerechten Teil, der Schuldgefühle entwickelt, und in einen archaischen, narzißtischen Teil, der nur Schamgefühle hervorbringt.

5 Die Selbstpsychologie (Narzißmustheorie)

Als Unterkapitel der Ichpsychologie – nicht als eigenständiges Modell, was die Kohut-Anhänger entschuldigen mögen – sollen hier die selbstpsychologischen Konzepte zur Sucht vorgestellt werden. Auch wenn häufig als ein gesondertes theoretisches Modell verstanden, hat die Selbstpsychologie meines Erachtens vorwiegend Bestandteile der Ichpsychologie aufgegriffen und erweitert, wobei sie in ihrer Kritik oft auf die mechanistischen und dehumanisierenden Aspekte der Theorie und Praxis der Ichpsychologie abzielt und *das Selbst* als den konstituierenden Teil der Persönlichkeit herausstellt. In der Suchtdiskussion richtet sie ihr Hauptaugenmerk auf die Grandiositätsphantasien und den Selbstheilungscharakter der Droge und baut damit ichpsychologische Vorstellungen aus. An selbstpsychologischen Konzepten orientieren sich auch die im vorigen Abschnitt zitierten Autoren Burian und Wurmser.

Als prominentester Vertreter der Selbstpsychologie gilt unbestritten der 1982 verstorbene Heinz Kohut. Das »Selbst«, das den Kern der Persönlichkeit bildet und mit dessen Entwicklung und deren Störungen sich Kohuts Konzept beschäftigt, hat Kohut 1975 folgendermaßen definiert:

»Das Selbst . . . ist ein tiefenpsychologisches Konzept und bezieht sich auf den Kern der Persönlichkeit, der aus verschiedenen Bestandteilen im Zusammenspiel mit den frühesten Selbst-Objekten des Kindes entstanden ist. Es enthält die grundlegenden Bestrebungen einer Persönlichkeit, ihre zentralen idealisierten Ziele, die grundlegenden Begabungen und Fertigkeiten, die zwischen Strebungen und Zielen vermitteln − all das verbunden mit dem Gefühl, eine Einheit in Raum und Zeit zu sein, Empfänger von Eindrücken und Initiator von Handlungen«
(in: vom Scheidt 1976, S. 166).

Grundlage der zur Sucht prädisponierenden Entwicklung sind nun narzißtische Störungen infolge eines traumatischen Verlustes der idealisierten Elternimago. Unter günstigen Bedingungen erfährt das Kind eine schrittweise Enttäuschung durch das idealisierte Objekt, was zu einer Rücknahme der narzißtischen Besetzungen von der Imago des idealisierten Selbst-Objekts und ihrer schrittweisen Verinnerlichung führt, zu dauerhaften psychischen Strukturen, die intrapsychisch die Aufgabe übernehmen, welche zuvor das idealisierte Selbst-Objekt erfüllte. Eine traumatische Enttäuschung verhindert diese Verinnerlichung. Die Psyche bleibt dann an das archaische Selbst-Objekt fixiert, die Persönlichkeit bleibt von den Objekten abhängig, die als Ersatz für fehlende Segmente der psychischen Struktur gesucht werden. Sie dienen nicht als reife Objekte im psychoanalytischen Sinne, sondern werden gebraucht, um die fehlenden Funktionen des psychischen Apparates zu ersetzen (nach Kohut 1976, S. 65 f.).

Für die Entwicklung des Kindes sind nach Kohut die Zulänglichkeit oder Unzulänglichkeit seiner Eltern als Selbst-Objekte zu der Zeit, in der sie noch die psychischen Funktionen der Regulierung des Selbstwertgefühls ausüben, wesentlich. Die Eltern sollten die vom Kind stolz zur Schau gestellten Attribute und Funktionen mit Zustimmung reflektieren, mit echter Freude auf seine keimenden Fähigkeiten reagieren. Sie sollten für das Kind eine verläßliche Verkörperung von Ruhe und Stärke sein, mit der es verschmelzen kann, und auf das Bedürfnis des Kindes eingehen, als Objekte für seine Bewunderung zu dienen. Es ist – so grenzt Kohut von der traditionellen Pädagogik und Psychologie hier ab – für das Kind weniger wichtig, »was die Eltern *tun*, als das, was sie *sind*« (Kohut, in: vom Scheidt 1976, S. 13; Hervorhebungen durch Kohut).

Von Kohut selber gibt es nur wenige, äußerst komprimierte Bemerkungen zur Sucht. Die wohl wichtigste geben wir hier als vollständiges Zitat wieder:

»Ich glaube nicht, daß bei den Süchtigen jenes Stadium psychischer Reife vorliegt, das für den Prozeß der Übertragung notwendig ist. Übertragungen treten bei einem psychischen Apparat auf, der (mit mehr oder weniger Erfolg) fähig war, sich selbst gegen gewisse infantile Strebungen abzuschirmen. Das Wesentliche an der Psyche des Süchtigen ist jedoch nicht der (schlecht gelöste) Konflikt zwischen reifen Strukturen, sondern das Vorhandensein struktureller Defekte ... Das Drogenerlebnis ist (ähnlich den sexuellen Erfahrungen der meisten Perversen) dazu bestimmt, den strukturellen Defekt auszufüllen. Der aus der Kindheit stammende Prototyp dieser Erfahrungen ist folgender: Während eines Entwicklungsstadiums, in dem das Kind eine narzißtisch erlebte andere Person (ein Selbst-Objekt) zur Aufrechterhaltung seines Selbst (seines Selbstwertgefühls) braucht, fehlt dieses Selbst-Objekt. (Dieses Fehlen kann in der Abwesenheit des Selbst-Objektes bestehen oder, was häufiger ist, in der Unfähigkeit des Selbst-Objekts, empathisch auf das Kind zu reagieren.) Das Kind ist also mit dem Verlust der psychischen Struktur konfrontiert (das Selbst-Objekt *ist* zu dieser Zeit die psychische Struktur des Kindes). Um das Selbst-Objekt zu ersetzen – die Empathie des Selbst-Objekts, den Trost des Selbst-Objekts, das Verständnis des Selbst-Objekts –, greift das Kind zur Selbst-Stimulation. Zu diesem Zweck benützt es orale, anale und phallische Masturbation; es benutzt Schmerz, den es sich selbst zufügt (was besser ist, als gar nichts zu fühlen); und es benutzt Phantasien. Mit all diesen Aktivitäten versucht es, das abwesende Selbst-Objekt zu ersetzen und natürlich auch den Mangel an psychischer Struktur zu beheben. (Eine psychische Struktur wurde nicht gebildet, weil der graduelle Verlust des Selbst-Objekts das Mittel ist, durch welches die Struktur aufgebaut wird. Da das Kind das Selbst-Objekt traumatisch verloren hat, wurde keine Struktur gebildet.) Ich glaube, daß die Drogenerfahrung den kindlichen Versuch wiederholt, das Selbst-Objekt (die psychische Struktur) zu ersetzen und dem Gefühl, tot zu sein, entgegenzuwirken, das in Ermangelung des empathischen Milieus auftritt, welches durch das Selbst-Objekt hergestellt worden sein sollte. Phantasien, die vom Kind entwickelt werden (später: durch halluzinogene Drogen geschaffene Phantasien), sind die Mittel, durch die unter diesen Umständen das Selbst-Objekt ersetzt und das Gefühl des Totseins bekämpft wird« (Heinz Kohut, aus einem Brief an vom Scheidt vom 3. 2. 1975; aus: Schmidbauer und vom Scheidt 1976, S. 175 f.; auch abgedruckt in: vom Scheidt 1976, S. 172–175).

Mehrfach hat vom Scheidt (1976) auf die Bedeutung des Sich-selbst-Fühlens, des Spürens, noch nicht tot zu sein, bei jugendlichen Drogenabhängigen hingewiesen. Den Kontakt zu den zentralen Schichten der Persönlichkeit herzustellen, steht besonders bei den Benutzern von Halluzinogenen im Vordergrund. Vom Scheidt meint, der Drogenabhängige spiegele sich »mit Hilfe des Rausches gewissermaßen in sich selbst« (1976, S. 66).

Die Grandiositätsvorstellungen des Süchtigen sind nach Kohut vor allem darin begründet, daß der Süchtige das Selbst-Objekt wiederzuerlangen trachtet, das ihn so früh und traumatisch verließ, als

»er noch das Gefühl hätte haben sollen, die allmächtige Kontrolle über dessen Reaktionen in Übereinstimmung mit seinen Bedürfnissen zu besitzen, als sei es ein Teil von ihm selbst. Indem er die Droge nimmt, zwingt er symbolisch das Selbst-Objekt, ihn zu beruhigen, ihn zu akzeptieren. Oder er zwingt symbolisch das idealisierte Selbst-Objekt, seine Verschmelzung

mit ihm zu gewähren und ihn so an seiner magischen Stärke teilhaben zu lassen. In beiden Fällen gibt ihm die Einnahme der Droge die Selbstachtung, die er nicht besitzt. Indem er sich die Droge einverleibt, verschafft er sich das Gefühl, akzeptiert zu sein, und damit das Gefühl des Selbstvertrauens; oder er stellt die Erfahrung des Verschmolzenseins mit einer Kraftquelle her, die ihm das Gefühl gibt, stark und wertvoll zu sein. Alle diese Wirkungen der Droge laufen darauf hinaus, sein Gefühl des Lebendigseins zu verstärken, daß er in dieser Welt existiert« (Kohut, in: vom Scheidt 1976, S. 10).
Ich glaube, daß die Konzeption Kohuts Verständnis wecken kann für die existentielle Notwendigkeit des Süchtigen, sich Grandiositätsphantasien hinzugeben, stellen doch diese Grandiositätsvorstellungen gerade den verzweifelten Versuch des Abhängigen dar, einen Ersatz für das zu frühzeitig verlorengegangene und nun dem Selbst fehlende Ideal-Selbst zu schaffen. Ebenso wie seine »unsublimierte Triebhaftigkeit« dienen die »Omnipotenzphantasien« des Alkoholikers noch heute leider oft zu dessen moralisierender Disqualifikation gerade auch durch Psychoanalytiker.
In der Literatur wurde schon häufiger beschrieben, daß die Größenphantasien des Alkoholikers in seiner narzißtischen Verwundbarkeit und dem mangelnden Selbstwertgefühl wurzeln (Adams 1978; Blane 1968; Burian 1983; Haas 1974; Feuerlein 1980; Lürßen 1976; Radò 1934; Wurmser 1974). Zusammenfassungen des selbstpsychologischen Ansatzes zur Sucht im Sinne Kohuts finden sich bei Beese (1981), Battegay (1977 und 1981), Passett (1981; s. unten), vom Scheidt (1976), Schmidbauer und vom Scheidt (1976), Wurmser (1974).
Gerade die Autoren der selbstpsychologischen Schule haben sich darum bemüht, die Funktionsweise des seit Radò (1934) in der Literatur auftauchenden Konzeptes des »Selbstheilungscharakters der Droge« psychoanalytisch zu verstehen. Ich habe den Eindruck, daß sich dabei leider nicht selten mechanistische Verkürzungen einzuschleichen drohen. So entwickelt Morgenthaler (1974) eine »Plombentheorie«, nach der ein Symptom – Morgenthaler nennt hier zwar die Perversion und nicht explizit die Sucht, stützt sich aber auf Kohut, der selber häufig die enge Verwandtschaft von Sucht und Perversion hervorhob – eine in

einer fehlgelaufenen narzißtischen Entwicklung entstandene Lücke im Selbst prothetisch schließt.

»Diese Funktion läßt sich am besten als Plombe, Pfropf, als ein heterogenes Gebilde beschreiben, das die Lücke schließt, die eine fehlgehende narzißtische Entwicklung schafft. Dank dieser Plombe wird die Homöostase im narzißtischen Bereich ermöglicht und aufrechterhalten« (Morgenthaler 1974, S. 1081).

Dies mag zwar griffig klingen, droht aber meines Erachtens in eine mechanistische Sichtweise abzugleiten, wie es sich vollends zum Beispiel in G. Ammons grob verkürzender Idee vom »Loch im Ich« finden läßt. Der Gedanke, wie mit einer Plombe ein Loch in einem Zahn mit einem Suchtstoff oder einem beliebigen anderen Symptom ein imaginäres Loch im »Ich« oder im »Selbst« zu schließen, verleiht diesem theoretischen Konzept eine geradezu materielle Existenz. Das Ich, das Selbst werden dann zu einem Organ oder einem Homunculus (vgl. auch Thomä 1980), wobei gänzlich vergessen wird, daß es kein entsprechendes organisches Korrelat gibt. Hier droht – ohne in diesem Zusammenhang die Diskussion über den wissenschaftlichen Standort der Psychoanalyse führen zu können – die psychoanalytische Theoriebildung hinter den frühen Freud zurückzufallen, der den neurologischen, hirnphysiologischen Standpunkt frühzeitig aufgab, auch wenn er ihm in seiner Begrifflichkeit noch häufig genug Tribut zollte. Daher scheint mir Morgenthalers Plombentheorie ein wenig glücklicher Rückschritt in der psychoanalytischen Theoriebildung zu sein.

Heinz Kohut selber – um dies noch einmal hervorzuheben – entgeht durch seine überlegte, begriffliche klare, aber auch sehr komplexe Darstellung dieser Gefahr. Versucht man jedoch, Kohut auf einfache Formeln zu reduzieren, wie dies einige Autoren tun, die sich explizit oder implizit seiner Schriften bedienen, so trägt das nicht zur Klärung einer Theorie der Sucht bei, sondern dient eher einer Mechanisierung und Primitivierung psychoanalytischen Denkens.

Es bleibt meines Erachtens noch abzuwarten, was Kohuts Gedanke, »die Droge dient jedoch nicht als Ersatz für geliebte oder liebende Objekte oder für eine Beziehung zu ihnen, sondern als Ausgleich für einen Defekt in der psychischen Struktur« (Kohut 1976, S. 66), dem psychoanalytischen Erkenntnisfortschritt bringt. Lürßen schrieb bereits hierzu, daß dies für die Diskussion unnötig sich ausschließende Alternativen schaffe, »ist doch der Gesichtspunkt der Droge als eines Ersatzobjektes ohne weiteres mit dem Gesichtspunkt der Droge als Ersatz für einen strukturellen Defekt vereinbar« (1976, S. 851).

Die Darstellung von Beiträgen der Selbstpsychologie zur Sucht soll hier mit der eines Beitrags abgeschlossen werden, in dem versucht wird, das Kohutsche Modell zugleich gesellschaftskritisch einzusetzen.

Peter Passett (1981) beschreibt zunächst, daß die Suchtdroge dem Abhängigen ein intensives Gefühl der eigenen Existenz vermitteln und der Fragmentierung des eigenen Selbst entgegenwirken soll. Im Kater wird die innere Leere dann jedoch noch stärker empfunden, was zur erneuten Drogeneinnahme führt. »Man kann im Rahmen der Kohutschen Theorie den Suchtzirkel als einen Versuch verstehen, das zerbrochene und abhanden gekommene Größenselbst wiederaufzurichten, und zwar in einer Art und Weise, die Unabhängigkeit vom versagenden Selbstobjekt gewährt« (ebd., S. 175). Durch »Aufpumpen« oder Stimulation des Selbst mit Hilfe der Droge sucht der Süchtige das Gefühl der eigenen Grandiosität wiederzuerlangen. Er möchte jede Abhängigkeit von Menschen ausschließen – ein Versuch, der zum Scheitern verurteilt ist, was sich daran zeigt, daß gerade Drogenabhängige von ihrer Subkultur sehr abhängig sind.

Passett teilt die Beobachtung mit, daß Süchtige, bei denen alle therapeutischen Bemühungen scheiterten, plötzlich abstinent in religiösen oder geschlossenen, fanatischen Gemeinschaften auftauchen. Solche Gruppierungen scheinen »dem von Kohut als idealisierend beschriebenen Pol des Selbst (als Gegenpol zum Größenselbst) offenbar eine gute Chance zu bieten, sich kompensatorisch zu entfalten und dadurch den Defekt im Größenselbst teilweise aufzuwiegen« (ebd., S. 176).

Im übrigen sieht Passett die Prognose der Sucht als ausgesprochen ungünstig an. Die Süchtigen könnten keine therapeutische Ichspaltung herstellen, in der sich gesunde Anteile des Ichs mit dem Therapeuten gegen die Neurose verbünden. Süchtige vermeiden dies, da sie nicht an ihrer psychischen Struktur, sondern lediglich an den Folgen ihrer Sucht leiden, der Therapeut sie sozusagen nur von ihrem Kater befreien oder ihnen Gratisstoff vermitteln soll. Der Süchtige verhalte sich damit im Prinzip so wie alle anderen Mitglieder der Gesellschaft. Das süchtige Verhalten sei für unsere Gesellschaft geradezu konstitutiv, und der Süchtige habe nur das Pech, an einen verbotenen Suchtstoff zu geraten, wobei die Ausgrenzung der illegalen aus den legalen Drogen und aus den Suchtmechanismen überhaupt (Passett nennt hier explizit die Arbeitssucht; vgl. auch Mentzel 1979) mehr oder minder willkürlich bzw. durch wirtschaftliche Interessen bestimmt bleibt.

»Ich meine, das Suchtverhalten im weiteren Sinne sei für unsere Gesellschaft genauso konstitutiv wie jenes Verhalten, das auf Aneignung und Anhäufung von Besitz tendiert, und die beiden seien sogar nahe verwandt. In beiden Fällen grenzt die Gesellschaft oder besser jene, die in ihr die Macht haben, bestimmte Formen dieses Verhaltens aus und stellt sie unter Verbot, während sie andere prämiiert« (ebd., S. 177).

Die Therapie mit Süchtigen gestalte sich deshalb so schwierig, weil der Therapeut sich mit der Unlogik der Gesellschaft gegen die Logik des Patienten verbünden bzw. das Überich gegen das Ich mobilisieren müsse.

Passett bezeichnet die Sucht im allgemeinen als eine »gesellschaftlich integrierte narzißtische Verhaltensstörung« (ebd.). Die Industriegesellschaft lebt von der Produktion und dem Absatz immer neuer Güter; dafür sind jedoch die − von der Psychoanalyse mit den Triebbedürfnissen gleichgesetzten − Grundbedürfnisse ungeeignet, sondern werden jene narzißtischen Bedürfnisse gebraucht, die sich die Gesellschaft selber schafft: durch entfremdete Arbeit, undurchschaubare Bürokratie, Zerstörung und Funktionalisierung der Primärgruppen und der familiären Beziehungen. Sucht ist dann schließlich

»die systemkonforme Art, durch Konsum ›unnötiger‹ Güter, die das System produzieren muß, um sich zu erhalten, jene Löcher im Selbstgefühl zu stopfen, die vorwiegend dadurch entstehen, daß man sich in diesem System nur schwer als Zentrum eigener Aktivität, als Individuum erleben kann. Sie ist meiner Meinung nach die narzißtische Störung par excellence, jene Störung, welche wegen ihres engen Bezugs zum System überhaupt nur noch in einigen wenigen, willkürlich ausgegrenzten Formen als Störung erkannt wird« (ebd., S. 178 f.).

Die Gesellschaft macht schon die Eltern in einem so hohen Maße narzißtisch bedürftig, daß sie nicht in der Lage sind, sich ihren

Kindern in wichtigen Entwicklungsphasen als jene Selbst-Objekte zur Verfügung zu stellen, welche die Kinder nötig hätten, um durch deren Spiegelung und die an ihnen mögliche Idealisierung und phasengerechte Enttäuschung zu Individuen zu werden, die ihr eigenes Selbstwertgefühl befriedigend regulieren können (ebd., S. 179). Die Sucht kann dieses Dilemma – nämlich die Unmöglichkeit, durch Spiegelung und Idealisierung ein eigenes narzißtisches Gleichgewicht aufrechtzuerhalten – dadurch lösen, daß in ihr auf den genetisch frühesten Interaktionsmodus, den der Einverleibung – generalisiert als Konsum –, zurückgegriffen wird. Es kommen zwar Beziehungen zustande, aber in ihnen wird das Gegenüber auf seine Verwertbarkeit reduziert. Suchtbeziehungen sind daher Einbahnbeziehungen. Die Sucht ist damit eine relativ gelungene Lösung, weil sie noch Beziehungen stiftet, aber in pervertierter, den Bedürfnissen des Systems unterworfener Form.

Um es etwas verkürzend zu sagen, stellt die Sucht für Passett die sozusagen reinste Form einer durch gesellschaftliche Bedingungen produzierten und zugleich für die Weiterexistenz dieser Gesellschaft notwendigen Konsumorientierung dar. Diese Analyse ist stringent und überzeugend. Sie entwickelt die Möglichkeiten der Kohutschen Selbstpsychologie und zeigt meines Erachtens zugleich deren Grenzen auf. Passett selber bemerkt einschränkend: »Man kann sich natürlich fragen, ob eine solche Pathographie der Sucht nicht ... eine Reprivatisierung einer ubiquitären Sozialpathologie bedeute und *letztlich nichts Spezifisches mehr aussage*« (ebd., S. 181; Hervorhebung durch mich). In der Tat drängt sich im Anschluß an die Lektüre Passetts fast die Frage auf, wieso es überhaupt noch Menschen gibt, die keiner Sucht verfallen sind. Dies gilt meines Erachtens aber nicht nur für die Arbeit Passetts, sondern für den ichpsychologischen Ansatz im allgemeinen und die Selbstpsychologie im besonderen. Ich meine, die Feststellung, süchtiges Verhalten sei gesellschaftlich konstitutiv, vernachlässigt zum einen alle klinische Evidenz, daß Süchtige sich sehr wohl von Nicht-Süchtigen unterscheiden; darüber hinaus wird das Suchtproblem – es handelt sich immerhin, um dies hier nochmals hervorzuheben, um eine häufig genug tödliche Pathologie – verharmlost und relativiert, ein theoretisch differenzierter wie therapeutischer Zugang erschwert.

6 Kritik des ich- und selbstpsychologischen Ansatzes

Die selbst- und ichpsychologischen Ansätze wirken wohl schlüssig und sind logisch stringent, können aber meines Erachtens in den seltensten Fällen über die allgemeine Charakterisierung einer Pathologie der Selbst- bzw. der Ichentwicklung hinaus die Frage beantworten, warum eine spezifische Person eine Sucht entwickelt und eine andere nicht. Das gilt nicht nur für den vorstehend kritisierten Passett, sondern auch für Kohut selber. Wenn die Droge, wie Kohut meint, als Ausgleich für einen Defekt in der psychischen Struktur dient, muß der Eindruck entstehen, daß alle narzißtischen Störungen hier als austauschbar und gleichwertig erscheinen. Es fehlen differentielle Kriterien, um zu verstehen, warum der eine eine Sucht, der andere eine Borderline-Symptomatik, eine psychosomatische Erkrankung, eine Perversion oder vielleicht ein neurotisches Symptom entwickelt, um seine »narzißtische Lücke« zu schließen.

Dies gilt, wie bereits gesagt, für fast alle ichpsychologischen Konzepte zur Sucht. Sie überzeugen zunächst und sind stimmig, bis auffällt, daß das gleiche für nahezu alle anderen psychischen Erkrankungen auch zutrifft. Diesen letztlich unspezifischen Charakter der ichpsychologischen Beschreibung der Sucht hat u. a. Antons (in: Antons und Schulz, 1976, 1977) beklagt. Ich meine, gerade die für die Ichpsychologie zentralen Konzepte der Ichschwäche des Alkoholikers und des Selbstheilungscharakters der Droge sind von einer solchen Allgemeinheit, daß sie zum einen niemals zu widerlegen sind, zum andern aber weder theoretisch noch praktisch weiterbringen. So gut wie alle Klienten des Psychotherapeuten, ob süchtig oder nicht, weisen irgendwo eine Ichschwäche auf, aber die Frage, warum der eine zur Selbstheilung eine Droge, der andere ein neurotisches Symptom einsetzt, bleibt unbeantwortet.

Der ichpsychologische Ansatz soll hier nicht gänzlich zurückgewiesen werden; er trägt sicherlich viel zum Verständnis der Persönlichkeitsstruktur bei, auf der die Sucht wurzelt, wobei das Problem ist, daß diese Grundstörung relativ unspezifisch erscheint. Die ichpsychologischen Autoren vernachlässigen meines Erachtens häufig die spezifischen Charakteristika des Suchtgeschehens

– hier besonders dessen autodestruktiven Charakter – und bleiben daher oft bei einer allgemeinen Beschreibung einer in ihrem Ich gestörten Persönlichkeit hängen. Hier gibt es zweifellos Ausnahmen. Ich glaube, daß das von Krystal und Raskin entwickelte und von Heigl-Evers ausgearbeitete Modell ganz erheblich zu einem spezifischen Verständnis des Suchtgeschehens beitragen kann; dies gilt noch mehr für die Arbeit von Wurmser. In diesen Ansätzen liegen entwickelbare bzw. schon hochentwickelte Modellvorstellungen für ein spezifisches und differenziertes Verständnis des Suchtprozesses vor.

Ich denke, das ichpsychologische Suchtmodell kann entscheidend zum Verständnis der Struktur und Dynamik vieler, wenn nicht der meisten Alkoholiker beitragen. Es birgt aber auch einige Probleme. Eines davon ist die Annahme eines *strukturellen Defekts* beim Alkoholiker. Dies hat mehrere Implikationen, die erste und schon benannte ist die, daß Symptome, die diese Lücke ausfüllen, austauschbar werden und keine Spezifität mehr erkennen lassen. Diese Spezifität ließe sich ergänzen, wenn man das Augenmerk auf die *Konflikte* bzw. *Triebkonflikte* richten würde. Triebkonflikte als Basis der Sucht sind eine Prämisse im triebpsychologischen Modell, spielen aber auch in dem im folgenden Kapitel behandelten Modell eine Rolle: dem objektpsychologischen. In diesem Modell findet zudem ein weiterer Aspekt seine Berücksichtigung, der im ichpsychologischen Konzept mit seinem Selbstheilungsgedanken vernachlässigt wird: die *Aggressivität* des Süchtigen, die, wie wir zeigen wollen, oft entscheidend zur Drogenwahl und zum Suchtverlauf beiträgt. Das ichpsychologische Konzept mit dem Selbstheilungscharakter der Droge als Kernaussage impliziert ein relativ statisches, konfliktfreies Modell der Persönlichkeit, was auch Konsequenzen für die Therapie hat: Ein *Defekt* ist eher erzieherisch in einer Nachsozialisation zu beheben, während die Psychoanalyse in ihrer ursprünglichen Form wie in der Objektbeziehungstheorie in der therapeutischen Situation die Bearbeitung eines *Konflikts* zum Gegenstand hat. Dies wird uns in Kapitel IX noch ausführlich beschäftigen.

V Das objektpsychologische Konzept – Sucht als Selbstzerstörung

Im Zusammenhang mit Krystal und Raskin und dem Ansatz von Heigl-Evers (1977) war im vorigen Kapitel bereits von den frühen Objektbeziehungen des Süchtigen die Rede, da auch im ichpsychologischen Modell der Entwicklung der Objektrepräsentanzen ein wichtiger Stellenwert zukommt.

Mit dem objektpsychologischen Konzept meinen wir hier jedoch eine Richtung der Psychoanalyse, die sich zwar niemals als eine selbständige Schule formiert oder als eigene Lehrmeinung ausgegrenzt hat, aber die monadologische Betrachtungsweise der Ichpsychologie aufgab, um den Menschen als ein soziales Wesen zu begreifen. Auch Freud selber sah schon die Entwicklung des Kindes und der Persönlichkeit im Kontext seiner sozialen Beziehungen, wenn sie auch weniger im Zentrum seines Interesses stand. Um die Betonung eines »interaktionistischen Prinzips« der Psychoanalyse hat sich Michael Balint bemüht, der die Umweltbezogenheit des Kindes hervorhob und die Konzeption eines »primären Narzißmus« ablehnte. Explizit wurde die Vorstellung, die Entwicklung des Kindes als ein vorwiegend umwelt- und beziehungsgesteuertes und weniger als ein biologisches, triebbestimmtes Geschehen zu begreifen, von Melanie Klein und stärker noch von R. D. Fairbairn in den Mittelpunkt der psychoanalytischen Theoriebildung gestellt.

1 Die Theorie der »Britischen Schule«

Die objektpsychoanalytische Theorie zentriert vor allem auf die frühe Entwicklung des Kindes, seine primäre Mutter-Kind-Beziehung. Während das ödipale Paradigma der Psychoanalyse auf den Fortschritt von der Zwei- zur Drei-Personen-Beziehung abzielt, geht es in der Objektbeziehungstheorie um die Entwicklung von der Ein- zur Zwei-Personen-Welt, von der primären Symbiose zur Individuation. In dieser Phase liegen die Fixierungspunkte für die

Psychosen und Borderline-Störungen sowie für psychosomatische Erkrankungen und Süchte. Obwohl die Objektpsychoanalyse schon recht frühzeitig hervorragende Darstellungen zur Genese des Alkoholismus lieferte (z. B. Glover 1933; Simmel 1948), fand die Objektpsychologie oder »Britische Schule« in Deutschland bisher wenig Resonanz (von Minden 1978), wurde erst durch die theoretische Stringenz der Arbeiten Kernbergs »hoffähig«, dessen 1976 erschienenes Hauptwerk »Object Relations Theory and Clinical Psychoanalysis« 1981 ins Deutsche übersetzt wurde.

Nach dem objektpsychologischen Entwicklungsmodell ist der erste nachgeburtliche Zustand des Kindes gekennzeichnet durch eine symbiotische Verbindung von Mutter und Kind, eine Fortsetzung des intrauterinen Zustandes, in dem die Mutter in ihrer »primären Mütterlichkeit« (Winnicott) die zur Existenz des Kindes notwendige Nahrung und Geborgenheit bereitstellt, es vor Umwelteinflüssen schützt. In dieser primären Symbiose, in der der Säugling sich und die Mutter als eine Einheit erlebt, sieht er sich als den Schöpfer aller Dinge, kann noch keine abgegrenzten Personen wahrnehmen (primärer Narzißmus). Dieser paradiesische Zustand wird durch unvermeidbare Frustrationen notwendigerweise gestört, d. h. der Säugling wird Situationen erleben, in denen seine Unlustspannungen nicht sogleich beseitigt werden. Die Bewältigung dieser Frustration setzt die psychische Tätigkeit des Säuglings in Gang und ist letztlich eine Voraussetzung für seine weitere Entwicklung.

Wir bedienen uns im folgenden einer vorwiegend auf *Melanie Klein* zurückgehenden Terminologie. Melanie Klein ist innerhalb der psychoanalytischen Diskussion umstritten wie kaum ein anderer Autor. Gerade in ihrer deutschen Heimat wurde sie nach dem Zweiten Weltkrieg kaum rezipiert, ganz im Gegensatz zu ihrem Exilland England. Das beginnt sich allerdings in jüngerer Zeit zu ändern. So wurden auf der Herbsttagung der Deutschen Psychoanalytischen Vereinigung in Wiesbaden 1984 kleinianische Vorstellungen erstmals in größerem Rahmen diskutiert, und es wird mehr und mehr gewürdigt, daß sie zur psychoanalytischen Theorie wahrscheinlich mehr eigenständige und kreative Beiträge geliefert hat als jeder andere Autor nach Freud. Dabei gilt für ihre Schriften das gleiche wie für die Freuds: sie sind uns heute in ihrer Sprache wie in ihrem Hintergrund oft fremd. Melanie Klein spricht von der Polarität von »gut« und »böse«, von Haß, Projektion und Verfolgung, und ihre Sprache wird oft als gewalttätig empfunden. Das liegt zweifellos auch darin begründet, daß M. Kleins Theorie stark vom historischen Hintergrund ihrer Zeit, von Krieg und Faschismus, geprägt ist, ihre Sprache die Gewalttätigkeit dieser Epoche spiegelt. In der Praxis der kleinianischen Psychoanalyse hat sich schon vieles davon relativiert, genauso wie das für bestimmte theoretische Annahmen Freuds gilt. Die Begrifflichkeit M. Kleins kann heute selbst bei über die Psychoanalyse Informierten weit weniger vorausgesetzt werden als die Freuds. Abgesehen davon daß sie am Ausgangspunkt der Entwicklung der Theorie der »Britischen Schule« stand, scheint mir ihre Sprache jedoch auch durchaus geeignet, die der Psychodynamik des Alkoholismus innewohnende Gewalt auszudrücken, da es hier oft um massivste Selbstzerstörung, um Leben oder Tod geht.

In der Terminologie M. Kleins ist es der Todestrieb, der – jedenfalls in der Phantasie des Kindes – bereits die Austreibung aus dem Mutterleib bewirkte. In ihrer Theorie sind es die libidinösen und aggressiven Triebe des Kindes, die aktiv seine Welt gestalten. Das Kind schafft sich eine *»böse Brust«*, in die es alle Enttäuschungen, Haß, Neid, Gier und destruktive Phantasien projiziert, und eine davon getrennt gehaltene *»gute Brust«*, in der es die Erfahrungen von Liebe, Wärme, Gesättigtwerden usw. lokalisiert; die gute Brust wird zum allmächtigen Idealobjekt. Um vor der bösen Brust geschützt zu werden, muß die idealisierte gute Brust im Abwehrmechanismus der *Spaltung* von der bösen Brust ferngehalten werden. Durch fortlaufende *Projektion* und *Introjektion* verwandeln sich gute und böse Brust nach und nach zu inneren (Teil-)Objekten des Kindes, werden aber auch im Innern getrennt gehalten. M. Klein gab diesem Zustand den leider mißverständlichen Terminus *»paranoid-schizoide Position«*.

Der zweite Begründer der objektpsychologischen Richtung, R. D. Fairbairn (1952, 1963), verzichtete auf den Freudschen Triebbegriff und legte als einzige Annahme die These »libido is fundamentally object-seeking« zugrunde. Folglich kann seine Theorie auf ein »primär Böses« im Kinde verzichten, bezieht stärker die realen Mutter-Kind-Interaktionen ein und ist theoretisch stringenter als die Theorie M. Kleins, aber auch komplexer als diese, weshalb sie hier nur bruchstückweise referiert werden kann.

Reale und unvermeidbar frustrierende Erfahrungen sind es für Fairbairn, die den paradiesischen Zustand des Kindes beenden und nach psychischer Kompensation verlangen. In einer Art Identifikation mit dem Aggressor wird das böse, frustrierende Objekt internalisiert, um es im Innern besser beherrschbar zu machen und es magisch kontrollieren zu können. Das dadurch entstandene Ungleichgewicht wird durch die Errichtung eines guten Objekts im Innern kompensiert, in das alle positiven Erfahrungen aufgenommen werden. Gute und böse Teilobjekte können aber nicht als Bestandteile ein und derselben Person erkannt werden; sie müssen voneinander ferngehalten werden, um die gute Brust zu schützen. Auch hier finden sich die zentralen Abwehrmechanismen der *Spaltung* sowie der *Projektion* und der *projektiven Identifizierung*, durch welche die ständig miteinander in Verbindung stehenden »äußeren« und »inneren Objekte« sich fortlaufend umgestalten. Es bildet sich im Kind eine Art Mikrokosmos internalisierter Teilobjekte, der sich nicht ausschließlich aus den Interaktionserfahrungen mit äußeren Objekten in der Form von Teilobjektbeziehungen zusammensetzt, sondern zu dem auch die Beziehungen zu den Selbstrepräsentanzen gehören. Wegen Einzelheiten in bezug auf die Entwicklung der innerpsychischen Struktur, die Ausdifferenzierung von Selbst und Objekten usw. sei auf Fairbairn (1952), von Minden (1978) und Kernberg (1981) verwiesen.

Wir wollen uns hier zunächst auf die Funktion des *guten* Objekts (der guten Brust) beschränken, denn nur deren Internalisierung bildet die Grundlage für die Entwicklung einer gesunden und stabilen Persönlichkeit:

»Die Introjektion der – in der Sprache Melanie Kleins – guten Brust, die nährt und Kraft gibt, die feste innere Verbindung mit einer nach dem Dilemma des Ambivalenzkonflikts mit ausreichender Konstanz als vorwiegend gut, d. h. zärtlich liebend, beschützend und entwicklungsfördernd erlebten Mutter erweist sich, in der Sicht der Theorie der Objektbeziehungen, als einzige sichere Basis für ein stabiles Ich« (von Minden, 1978).

Vor allem der guten Brust als innerem Objekt kommt eine autonomiefördernde Funktion zu; mit seiner Hilfe werden die entscheidenden Schritte zu einer Ablösung vollzogen. Die Internalisierung eines guten Objekts als stabiler Ich-Kern legt auch den Grundstein für die Bewältigung des Ödipuskomplexes und aller weiteren Lebenskrisen. Mit der Rolle des guten mütterlichen Objekts hat sich Winnicott (1976) in seinen lebendigen Schriften immer wieder befaßt. Der von ihm in die psychoanalytische Literatur eingeführte Begriff des *Übergangsobjekts* (s. Unterkapitel 4.1) bezeichnet plastisch die allmähliche Umwandlung des guten mütterlichen Objekts in ein inneres Objekt, mittels dessen besänftigende, schützende, beruhigende Funktion von der Mutter weg auf ein »lebloses« äußeres Objekt verlagert werden können.

Die Erfahrungen mit den primären Objekten haben nicht nur entscheidenden Anteil an der Ausbildung der psychischen Struktur; die internalisierten Objekt- oder Teilobjektbeziehungen dienen zugleich als Leitlinie für die Auswahl späterer Beziehungsobjekte, werden immer aufs neue projiziert und wiederbelebt, reintrojiziert usw.

Nur knapp kann hier Melanie Kleins Beitrag zur weiteren Entwicklung des Kindes in der *»depressiven Position«* behandelt werden: Positive Umweltbedingungen vorausgesetzt, in denen das Kind genügend gute Erfahrungen mit der Mutter macht, um sich mit ihr als dem Idealobjekt zu identifizieren, wird das Kind allmählich zu der Einsicht gelangen, daß die »gute« und die »böse Brust« Bestandteile einer einzigen Person sind. Das Kind wird ferner lernen, daß die Mutter eine abgegrenzte Person ist, die die Bedürfnisse des Kindes zwar befriedigt, die aber nicht von ihm beherrscht und kontrolliert werden kann wie der eigene Körper. Ihr gegenüber steht als eine abgegrenzte und sich zunehmend integrierende Person das Kind. Wenn somit das Kind »zu ganzen Personen als ganze Person in Beziehung« tritt (Winnicott 1976, S. 273), ist das Stadium der depressiven Position oder »der Besorgnis« (Winnicott) erreicht. In ihren Grundlagen ist die Entwicklung der Persönlichkeit damit abgeschlossen. Die Ausdifferenzierung des Kindes aus der Symbiose und seine Integrierung als eigene Person sind vollzogen; es hat in der Mutter ein integriertes äußeres Objekt, dem jetzt weitere Objekte folgen können. Wird diese Entwicklung frühzeitig gestört, kommt sie nicht einfach zum Stillstand; es fehlt ihr aber die solide Basis, wie sie ein hinreichend verläßliches, stabiles, schützendes mütterliches Objekt darstellt.

Konnte ein solches Objekt nicht internalisiert werden, so ist die Entwicklung der Persönlichkeit grundlegend gestört; Winnicott spricht hier von einem »*falschen Selbst*«. Das Kind wird dann in eine falsche Existenz gezwungen, zum Sichfügen verführt; es reagiert auf die Anforderungen der Umwelt und baut sich ein falsches System von Beziehungen auf. Das falsche Selbst ist dann von Gefühlen der Unwirklichkeit und der Nichtigkeit gekennzeichnet, vermag nicht zu seinen wirklichen Bedürfnissen zu finden, während das »*wahre Selbst*« sich kreativ und real fühlen kann.

2 Glover: »Zur Ätiologie der Sucht«

1932 (1933 deutsche Übersetzung) legte Glover seine Arbeit »Zur Ätiologie der Sucht« vor, in der erstmals die Konzeption M. Kleins für eine Theorie der Sucht genutzt wurde. Glover kommt dabei das Verdienst zu, als erster auf den mächtigen *destruktiven Haß und Sadismus als die eigentlichen Triebkräfte der Sucht* hingewiesen zu haben. Damit überwindet er die Vorstellung eines oralen Lustgewinns, entfernt sich aber auch von den Selbstheilungskonzepten Radòs. Die Triebkräfte dieses Sadismus entspringen dabei nach Glover dem »primitiven Ödipus«, einer Konstellation, die nach der Auffassung M. Kleins in der Entwicklung des Kindes deutlich vor dem Freudschen Ödipuskonflikt liegt, bei dem die Beziehungen zu Ganzobjekten (in der Triangulierung) im Vordergrund stehen. Das Kind realisiert diffus die Existenz eines dritten Objekts, erlebt es aber nur als ein bedrohliches Teilobjekt (in der Terminologie Melanie Kleins der »sadistische, zerstörerische Penis«). Der primitive Ödipuskomplex wird noch ganz von der Projektion und Introjektion destruktiver und sadistischer Teilobjekte bestimmt. Glover meint, das Suchtgeschehen sei von der ödipalen (Kastrations-) Angst her nicht zu verstehen. Vielmehr schütze die Sucht vor den paranoiden Ängsten, stelle einen Versuch dar, die dem primitiven Ödipus entspringenden, miteinander fusionierten libidinösen und sadistischen Regungen zu bewältigen. Die für die Sucht zentralen Phantasiesysteme sind nach Glover »eines, in dem das Kind Objekte darstellende Organe im Leib der Mutter angreift (später: wiederherstellt), und eines, in dem die Mutter im Körper des Kindes Objekte darstellende Organe angreift (später: wiederherstellt)« (1933, S. 186).

Wichtig für Glover wie für die Objektpsychoanalyse überhaupt ist die Herausarbeitung des Objektcharakters des Suchtmittels, wobei darauf hingewiesen werden sollte, daß dieser Objektcharakter gegenüber Freud, der darin ein Liebesobjekt im Sinne eines Idealobjekts sah, von Glover und den anderen Autoren der kleinianischen Schule erheblich modifiziert wurde.

Glover geht davon aus, daß die pharmakotoxische Wirkung des Suchtmittels keinesfalls so wichtig ist, wie meist angenommen wird. Er schreibt, im Prinzip könne alles zum Suchtmittel werden, wobei konkrete Substanzen auch durch psychische ersetzt werden können, sogar psychoneurotische Symptombildungen oder psychotherapeutische Behandlungen die Funktion eines Suchtmittels übernehmen können. Es kann alles, was zumindest zeitweise dazu geeignet ist, die Gefühle von Angst, Langeweile oder Depression zu bekämpfen, zum Suchtstoff werden. Wichtig für die spezifische Wahl eines Suchtmittels ist dann das Moment des Sadismus; die verschiedenen Suchtstoffe besitzen für den Drogenverwender Eigenschaften, die – so er ein bestimmtes Mittel wählt – seiner persönlichen Mischung libidinöser und aggressiver Komponenten entsprechen. Die Stärke bzw. die Mischung der bekämpften sadistischen und libidinösen Triebregungen würde dann also die Wahl des jeweiligen Suchtmittels bedingen. Glover schreibt:

». . . daß für die Wahl der schädlichen Sucht das Moment des Sadismus bestimmend sei: Das Suchtmittel würde also eine Substanz (ein Partialobjekt) mit sadistischen Eigenschaften darstellen, das sowohl in der Außenwelt wie auch im eigenen Körper existieren kann, das seine sadistischen Eigenschaften aber nur im Körperinnern entfaltet. Dieser Zustand würde einen Übergang zwischen dem bedrohlichen, nach außen verlegten Sadismus eines melancholischen Systems bedeuten. Die Sucht würde eine bestimmte Mischung einer psychischen Gefahrsituation und deren Beruhigung darstellen« (Glover 1933, S. 191).

Glover stellt sich vor, daß beim Süchtigen eigene Haßregungen sowie die Identifizierung mit ambivalent geliebten Objekten einen psychischen Gefahrzustand darstellen, der als verinnerlichter Fremdkörper erlebt wird. »Das Suchtmittel ist dann letzten Endes ein äußeres Antidot, das mittels Zerstörung heilt« (ebd., S. 192). Der gleiche Patient kann dabei sein Suchtmittel zu unterschiedlichen Zeiten als »gut« oder »böse« erleben. Suchtmittel können vor allem dann »gutartige« Bedeutung erlangen, wenn sie dem Schutz vor der Regression in frühere sadistische Phasen sowie den Mechanismen des »Ungeschehen-« und »Wiedergutmachens« dienen sowie enge Beziehung zu erogenen Regungen zeigen. Wenn der Sadismus nicht so stark ausgeprägt ist, wählt der Süchtige eine weniger selbstzerstörerische Suchtform.

Glover stellt die Bedeutung des Suchtmittels für die Spaltung von Körper (Selbst) und Außenwelt heraus: Der Süchtige kann mittels des Suchtstoffes seinen Körper und sich selbst töten und damit seine Triebspannung beseitigen. Er kann aber auch die introjizierten bösen Objekte strafen oder töten. Zugleich kann der Süchtige auch sein gutes Selbst und die guten Objekte auf die Außenwelt projizieren und dort isolieren, womit sie vor seinem Haß und vor der Zerstörung geschützt sind. Diese doppelte Wirkung des Drogenmechanismus: Zerstörung des negativen Selbst und der bösen Objekte, Projektion, Isolierung und Schutz des guten Selbst und der guten Objekte erklärt nach Glover den intensiven Zwang, der mit der Sucht einhergeht.

Zur Symbolfunktion des Suchtmittels meint Glover, daß einer Genitalisierung (vgl. Abraham 1908) eine Abwehrfunktion zukomme, während nach seiner Auffassung das Suchtmittel eher Exkrete symbolisiere, den exkretorischen Sadismus repräsentiere.

In einer Kritik an Radò schreibt Glover, das Suchtmittel wirke nicht auf die psychischen Instanzen. Glover lehnt es beispielsweise ab, beim Süchtigen von einem Überich wie von einer entwickelten psychischen Struktur überhaupt zu reden, da im Vordergrund die Introjektion und Projektion von primitiven Teilobjektbeziehungen stehe, von daher also – um hier eine neuere Terminologie zu verwenden – allenfalls vom Vorliegen primitiver Überich-Kerne gesprochen werden könne. Der Süchtige empfindet die Wirkung des Suchtmittels in infantil-symbolischer Weise, wobei er die Wahrnehmung seiner Triebregungen wie die Wirkung seiner primitiven seelischen Instanzen auf einem quasi physiologischen Wege (auch zu verstehen im Sinne einer psychosomatischen Regression) zu beseitigen versucht.

Glover bemüht sich in seiner Arbeit – was wir hier vernachlässigen mußten – auch um eine nosologische Einordnung der Sucht in das System einer psychoanalytischen Krankheitslehre. Er arbeitet besonders die Unterscheidung der Sucht von der Paranoia wie von der Melancholie heraus: Wird in der Paranoia der Sadismus nach außen projiziert und ein System verfolgender Kräfte konstruiert, so ist der Sadismus in der Melancholie gänzlich verinnerlicht. Auch in der Sucht ist jedoch ein ambivalent geliebtes, aber im Kern destruktives mütterliches Objekt verinnerlicht, das mit Hilfe des Suchtmittels zerstört wird. Das »Selbst« wie auch die internalisierten Objekte werden in der Sucht als gefährlich und böse erlebt und bekämpft, während gutes Selbst und gute Objekte in die Außenwelt projiziert, isoliert und damit geschützt werden.

Der wichtigste Beitrag Glovers ist dabei meines Erachtens die Betonung des *Partialobjektcharakters* des Suchtmittels an der Grenze von Innen und Außen, das ambivalent, aber vorwiegend »böse« besetzt ist und immer wieder zur Bekämpfung des bösen inneren Objekts eingesetzt werden muß. Das ist aber nur über die Selbstzerstörung möglich.

3 Simmel: »Alkoholismus und Sucht«

Simmel (1948) hat sich um die nähere Bestimmung des autodestruktiven Charakters der Sucht und der Haßliebe zum Suchtobjekt bemüht. Wenn es zu einer Regression bis in prägenitale Entwicklungsstadien kommt, wird nach Simmel aus dem Trinker ein Süchtiger, wobei Simmel keine nennenswerten Unterschiede zu anderen Drogenabhängigkeiten sieht. Er spricht von einer *Regression* bis über das orale Stadium hinaus auf *eine Vor-Ich-* oder gastrointestinale *Entwicklungsstufe,* in welcher der Mund zum einzigen Mittler zwischen den Instinktwünschen des Vor-Ich und der Welt der Objekte wird. Der sexuelle Kontakt wird ersetzt durch den Wunsch nach innerem Kontakt mit den Objekten mittels des Verschlingens. Dieser oral-kannibalistische Mechanismus tritt an die Stelle reiferer Abwehrformen, wie sie zum Beispiel die Verdrängung darstellt; daß das Objekt zum Verschwinden gebracht wird, ist danach auch Grundlage für die Realitätsverleugnung des Alkoholikers. Der Mechanismus der Identifikation wird ersetzt durch das gierige Verschlingen, Liebe durch Haß. Der Alkohol wird zum gehaßten Objekt, das auf oral-kannibalistischem Wege vernichtet werden muß. Simmel nennt hier einen geläufigen Alkoholikerwitz: »Ich hasse diesen Stoff (Alkohol). Ich nutze jede Gelegenheit, um ihn loszuwerden – indem ich ihn verschlinge.«

Die Ursache des Hasses und der Selbstzerstörung des Süchtigen sieht Simmel übrigens in Trieb-, genauer Masturbationskonflikten. Er nimmt also im Gegensatz zu Glover oder anderen kleinianischen Autoren an, daß zumindest zeitweise die genitale bzw. phallische Entwicklungsstufe erreicht wurde. Simmel meint, der Haß des Süchtigen entspringe dem Haß des Kindes auf den Störer seiner Masturbation. Mit Hilfe der Masturbation sucht das Kind Ersatz für die Befriedigung durch die Mutter zu finden, also die Funktion des mütterlichen Objekts selber zu übernehmen. Die Introjektion des Hasses auf den Störer schafft die Grundlage der Autodestruktion. Diese Auffassung vertrat Simmel bereits 1928, als er schrieb:

»Mit dem Toxin vergiftet der Süchtige in sich letzten Endes die mit Kastration drohende Person, d. h. in tiefster Schicht das haßbegehrte, introjizierte Objekt – Mutter, die große Kastratorin aus analer und oraler Vorzeit.«

Simmel sieht die Sucht als ein Ausleben der infantilen Masturbationsphantasien an. Durch das Trinken kann das infantile Befriedigungsgefühl zurückgeholt werden, führt aber zum narzißtischen Rückzug von den Objekten und zur prägenitalen Regression. Der Protest gegen die frustrierende Welt wiederholt den infantilen Protest.

Im Trinken erkennt Simmel den Schrei nach der Mutter. Unbewußt sucht der Alkoholiker die Selbstzerstörung und will von der Mutter oder einem Mutterersatz abhängig bleiben. Er macht sich krank, um die mütterliche Liebe zu erhalten, oder er dominiert aggressiv die Umwelt. Dabei haben alle Alkoholiker einen tiefsitzenden Haß auf die Mutter, die die Wünsche des Kindes nicht akzeptierte; dieser Haß wird jedoch abgewehrt, taucht als Impuls zu verschlingen auf. Das stellt nach Simmel einen Schutz gegen die Depression dar. Der Depressive hat ein enttäuschendes Objekt introjiziert und will es in sich zerstören, während der Alkoholiker sein Objekt an der Grenze zum Außen hält, eine pseudo-objektlibidinöse Beziehung zum Alkohol unterhält, der sein einziges Objekt repräsentiert (vgl. auch Battegay 1981; Kuiper 1968; Rosenfeld 1964; Savitt 1963). Der ständige Kampf des Alkoholikers gegen seinen Drang zu trinken ist der Ausdruck der Objektfixierung und seines Konfliktes, Liebe von der Mutter erhalten zu wollen, indem er sie verschlingt, und damit die einzige Person umzubringen, von deren Existenz seine Hoffnung auf Sicherheit abhängt.

Die Selbst-Objektidentifikation mit der inneren Mutter wird ersetzt durch die physische Inkorporation des Objekts in der Form von Alkohol. Ziel ist die totale Verschmelzung, die Rückkehr in den Mutterleib als unbewußte Todessehnsucht und der Wunsch nach dem Nirwana, in dem die totale Vereinigung herrscht und die den Alkoholiker quälenden Ambivalenzen und Gefühle von Liebe und Haß fehlen. Der Alkoholiker versucht oft, andere mit sich zu ziehen und zu zerstören. Ist das Töten nicht mehr mittels Verschlingen möglich — nämlich in trockenen Phasen oder in der Abstinenz —, kann es zum realen Mord oder Selbstmord kommen (siehe unten).

Simmel befaßt sich auch mit den Schuldgefühlen des Alkoholikers. Der Alkohol steht für die Mutter als frühes Objekt aus einer Zeit, in der sie noch als ein externes Überich fungierte. Durch das Trinken verschlingt der Süchtige dieses externalisierte Überich, um damit seine Schuldgefühle zu bekämpfen. Das Verbrechen und dessen Bestrafung sind dabei für den Alkoholiker eins: Das Trinken ist das Verbrechen, die Selbstbestrafung zu genießen. (Zum unbewußten Strafbedürfnis des Delinquenten aus kleinianischer Sicht s. Joseph 1961).

4 Aspekte der Objektpsychoanalyse der Sucht

Aus der Vielzahl objektpsychologischer Arbeiten zur Theorie der Sucht wurden hier nur die von Glover und Simmel referiert, da sie einen Pioniercharakter haben, der denen der Arbeiten Radòs nicht nachsteht. Um Wiederholungen zu vermeiden, werden in diesem Zusammenhang viele Autoren übergangen. An erster Stelle wäre hier Rosenfeld zu nennen, der mit seinen Arbeiten von 1960 und 1964 entscheidend dazu beigetragen hat, daß diese Perspektive der Sucht in der Diskussion geblieben ist, wie er insgesamt der derzeit vielleicht bekannteste Kleinianer ist. Ihn hier auszusparen ist von daher verzeihlich, als seine Arbeiten — im Gegensatz zu den meisten anderen hier referierten — durch eine neuere deutsche Übersetzung (1981) allgemein zugänglich sind. Als weitere

Autoren wären an dieser Stelle Bergler (1946), Schilder (1941) und — als neuere Arbeit — Adams (1978) zu nennen.

4.1 Die Spaltung: negatives Selbst — ideale Mutter

Der frühgestörte Alkoholiker erlebte die Mutter seiner ersten Kindheit als überwiegend böse; es handelt sich um eine fressende, zerstörerische Brust, die (zumindest in der Phantasie) nur vergiftete Muttermilch gespendet hat. Dies ist ein häufig verwendetes Bild (z. B. Kuiper 1968; spiegelbildlich dazu die Idee von Robbins — nach Rosenfeld 1964 —, der Alkoholiker schaffe sich aus der Angst, vergiftete Milch zu erhalten, im Alkohol seine Nahrung selber). Diese böse Brust wird — in der Sprache Melanie Kleins — kannibalistisch angegriffen und introjiziert. Es kann kein ganzes mütterliches Objekt, das gute und böse Anteile vereinigt, verinnerlicht werden. Die gute Brust ist zu schwach, um die Basis für eine sichere Identität zu liefern; die depressive Position wird daher nicht erreicht.

Charakteristisch für die Sucht ist jedoch, daß sich — im Gegensatz zur Psychose oder auch zu den Borderline-Störungen — *keine ausgeprägte Gut-böse-Spaltung entwickelt*. Vielmehr kann der Alkoholiker keinen Haß und keine Aggressivität verspüren, sehen wir von den aggressiven Durchbrüchen ab, die einige Alkoholiker fast ausschließlich im Rausch haben. Kein Alkoholiker kann beispielsweise zu Beginn seiner Therapie direkte Wut auf seine Mutter erleben. Gerade in der eigentümlichen Beziehung des Süchtigen zu seiner Droge, die, wie Simmel anmerkt, sein einziges Objekt ist, zeigt sich die gesamte Ambivalenz der paranoid-schizoiden Position, die ständige Vermischung von »gut« und »böse«, Liebe und Haß, die aus der fehlenden Bearbeitung der depressiven Position resultiert. Dem Außenstehenden ist es zunächst unverständlich, mit welcher Faszination Alkoholiker sich stundenlang über ihre Droge unterhalten können. Es sollte nochmals darauf hingewiesen werden, daß die Droge faktisch zwar die böse, fressende, zerstörerische Brust repräsentiert, der Süchtige sie aber als solche nicht bewußt erlebt. Er stattet sie mit guten Eigenschaften aus und phantasiert sie als die gute Brust, gibt sie doch für Stunden Entspannung, Ruhe, Befreiung von Ängsten und Schuldgefühlen, führt sie ihn zurück ins Nirwana, in den intrauterinen Zustand, der frei von quälenden Gefühlen ist. Der Süchtige kann mit der Droge nicht anders umgehen, als daß er sie oral inkorporiert, sie maß- und grenzenlos zu sich nimmt, sie kannibalistisch angreift und verschlingt. In seinem Innern verwandelt sie sich dadurch wieder in das böse Introjekt, da sie nicht nur bildlich, sondern real seinen Körper angreift und zerstört, einen Kreislauf von Versagen, Verzweiflung, Schuldgefühlen usw. in Gang setzt, der von neuem nach der Droge verlangen läßt.

Die Droge wird also mit mütterlichen Eigenschaften ausgestattet; in ihr hat der Süchtige ein »perfektes Substitut für das Liebesobjekt gefunden, perfekt insofern, als er es kontrollieren und immer wieder neu introjizieren, vereinnahmen und so die mit Angst und Schuldgefühl verbundene Vorstellung der Zerstörung des Objekts zunächst ausschalten kann« (Heigl-Evers 1977, S. 8). Solms (1972) spricht davon, daß der Dialog mit der Flasche den Dialog mit der Umwelt ersetzt. In der Beziehung zur Droge kommt die ganze Ambivalenz der frühen Mutter-Kind-Beziehung zum Tragen, die ständige Vermischung einer unintegrierten und undifferenzierten Haßliebe, von Trennungswunsch und Trennungsangst, Sehnsucht nach und Angst vor der Verschmelzung (vgl. auch Goertz 1972; Heigl u. a. 1980; Lürßen 1976; Menninger 1938).

Die Droge ist zweifellos mit dem Übergangsobjekt verwandt; wir möchten aber im Gegensatz zu Krystal und Raskin (1970), Lürßen (1976) und de la Vega (1971) annehmen, daß es sich nicht um ein Übergangsobjekt im Sinne Winnicotts handelt. Die Droge bleibt nicht an der Grenze von innen und außen wie das Übergangsobjekt, sondern wird immer aufs neue verschlungen, ist viel zu eng an orale Mechanismen gekoppelt, als daß man ihr eine entwickelte Funktion beim Übergang zur Autonomie und zur eigenen Identität zubilligen könnte. (In der Theorie Winnicotts ist das Übergangsobjekt der Vorläufer des Symbols und besitzt eine wichtige Rolle für die Entwicklung der Autonomie, da es für das Kind die beruhigenden Eigenschaften der Mutter übernimmt und diese in deren Abwesenheit ersetzen kann. Es kann sich beim Übergangsobjekt um einen Teddy oder eine Puppe, aber auch lediglich um eine Windel oder einen Lappen handeln, an dem gesaugt wird. Viele Kinder greifen in einer bestimmten Entwicklungsphase häufig zu ihrem Übergangsobjekt, besonders zum Einschlafen oder wenn sie sich beruhigen wollen. Wenn sie in stärkerem Maße innere Objekte und Symbole entwickelt haben, kann das Übergangsobjekt losgelassen werden. Sein Charakteristikum ist, daß es ein äußeres, nicht mehr personales Objekt ist, aber im Gegensatz zur Droge eben *nicht* oral inkorporiert wird.)

Ich möchte behaupten, daß, könnte der Alkoholiker eine echte Gut-böse-Spaltung entwickeln, die Droge ihre Funktion verlieren müßte. Er würde dann auf den psychotischen Zustand regredieren, gegen den die Sucht gerade die letzte Abwehrbastion darstellt. Hanna Segal hat die progressive Rolle der Spaltung in der kindlichen Entwicklung betont:

»Eine Leistung der paranoid-schizoiden Position ist die Aufspaltung. Sie erlaubt dem Ich, aus dem Chaos aufzutauchen und Ordnung in seine Erfahrungen zu bringen. Dieses Ordnen von Erfahrung, das mit dem Vorgang der Spaltung in ein gutes und ein böses Objekt einhergeht, mag anfangs noch so zügellos wuchern, es wird gleichwohl das Universum der seelischen und sinnlichen Eindrücke des Kindes gliedern und ist daher eine Voraussetzung für die spätere Integration. Aus dem Ordnen, dessen Ursprung die Differenzierung von Gut und Böse ist, wird später die Fähigkeit, zu unterscheiden« (1974, S. 56).

Der Alkoholiker spaltet jedoch nicht im Außen; niemals wird er seine Mutter als böse bezeichnen. Vielmehr unterliegt das Mutterbild einer ungeheuren Idealisierung und Mystifikation, wobei die leibliche Mutter als eine ideale, verwöhnende, unbegrenzt Nahrung zur Verfügung stellende Person phantasiert wird. Bekommt man dann in Angehörigengesprächen diese Mütter zu Gesicht, die die Patienten einem als fürsorglich, liebevoll, versorgend und ideal geschildert haben, so handelt es sich meist um dominante und besitzergreifende, dabei kalte Frauen, bei denen untergründig eine ungeheure Aggression und Wut spürbar sind, die sie jedoch verleugnen und abspalten, häufig altruistisch sublimieren, indem sie anderen »helfen«. Diese Frauen stellen sich selbst als ideale Mütter dar, und die Patienten stehen permanent unter dem Verbot, die destruktiven Anteile ihrer Mütter wahrzunehmen, worauf besonders Röhling (1975, 1977) hingewiesen hat. Der Alkoholiker phantasiert, er habe eine ideale Mutter gehabt, die sich für ihn aufgeopfert, ihn stets genährt habe, wobei der Suchtmechanismus zeigt, daß sie ihm nicht gute, sondern vergiftete Milch zugeführt hat. Wenn der Alkoholiker also spaltet, so ist es eine Spaltung zwischen innen und außen. Die bösen bzw. die ambivalenten Objekte befinden sich in seinem Innern, zerstören ihn, werden auf die Droge projiziert und inkorporiert, während die Mutter mit allen guten, idealen Eigenschaften ausgestattet wird und ferngehalten werden muß, um nicht ebenfalls von der bösen Brust vergiftet zu werden. (»Es gibt auch Situationen, in denen Gutes projiziert wird, um es vor der als übermächtig empfundenen inneren Schädlichkeit in Sicherheit zu bringen«; Segal 1974, S. 46.)

In seiner »Psychoanalysis of Drug Dependence« hat auch Adams (1978) herausgearbeitet, wie der Süchtige alles »Gute« in das mütterliche Objekt externalisiert und dadurch schützt, daß er die böse Mutter internalisiert und dann zerstört, indem er alle Aggressionen gegen das Selbst richtet. Dabei wird die Droge als die gute Mutter phantasiert; Adams nennt als Beleg die Eigenart vieler Süchtiger, ihren Drogen Frauennamen zu geben. Die Phantasie von der idealen Mutter übertragen Alkoholiker auch häufig auf ihre Frauen, in denen sie sich ebenfalls starke, dominante, mütterlich-versorgende Partner suchen. Gerade der männliche Alkoholiker spaltet Frauen sehr ausgeprägt in »Mütter« und »Huren«, während er echte, partnerschaftliche Beziehungen nicht eingehen kann. Weil die Mutter bzw. die Ersatzmutter immer gut ist, beweist der Alkoholiker sich und seiner Umwelt durch sein Trinken stets, daß er schlecht und verkommen, der Liebe der Mutter letztlich nicht wert ist.

Ich hatte in meiner Arbeit mit Alkoholikern häufig mit Seeleuten zu tun, bei denen dieser Mechanismus besonders deutlich ist. Gerade der Seemann baut sich eine so gute, ideale Mutter auf, daß er die Realität meiden muß und zur See fährt, weitab von allen realen Müttern und Frauen, in einer Gemeinschaft von Männern. Je weiter und länger er von zu Hause weg ist, desto idealer wird das Bild der Mutter. Manche dieser Patienten rissen sich buchstäblich um »die große Fahrt«, bei der jahrelang kein Heimaturlaub abzusehen war, um das Bild dieser idealen Mutter bewahren zu können. Kamen sie jedoch nach Hause, in die Nähe der realen Mutter, so endeten diese Heimaturlaube stets in katastrophalen Besäufnissen. Einer meiner Patienten, der auf großer Fahrt mit dem Bild der guten Mutter trocken bleiben konnte, war immerhin fähig zu schildern, wie ihn dann die Gegenwart seiner Mutter bei aller »Liebe« in kürzester Zeit dermaßen quälte, lähmte und erdrückte, daß er sich nur noch in hemmungslosen Alkoholabusus flüchten konnte.

4.2 Die selbstzerstörerische Tendenz der Sucht

Schon mehrfach war in diesem Kapitel die Rede von der *Selbstzerstörung* des Alkoholikers, der versucht, in einer innengerichteten Aggression die introjizierte böse Brust zu zerstören. Dieser autodestruktive Charakter der Sucht wird in sehr vielen Arbeiten diskutiert, ist aber nicht unumstritten; so lehnen zum Beispiel einige Autoren, die dem Selbstheilungskonzept der Droge anhängen (vom Scheidt 1976, aber auch Blane 1968), diese Vorstellung ab. Wir werden daher in diesem Abschnitt eine Reihe von Belegen dafür anführen, daß nach unserer Auffassung bei vielen Süchtigen gar wohl von einer *primären autodestruktiven* Tendenz ausgegangen werden kann. Dabei sind das Selbstzerstörungskonzept und die Selbstheilungsthese durchaus vereinbar, wie Robert Knight bereits 1937 in seinem vielzitierten »süchtigen Zirkel« nachwies und wie sich auch aus Radòs Konzepten ableiten läßt.

Knight (1937) geht davon aus, daß der Alkoholiker primär trinkt, um sich von Hemmungen und Angstgefühlen zu befreien und unterdrückte Aggressionen freizusetzen. Der Alkohol vermittelt ein Gefühl der Wärme, des Wohlbefindens, der Stärke, des Schlafs und des Vergessens.

»Wenn der Patient nun aus seiner Trunkenheit erwacht, verfällt er in seinen früheren neurotischen Zustand – nur noch viel schlimmer. Er ist niedergedrückt, schwermütig, voller Ekel über sich selbst. Er ist nun wirklich entsetzt über die gefährliche, zerstörerische Handlungsweise, der er sich wieder überlassen hat ... Und da er jetzt nüchtern genug ist, um sich noch minderwertiger, schuldiger und unzulänglicher zu fühlen – in einer noch schlimmeren Lage, da er finanziell ganz entblößt dasteht und aus allen möglichen Unannehmlichkeiten herauskommen muß, in die er sich gebracht hat –, schließt sich der verhängnisvolle Kreis: er ist nun bereit, seinem Laster neuerlich zu verfallen. Sein großartiges Vertrauen in die Magie des alkoholischen Getränkes erinnert angesichts der Tatsache, daß er während der Anfallspausen stets voll erfaßte, welche Enttäuschungen dem Trinken folgen, an die ähnliche Anhänglichkeit an seine beiden Eltern – besonders aber an die Mutter. Auch sie verführt ihn, nur um ihn nachher zu enttäuschen, und dennoch konnte er sich von ihr nicht freimachen« (Knight 1937, S. 436 f.; vgl. auch Wurmser 1978).

Ich meine, daß die Selbstheilungskonzeption der ichpsychologischen Suchttheorie mißverständlich und oft verharmlosend wirkt. Tatsächlich wählt der Alkoholiker wie der Heroinabhängige ein *Gift*, und die auch von psychoanalytischer Seite häufig geübte Argumentation, die körperliche Zerstörung durch das Suchtmittel sei nur Nebenwirkung und vom Süchtigen *nicht bewußt* intendiert, vernachlässigt gerade eine der wichtigsten Grundeinsichten der Psychoanalyse, nämlich die Beeinflussung oder Steuerung unseres Verhaltens durch unbewußte Prozesse. Man muß hier meines Erachtens Glover folgen, der annahm, daß der unbewußte Sadismus entscheidend für die Wahl der Gefährlichkeit des Suchtmittels ist. Ich kann mir tatsächlich nicht vorstellen, daß jemand in eine schwere und chronische Sucht ohne Beteiligung dieses unbewußten Sadismus abgleitet, einfach nur infolge der Nebenwirkungen seines selbstgewählten Hilfsmittels.

Ich glaube, daß oft genug schon die klinische Beobachtung der Selbstzerstörungskonzeption eine hinreichende Evidenz verleiht. Um mit den weniger pathogenen Entscheidungen anzufangen, ist hier zum Beispiel der von so vielen Alkoholikern immer wieder inszenierte Kreislauf von Aufstieg und Scheitern – oft aus unbewußten Schuldgefühlen heraus – zu nennen. So teilte Menninger (1938) die Beobachtung mit, daß viele Alkoholiker erst dann anfangen ernstlich zu trinken, nachdem sie beträchtliche Erfolge errungen haben (in 1974, S. 186). Auch hier bildet sich oft ein Zirkel, wo auf dem Gipfel des Erfolgs begonnen wird, exzessiv zu trinken, um einen tiefen Fall einzuleiten; diese Form findet sich besonders häufig bei Künstlern oder Geschäftsleuten. Erst wenn der Süchtige dann wirklich ganz tief gesunken ist, sind seine masochistischen Bestrafungswünsche zufriedengestellt, und es beginnt – trocken – ein neuerlicher, oft kometenhafter Aufstieg, dessen Erfolg erneut zerstört werden muß usw. Als Beispiel möchte ich hier den autobiographischen Roman »Kapitulation« von Ernst Herhaus nennen, dessen Strafwunsch so stark war, daß er sich zunächst nur im Gefängnis auch ohne Alkohol wohl fühlen konnte, sich nach beruflichen Erfolgen stets selbst zu Fall brachte, nach seinem ersten Romanerfolg einen schweren Rückfall erlitt usw.

Heigl-Evers und Schultze-Dierbach (1981) haben im Zusammenhang einer Falldarstellung diesen von süchtigen Patienten stets wieder in Gang gebrachten Zirkel folgendermaßen beschrieben: »Intensive Liebeswünsche – ambivalentes Erleben dieser Liebeswünsche – Vermeidung von Nähe über feindseliges und entwertendes Verhalten – Abgelehnt- und Verlassenwerden, Sich-bestraft-fühlen – neuerliche Wut – Haßäußerungen mit Beziehungsabbruch – masochistisch-triumphierendes Genießen des Scheiterns (Schmerz/Lust-Affekt).« Solms (1972, S. 394) hat diesen »masochistischen Grundkonflikt« des Süchtigen auf die Beziehungen des Kindes zu den Eltern zurückgeführt; so schrieb Levy (zit. nach Solms) über die Motive des Süchtigen: »Nur als unheilbar kranker Schwächling wird man mich liebhaben können«, und »Schaut, wie tief ich mich selbst erniedrige, jetzt könnt ihr mörderischen Eltern mich endlich in Ruhe lassen«.

Neben dem Alkoholismus und dessen zerstörerischen Wirkungen selber zeigt sich die Neigung des Süchtigen zur Autodestruktion auch in der ausgeprägten *Unfallneigung* von Suchtpatienten, die Knight (1937) und Menninger (1938), später Antons und Schulz (1977), Vollbehr (1980) und Zinberg (nach Lürßen 1976) beobachteten und die sich auch im nüchternen Zustand oder bereits in der Kindheit zeigt. In der Anamnese von Süchtigen lassen sich meist eine Vielzahl von Unfällen, bei Patienten von Suchtkliniken viele mehr oder minder schwere Verstümmelungen finden, die keineswegs immer Folge von Unfällen im Alkoholrausch sind. Diese ausgeprägte autodestruktive Unfallneigung findet sich zum Beispiel in der Kindheit und Jugend des späteren »polytoxikomanen« Schriftstellers Hans Fallada, der sich selber eine geradezu magische Anziehungskraft auf Unfälle unterschiedlicher Art zuschrieb.

Alkohol und Selbstmord. Karl Menninger hat 1938 den Alkoholismus einen »protrahierten«, einen schleichenden Selbstmord genannt. Juliusburger nannte schon 1912 den Suizid die Selbstbestrafung des Alkoholikers – der vielleicht erste psychoanalytische Hinweis auf die Suizidalität des Alkoholikers. Weyl bezeichnete 1927 den Alkoholismus als einen partiellen Suizidversuch, bestimmt durch Todestrieb und Wiederholungszwang.

Nach Menninger dient der Alkoholismus oft dazu, vor einer noch gefährlicheren Form der Selbstzerstörung oder vor dem vollendeten Suizid zu schützen. Eine ähnliche Auffassung vertritt Ringel (1976), der schreibt, daß der Alkoholiker mit seiner Aggression nicht umgehen könne, sie gegen die eigene Person richte, um »auf diese Weise nach dem Prinzip pars pro toto zuerst den Körper zu schädigen, die soziale Position zu zerstören, um vielleicht durch dieses Opfer die eigene Person noch am Leben zu halten«. Wenn dieser »Auffangmechanismus« versage, stehe der Selbstmord am Ende der Entwicklung.

Die Selbstzerstörung wird dabei vom Alkoholiker regelrecht erotisiert (Menninger 1938; s. auch Wanke 1978). Wie Battegay (1977, 1981) schrieb, schiebt die Sucht den Selbstmord oft nur hinaus. Aufgrund der übermächtigen sadistischen Introjekte, die über den Alkohol zum äußeren Objekt gemacht und erneut inkorporiert werden, läßt sich der Alkoholismus auch nicht durch die Wegnahme des Suchtmittels heilen. Wie schon Glover und Simmel vermerkten, müssen sich dann die zerstörerischen Teilobjekte an ein anderes Objekt anheften, das zum neuen Suchtmittel wird, oder es kommt zum Suizid, der beim Alkoholiker in der Abstinenz um ein Vielfaches häufiger ist als in der »nassen Phase«, worauf ebenfalls bereits Simmel (1948) hinwies. Die pathogene Destruktivität bleibt auch ohne die Droge erhalten bzw. kann gerade in der Abstinenz voll und mit letzter Konsequenz durchbrechen, was die mit Hilfe der Droge hergestellte Gleichgültigkeit bisher verhinderte.

Die Suizidalität liegt bei Alkoholikern extrem hoch – sowohl was Suizidversuche als auch den vollendeten Suizid betrifft. Einige Kliniker halten Süchtige für die am stärksten suizidgefärdete Patientengruppe überhaupt, auch wenn die Zahlenangaben hier variieren. Feuerlein (1975a und 1975b, 1976; s. auch Antons und Schulz 1977; Lürßen 1976; Ringel 1976; Röhling 1977; Rosenfeld 1964; Schmidtobreick 1976) schätzt, daß zwischen 6 und 21 Prozent der Alkoholiker durch Selbstmord enden, wobei Selbstmorde bei Mehrfachabhängigen (Polytoxikomanen) besonders häufig sind. Die Suizidalität bei chronischen Alkoholikern ist dabei zwölf- bis 75mal höher als in der Gesamtbevölkerung, und nach einer anderen Erhebung wird jeder zweite erfaßte Selbstmordversuch von einem Alkoholabhängigen begangen!

Ohne daß die Statistik hierüber eine eindeutige Auskunft gibt, möchte ich annehmen, daß der vollendete Suizid dabei vorwiegend in Abstinenzphasen fällt bzw. während oder nach der Therapie erfolgt (ein zusätzliches Therapierisiko gerade bei Alkoholikern; vgl. Blum 1966). Der Suizid ist für den Abhängigen oft die einzige Alternative zum Rückfall; wird nur die Droge weggenommen, ohne daß die psychischen Grundlagen der Sucht behoben werden, kann aus dem protrahierten Suizid ein echter Suizid werden. Trocken kann der Süchtige den Mut zum Selbstmord fassen, während er sich ansonsten langsam zugrunde richtet, von innen her zerstört.

Wesentlich ausgeprägter noch als bei Alkoholikern sind die Todessehnsucht und das oft bewußte Spiel mit dem Tod bei Fixern. Bekanntlich läßt sich in den seltensten Fällen auseinanderhalten, ob die als der »goldene Schuß« apostrophierte Überdosis einen Unfall oder nicht doch einen gewollten Suizid darstellt. Die Todesphantasien und Todessehnsüchte von Heroinabhängigen wurden u. a. von Haas (1974), von Scheidt (1976) und de la Vega (1971) beschrieben.

Henseler (1981, S. 118 f.) schränkt die Rolle der Autodestruktivität bezüglich der Suizidphantasien ein:

»Zwar spielen Autoaggression im Sinne von Sühne, Selbstbestrafung oder auch blinder Abfuhr aggressiver Spannungen und auch Fremdaggression wie Rache, Vergeltung, Erpressung u. ä. eine Rolle, doch werden von verschiedensten Autoren immer wieder Motive wie Rückkehr in die Kindheit, Wiedervereinigung, Symbiosewünsche, Neugeburt, Ekstase, Hingabe, Resignation, Flucht, tiefer Friede, friedvoller Schlaf, Aufgehen im Universum u. ä. beobachtet bzw. erschlossen. Verallgemeinert läßt sich sagen, daß in diesen Phantasien über das, was mit bzw. nach dem Suizid eintritt, sich der Wunsch nach einer sehr frühen Objektbeziehung äußert, in der offenbar Selbst und Objekt weitgehend miteinander verschmelzen.«

Sehr plastisch in diesem Zusammenhang ist der von Haas (1974) beschriebene Fall eines jungen Mädchens, das den Tod wie eine Hochzeitsnacht, als die Wiedervereinigung mit dem verstorbenen Freund phantasiert. Wir nehmen an, daß diese Überlegungen die These von der Autodestruktivität nicht grundsätzlich falsifizieren, da der angestrebte Zustand, die frühe, präambivalente Beziehung, nur über die Auslöschung der aktuellen Identität möglich ist.

Der Heroinabhängige spielt fast permanent mit dem Gedanken

an den Tod, sehnt ihn herbei, fürchtet ihn zugleich, sucht über ihn den Eingang ins Nirwana zu finden, sich auszulöschen und sich zugleich seine Unsterblichkeit zu beweisen. Zu einem solch bewußten Spiel mit dem Tod ist der Alkoholiker nur in den seltensten Fällen fähig, was aber keineswegs ausschließt, daß er seine Selbstzerstörung ebenso zielstrebig betreibt.

Der Symptomwechsel zur psychosomatischen Erkrankung. In diesem Zusammenhang verdient auch die meines Erachtens viel zu selten berücksichtigte *Verbindung von Sucht und psychosomatischer Erkrankung* Beachtung. Der Psychotherapeut delegiert die bei praktisch jedem Alkoholiker vorfindbaren somatischen Erkrankungen nur zu gerne an den Internisten, der wiederum in ihnen eine reine Folgeerscheinung des Alkoholabusus sieht. Nun ist das zweifellos richtig für die den Alkoholmißbrauch fast unweigerlich begleitenden Leberfunktionsstörungen – die Leberzirrhose rangiert in ihrer Häufigkeit als Todesursache beim Alkoholiker noch vor dem Suizid – und die Hirnabbauerscheinungen (alkoholbedingte Epilepsie bis hin zum Korsakow-Syndrom). Zweifelhaft wird dieser einfache kausale Zusammenhang meines Erachtens aber bereits bei den bei Alkoholikern häufig zu findenden Magenulcera. Internisten wie Schmidt (1971; s. auch Rotter 1967) sehen allerdings auch diese als eine einfache Folge des Alkoholismus an, der sicherlich auch eine entzündliche Veränderung der Magenschleimhaut auslöst.

Schon Knight hat 1937 auf die Häufigkeit von Magen-Darm-Symptomen bei Alkoholikern hingewiesen. Ich selber schätze den Anteil der Magenkranken an der Gesamtheit der Patienten einer Fachklinik auf annähernd 50 Prozent. Antons und Schulz (1977) fanden bei einer Erhebung Magenerkrankungen bei 38 Prozent der Alkoholiker und eine Magenresektion bei 20 Prozent! Auch sie vermuten hier eine *Symptomverschiebung*. (Diese Autoren weisen auch auf den heute zweifellos weniger aktuellen Zusammenhang bzw. Wechsel von der Sucht zur Tuberkulose hin, wofür etwa die Lebensgeschichte des Schriftstellers und Literaturnobelpreisträgers O'Neill ein Beispiel ist). Tatsächlich fiel mir bei Anamnesen auf, daß Alkoholiker in ihrer Jugend und *bevor* sie zu trinken anfingen eine oder mehrere Magenoperationen, oft auch Magenresektionen hinter sich gebracht hatten. Im Gegensatz zu meinen Erfahrungen aus der Psychosomatik war bei diesen Patienten zu beobachten, daß sie in der Folge nie wieder unter Magenbeschwerden litten — die Operation anscheinend erfolgreich war —, aber über kurz oder lang exzessiv zu trinken begannen. Hier war operativ ein Symptom im oralen Bereich beseitigt worden mit dem Ergebnis, daß es in der Folge einen Symptomwandel hin zu einer mindestens ebenso schweren Erkrankung gab. Die Patienten selber stellten übrigens nie einen Zusammenhang zwischen ihrem »geheilten« Ulcus und ihrer Sucht her, d. h. sprachen die Operation auch selten an, so daß zu den genannten Zahlen sicherlich noch eine beachtliche »Dunkelziffer« hinzukommt. Daher mag auch vielleicht ein einseitig orientierter Therapeut diesen Zusammenhang nur zu gern übersehen.

Ich glaube, daß es gerade auch in der Suchttherapie einer ganzheitlichen psychodynamischen Betrachtungsweise ermangelt. So weist etwa Battegay (1977) darauf hin, daß infolge des fraktionierten Körper-Selbst des Süchtigen bei diesem die leibliche Empfindung insgesamt gestört sei und es daher zu einer Häufung psychosomatischer Beschwerden komme (vgl. auch Heigl-Evers 1980). Detaillierter haben nur die Autoren der Ammon-Schule den Zusammenhang von Sucht und Psychosomatik bearbeitet. Vollbehr (1980) beschreibt einen häufigen Wechsel von Sucht-(Trink-)phasen und psychosomatischen Symptomen, wobei er ebenfalls beobachten konnte, daß psychosomatische Symptome mit Beginn der Sucht verschwinden und mit dem Entzug wieder auftreten. Vollbehr sah dabei eine Häufung von fettsüchtigen Patienten, Röhling (1975) und Götte (1972) von Magenulcera. Vollbehr (1980) weist auf das fehlende Körpergefühl des Süchtigen hin und beobachtete, daß Süchtige auf Anforderungen oft psychosomatisch reagieren.

Wie jedem Kliniker bekannt, ist das Erscheinungsbild vieler Fachkliniken für Alkoholabhängige bestimmt von einer Vielzahl somatisierender Patienten, eine intensive medizinische Versorgung unumgänglich. Hierfür sind ohne Zweifel eine Reihe von Faktoren verantwortlich. Zum einen sind es die bereits erwähnten Alkohol-Folgeerkrankungen, die der Behandlung bedürfen. Ferner die Krankheiten, die der mangelnden körperlichen Sorgfalt während der Suchtphase entstammen, da ja bekanntlich der Alkohol die Schmerzschwelle so weit senkt, daß der Alkoholiker seine körperlichen Beeinträchtigungen zunächst einmal gar nicht be-

merkt; ich brauche hier nur die fast jede Entziehungsbehandlung
begleitende Gebißsanierung oder Fußpilzbehandlung zu nennen.
Zu diesen Erkrankungen treten noch ein Übermaß grippaler In-
fekte und eine Vielzahl diffuser, schmerzhafter, oft nicht genau
lokalisierbarer körperlicher Beschwerden hinzu, konzentriert besonders auf den Bauch, Magen, die aber auch andere Teile des
Skelett- und Muskelsystems erfassen können. Der Therapeut sieht
darin in der Regel ein Agieren, ein Ausweichen vor der Therapie,
womit er nicht einmal unrecht hat. Ferner sucht sich der Patient
mit diesen Symptomen abhängig und pflegebedürftig zu machen,
Zuwendung zu erhalten. Dies hat u. a. Blane (1968) herausgestellt,
und die abhängigkeitsfördernde Struktur der Fachklinik forciert
diese psychosomatische Regression. Es ist weiter die fehlende Dif-
ferenzierungs-, Symbolisierungs- und Ausdrucksfähigkeit des
Süchtigen zu bedenken, der – wie im ichpsychologischen Teil dargestellt – seinen Gefühlen, Wünschen, Bedürfnissen und Ängsten
zunächst einmal keinen sprachlich-bewußten Ausdruck verleihen
kann, sondern diese als eine diffuse körperliche Spannung und
Unlust erlebt. Hier wäre der somatische Ausdruck des Leidens als
ein unumgängliches Therapiedurchgangsstadium im Sinne einer
Regression auf einen frühen psychosomatischen Erlebniszustand
zu begreifen. Man sollte jedoch auch, und zwar gerade dann, wenn
sich aus dem diffusen Unwohlsein und Sich-krank-Fühlen ein ma-
nifestes Körpersymptom entwickelt – am häufigsten wohl in der
Form eines Ulcus – an die oben beschriebenen autodestruktiven
Prozesse denken, die sich nach der Wegnahme des Suchtmittels an
ein anderes Objekt, hier: an ein Körpersymptom anheften. Es
wurde daher auch verschiedentlich vor einer einfachen Wegnahme
des Suchtmittels gewarnt, wie ja auch der rein körperliche Entzug
beim wirklich Süchtigen in aller Regel keinen überdauernden Erfolg hat.

Auf die psychischen Faktoren bei psychosomatischen Organerkrankungen kann in diesem Zusammenhang nicht ausführlich eingegangen werden (s. M. Mitscherlich 1976, 1977; Eicke 1973;
McDougall 1974; Kutter 1980, 1981; Rost 1981). Ich möchte hier
nur erwähnen, daß es sich dabei ebenfalls um autodestruktive Prozesse handelt, wobei in der Kindheit böse, zerstörerische Teilobjekte introjiziert wurden und eine reife Ich- und Autonomieentwicklung nicht zustande kam. Ich nehme an, daß bei Sucht und

psychosomatischer Erkrankung schwer gestörte Mutter-Kind-Beziehung und Fixierungspunkte etwa auf gleichem Niveau liegen, und möchte mich im Gegensatz zu anderen Autoren (Röhling 1975; Vollbehr 1980) nicht festlegen, welche ich für die »reifere« von beiden Entwicklungen halte. Ich meine, beide sind austauschbare Erscheinungsformen einer schweren Grundstörung autodestruktiver Natur. Bei beiden Erkrankungen können keine echten Beziehungen zu äußeren Objekten aufgenommen werden, sieht man von symbiotischen Bindungen an die Mutter bzw. an Mutterersatzobjekte ab. McDougall (1974) spricht bei Psychosomatikern von der Regression auf die Ein-Körper-Welt, in der das einzige, sadistisch zerstörende und zerstörte Objekt im Körperinnern angesiedelt ist und das fehlende Übergangsobjekt ersetzt. Der Süchtige siedelt sein Objekt zwar außerhalb der Körpergrenze an, inkorporiert es aber permanent oral; auch er schneidet die Außenwelt ab (Glover 1933); bei ihm übernimmt die Droge sämtliche Objektfunktionen.

Neben den sehr häufigen Ulcera finden sich in der Anamnese der Suchtpatienten auch oft Psoriasis und Erkrankungen des Skelett- und Muskelsystems, vergleichsweise selten Asthma und Colitis. Ernährungsstörungen – Anorexie und Fettsucht – sind bei Alkoholikern außerordentlich häufig. Es besteht eine allgemeine Bereitschaft zur Fixierung von Erkrankungen im gesamten oralen Bereich.

Wichtig für die Therapie ist nun, daß nach Wegnahme des Suchtmittels häufig jahrzehntelang verschwundene organdestruktive Erkrankungen wieder ausbrechen. Während der stationären Psychotherapie erkranken nicht wenige Patienten dermaßen schwer an Ulcera, daß die Behandlung abgebrochen werden muß. Auch hier fällt nicht selten auf, mit welcher Lust an der Selbstzerstörung manche Süchtige ihre Ulcera pflegen.

So entwickelte ein schwerst gestörter Patient mit einem außerordentlichen Drang zur Selbstzerstörung während der Psychotherapie an den Resten seines mehrfach operierten Magens ein lebensbedrohliches Ulcus, das bereits das gesamte umliegende Gewebe nekrotisierte. Für eine an ihm in Deutschland erstmals durchgeführte komplizierte Operation mußte eigens ein Spezialist aus Lissabon eingeflogen werden. Später zeigte der Patient stolz und unaufgefordert seine OP-Narben, bekam kaum noch Luft und sah aus wie der wandelnde Tod; *subjektiv litt er nicht*. Natürlich bedeutete diese Operation auch eine erhebliche narzißtische Zufuhr für seine Grandiositätsphantasien, wobei die Tragik darin bestand, daß er diese narzißtische Bestätigung nur über massivste Zerstörung seines Körpers erlangen konnte.

Einen Fall mit einer besonders schwerwiegenden Verbindung von multipler Sucht und massivster Autodestruktivität stellt auch Wanke (1978) vor.

Die Bedeutung des Entzugs. Nach Suizid und psychosomatischen Organerkrankungen möchte ich hier nun wieder auf den Suchtmechanismus im engeren Sinne und die ihm innewohnenden autodestruktiven Tendenzen zurückkommen. Da die Macht und der Sadismus des introjizierten bösen Objekts beim Alkoholiker häufig unterschätzt werden, überschätzt der Außenstehende zum Beispiel die Entzugsqualen des Süchtigen. Ich glaube, daß der Entzug für den Süchtigen ebenso zur Abhängigkeit gehört wie die beruhigende Funktion der Droge, denn erst im Entzug entfaltet die böse Brust ihre ganze zerstörerische Kraft. Der Süchtige hat weniger Angst vor dem Entzug, als daß er ihn in einer Art »Spiel mit dem Feuer«, das außerdem lebensbedrohlich ist, sucht. Diese Vermutung äußerte bereits Simmel (1948). Auch Goertz (1972, S. 85) stellt fest, daß der Alkoholiker den Entzug als eine Selbstbestrafung erlebt, die ihn von quälenden Schuldgefühlen befreit. Duve (1971) zitiert einen Fixer-Spruch: »Entzug macht Sucht erst schön.«

Ich kannte einige Patienten, die voll Stolz von ihren Dutzenden zum Teil gefährlichster Selbstentzüge berichteten. Jeder Süchtige ist sich bewußt, daß der irgendwann unvermeidliche Entzug (die einzige Alternative dazu ist der Tod!) genauso zu seiner Abhängigkeit gehört wie die anfänglich wohltuende Wirkung der Droge; und erst der Entzug ist es, der der Destruktivität der introjizierten bösen Brust gerecht wird.

Auch empirisch lassen sich Anhaltspunkte für die Annahme finden, daß der Alkoholiker gerade die destruktive, strafende Wirkung der Droge suche. Bei Alkoholikern wirken Bestrafungsexperimente *nicht* aversiv (Krypsin-Exner und Demel 1980), da sie offenbar dem Strafbedürfnis des Süchtigen eher entgegenkommen und ihn für den Augenblick von seinen Schuldgefühlen befreien. Eine MMPI-Untersuchung (nach Goertz 1972, S. 85) erbrachte, daß Alkoholiker die Feststellung: »Ich verdiene strenge Bestrafung für meine Sünden« besonders häufig mit »ja« beantworten.

Die Entgiftung des Alkoholikers vermag deshalb nicht mehr als ein vorübergehendes körperliches Gleichgewicht herzustellen, weil die Erinnerungen an das Durchgemachte nicht abschreckend wirken. Die pathogene Destruktivität bleibt auch ohne die Droge erhalten bzw. kann in der Abstinenz sogar noch massiver – z. B. als Suizid – durchbrechen.

Rückfall und Kontrollverlust. Ich glaube, daß die inneren bösen Objekte wie die unintegrierten, zerstörerischen Überich-Kerne auch ein weiteres, für die Sucht charakteristisches Phänomen verstehbar machen. Ich meine das Phänomen des *Kontrollverlustes*. Er führt – für den Außenstehenden kaum begreifbar – dazu, daß ein Alkoholiker, der vielleicht zwanzig Jahre gebraucht hat, sich »hochzutrinken«, nach dem Entzug und nach einem Rückfall sich binnen acht oder 14 Tagen wieder im selben Zustand befindet wie zuvor, wenn nicht gar in einem noch schlimmeren. Ich glaube, dieses physiologisch nicht ableitbare Phänomen hat seine Grundlage darin, daß die bösen Introjekte zu übermächtig, die Ich-Ideal-Anteile oder guten Objekte, die in der Zeit der Abstinenz einen Schutzwall gegen Rückfall und Autodestruktion bildeten, zu schwach sind, um die mit dem ersten Schluck Alkohol wieder freigesetzten Gefühle von Angst, Schuld, Selbsthaß und Zerstörung in Schach halten zu können; diese werden dann sofort so übermächtig, daß die wenigen und schwachen gesunden Anteile unterliegen (vgl. Rosenfeld 1960, S. 161).

Mit den Phänomenen von Rückfall und Kontrollverlust haben sich aus analytischer Sicht Mentzel (1967) und Schwenk (1978) befaßt.

Mentzel beobachtete, daß der Auslöser für Rückfallsituationen ein Gefühl ist, ausgeschlossen oder Außenseiter zu sein. Es wird als eine diffuse innere Unruhe, verbunden mit Angstgefühlen, erlebt. Wir würden sagen, daß es sich um Situationen eines drohenden, realen oder phantasierten Objektverlustes handelt, die – wie Mentzel vermutet – kindliche Traumata wiederbeleben. Auf diesen Objektverlust kann der Alkoholiker nicht adäquat reagieren, er kann Kontaktwünsche nicht durchsetzen, sondern verbleibt in der passiven Erwartungshaltung, von der Gruppe »gefüllt« zu werden. Der Griff zum Alkohol ist dann eine Rache an den versagenden Objekten, eine demonstrative Geste, die der Alkoholiker jedoch gegen sich selbst richtet.

Da der Süchtige aber gerade auch während der Abstinenz negativ auf die Droge fixiert bleibt (s. Rost 1983), sich in seinem Denken permanent damit befaßt, wie er die Droge vermeiden kann, sie als die Inkarnation des Bösen (seines eigenen inneren bösen Objekts) verteufelt, erliegt er mit dem ersten Schluck zugleich diesem Bösen, gewinnt es wieder Macht über ihn. Die negative Fixierung auf die Droge verstärkt die Gefahr des Kontrollverlustes im Rückfall! Erliegt der abstinente Süchtige der Verführung durch die Droge, gegen die er zuvor vielleicht jahrelang erfolgreich angekämpft hat, lag sein einziges Ziel im Kampf gegen diese Droge, dann kann er nach dem ersten Schluck auch gleich weitertrinken, denn nun hat sein Ich den Kampf verloren, und die Droge, in die er ja gerade in der Zeit der Abstinenz alles Böse projiziert und es bekämpft hat, wird als zerstörerisches böses Objekt umso übermächtiger.

Mentzel (1967) berichtet von einem Patienten, der nach dem ersten Glas das Gefühl hatte, alle guten Ansätze seien nun vernichtet: »Es ist jetzt passiert, jetzt kann ich es mal richtig versuchen.« Mentzel resümiert:

»Es wird von den Patienten angegeben, daß die absolute Abstinenz wie ein Gesetz gesehen wird, an das man sich halten muß und das einem einen gewissen Halt gewährt. Wird dieses Gesetz einmal durchbrochen, so ist der ›Nimbus‹ fort, das ›Tabu‹ zerstört.«

Auch Schwenk (1978) schreibt, »daß bei den Patienten das Wissen um den Kontrollverlust bzw. Angst vor dem ersten Schluck geradezu eine Aufforderung zu sein schien, sich fallen zu lassen und total zu betrinken nach dem Motto, jetzt ist ja alles egal, nach dem ersten Glas kann man ja doch nicht mehr aufhören«. Der Alkoholiker erlebt sein Trinken selber als unter einem Alles-oder-nichts-Prinzip stehend. Schwenk formuliert in der Terminologie der Ichpsychologie, daß im Rückfall sich das Ich gegenüber den Vorwürfen des Überichs nicht mehr behaupten kann und es sich nun mit Alkohol ganz betäuben muß.

Ich glaube, gerade der Rückfall mit Kontrollverlust (er ist in dieser Form übrigens nicht typisch für alle Alkoholiker) zeigt, wie beherrschend und zerstörerisch bei vielen Alkoholikern das böse Introjekt ist, das in der Abstinenz mühsam im Zaum gehalten, in einer künstlich aufrechterhaltenen Spaltung als äußerer Feind bekämpft wird. Die Annahme einer »Allergie-Theorie«, wie sie die Anonymen Alkoholiker vertreten, ist nicht notwendig, da die psychoanalytische Objektbeziehungstheorie verdeutlichen kann, daß die Droge und ihre Bekämpfung als »Inkarnation des Bösen« für den Alkoholiker von so zentraler Bedeutung sein kann, daß er der Übermacht des Bösen sofort unterliegen muß, wenn er diesen Kampf verliert und den ersten Schluck des Giftes zu sich nimmt.

5 Resümee des objektpsychologischen Ansatzes

Es ist unverkennbar, daß in diesem Kapitel eine wesentlich negativere und pessimistischere Sicht der Sucht gezeichnet wird als in den vorangehenden. Das liegt nicht allein an der Terminologie Melanie Kleins. Die zentrale Aussage dieses Kapitels ist es, *der Selbstheilungsthese der Ichpsychologie die Selbstzerstörungstheorie der Objektpsychologie gegenüberzustellen*. Nun ist eines nicht zu übersehen: Das Ausmaß an Selbstzerstörung, die hier beschriebene Pathologie findet sich längst nicht bei allen Alkoholikern, obgleich die Mehrzahl zumindest einzelne Aspekte davon aufzuweisen hat. Der Alkoholismus ist bei uns viel zu weit verbreitet, als daß man von vornherein davon ausgehen könnte, alle Trinker seien von Natur aus selbstzerstörerisch veranlagt und potentielle Selbstmörder. Es ist jedoch ebenfalls verhängnisvoll, wenn übersehen wird, daß der Sucht in einer großen Zahl der Fälle eine aggressive, destruktive Dynamik zugrunde liegt, verhängnisvoll auch deswegen, weil dann die Therapie nicht greifen kann.

Ferner hebt die Objektpsychologie auch die *Konflikte* des Süchtigen hervor, und zwar als einen außerordentlich aggressiven, in sadistischer Weise ausgetragenen Triebkonflikt, den die ich-strukturelle Art der Beschreibung in seiner ganzen ungeheuren Dynamik nicht erfassen kann. Ich denke daher, daß die Sprache M. Kleins den hier ablaufenden Prozessen durchaus gerecht wird.

Dabei soll hier nicht verschwiegen werden, daß das objektpsychologische Modell auch Nachteile hat, vermag es doch weit weniger den adaptiven Aspekt der Drogenverwendung, seine Bedeutung für das Funktionieren des Ichs herauszuarbeiten, als das in der Ichpsychologie geschieht. Somit hat jedes der psychoanalytischen Modelle seinen Geltungsbereich, wobei das objektpsychologische zweifellos die am schwersten gestörten Alkoholiker beschreibt.

VI Familie und Beziehungen des Alkoholikers

Die Beziehungsmuster eines Menschen – aktuelle wie frühere – sind nach psychoanalytischer Auffassung zentraler Bestandteil der Psychodiagnostik, weil sie mehr als alle Symptome und Verhaltensmuster Indikatoren der Persönlichkeitsentwicklung und deren Reife darstellen. Diese Auffassung ist besonders für die psychoanalytische Objektpsychologie zentral, während die »defekte Struktur« des Ichs in der Ichpsychologie manchmal in einem beinahe beziehungsleeren Raum zu existieren scheint. Allen psychoanalytischen Richtungen ist jedoch gemeinsam, daß sie in einer durch die Dynamik von Übertragung und Gegenübertragung geprägten Behandlungssituation arbeiten, in der »Übertragung« die Wiederholung relevanter Beziehungsmuster bedeutet. Bevor wir die verschiedenen psychoanalytischen Konzepte in ein umfassenderes psychodynamisches Modell zu integrieren versuchen, soll an dieser Stelle ein Blick auf die Beziehungsmuster des Alkoholikers geworfen und das Modell von Blane (1968) vorgestellt werden, das die Beziehungswünsche und Beziehungsängste des Alkoholikers zum Gegenstand hat.

Die Literatur über die realen Sozialisationserfahrungen des Alkoholikers ist – wie oft in der Psychoanalyse – überaus widersprüchlich. Hier fallen besonders die beiden Pole »extreme Vernachlässigung und Strenge« versus »übermäßige Verwöhnung« ins Auge. Einige Autoren sehen die Grundlage der Sucht in einer starken Verwöhnung in der Kindheit sowie in einer verzärtelnden Mutter (Knight 1937); die ständige Verwöhnung und orale Zufuhr mache das Kind für seine weitere Entwicklung praktisch lebensuntüchtig; es kann dann später mit keinen frustrierenden Situationen fertigwerden, da es von der Mutter nie mit Frustrationen, Triebaufschub usw. konfrontiert wurde. Als Erwachsener flüchtet dieser Mensch zur Flasche, sucht durch sie Beruhigung, wie er einst als Kind in den Schoß der übermäßig beschützenden Mutter flüchtete. Diese Verwöhnungsannahme wird noch häufiger als für Alkoholiker (Antons und Schulz 1976; Bräutigam 1958; Matussek 1959) für Drogenabhängige getroffen (Lowenfeld 1970; Haas 1974; vom Scheidt 1976).

Andere Autoren sehen hingegen als Ursache für die Sucht gerade die Vernachlässigung und orale Deprivation sowie übermäßige Frustration durch die Mutter; wir kommen weiter unten darauf zurück.

1 Die Väter

Ebenso uneindeutig wie zur Mutter des Alkoholikers sind die den Vater betreffenden Befunde. Recht eindeutig ist dabei aber der Tenor, daß der Vater in seiner Funktion versagte, gerade hinsichtlich seiner Rolle bei der Ausbildung eines integrierten Überichs, bei der Einführung des Realitätsprinzips usw. Daß der Vater hier in der Entwicklung irgendwie »fehlt«, bildet einen Konsens, der eine gewisse Unterstützung allein aufgrund des Faktums erhält, daß Alkoholiker signifikant häufig vaterlos aufwuchsen, d. h. entweder nichtehelich geboren wurden oder den Vater bereits in der Kindheit durch Tod oder Scheidung verloren. Goertz (1972, S. 18) nennt hier für die USA Zahlen zwischen 30 und 35 Prozent Anteil von Alkoholikern, die vaterlos aufwuchsen, während dieser Durchschnitt bei der Gesamtbevölkerung nur 3,9 Prozent beträgt (vgl. auch Battegay 1977; Coleman 1983; Hartmann 1969). Aufgrund meiner Erfahrungen schätze ich den Anteil vaterloser Alkoholiker für die Bundesrepublik noch höher ein, wobei die Folgen des letzten Krieges hier besonders ins Gewicht fallen. Sehr viele Alkoholiker waren als Heimkinder aufgewachsen (s. auch Bräutigam 1958).

Waren in der Kindheit dennoch Väter oder Ersatzväter vorhanden, so werden sie meistens als schwach oder inkompetent, als passiv und eher weiblich beschrieben, als unfähig, ihre Rolle in der Familie wahrzunehmen, oder sie haben sich ihren häuslichen Aufgaben auch real, unter dem Vorwand beruflicher Karriere usw., entzogen (Adams 1978; Hirsch 1978; Knight 1937; Matussek 1959). Nur scheinbar im Widerspruch hierzu steht meines Erachtens, daß die Väter oft als übermäßig streng (Bräutigam 1958), ja gewalttätig und brutal beschrieben werden. Der gewalttätige, prügelnde, sadistische Vater ist oft ein Alkoholikervater. Dies hebt das Gesamtbild des schwachen Vaters nicht auf. Es ist bekannt, daß gerade schwache, hilflose, ihrer Männlichkeit unsichere Väter in ein gewalttätiges Verhalten ihren Ehefrauen und Kindern gegenüber flüchten, um eine nicht vorhandene Stärke vorzutäuschen. Dies erfolgt oft durchbruchartig. Hierbei muß auch ein weiterer, sehr wichtiger Befund berücksichtigt werden: Die Väter von Alkoholikern sind extrem häufig selber Alkoholiker. Goertz (1972, S. 20 f.), der hierzu verschiedene Untersuchungen gesammelt hat, spricht davon, daß bei rund 50 Prozent der Alkoholiker ein Elternteil – meistens der Vater – ebenfalls Alkoholiker war. Dieses allgemein bekannte Phänomen ist unterschiedlich ausgewertet, z. T. auch zu erbbiologischen Spekulationen verwandt worden. Es läßt sich sowohl lernpsychologisch wie psychoanalytisch ableiten, wie der Alkoholismus sozialisatorisch von Generation zu Generation weitergegeben wird. Lernpsychologisch gesehen liegt hier ein Modellernen vor bzw. lernen Kinder in solchen Familien frühzeitig, Probleme mit Hilfe von Alkohol zu »lösen«. Psychoanalytisch würden wir eher von identifikatorischen Vorgängen sprechen. Mitscherlich-Nielsen (1975) spricht von einer Identifikation mit dem Aggressor; das trifft meines Erachtens besonders für viele Frauen zu, die, ohne einen ausgeprägten Persönlichkeitsdefekt aufzuweisen, trinken, weil sie sich mit ihrem Alkoholiker-Vater identifizieren (s. in Kapitel VIII Frau S. und Frau L.; vgl. auch das Fallbeispiel in Heigl-Evers und Schultze-Dierbach 1981).

Ganz abgesehen von den zweifellos gewichtigen Lernvorgängen wird man sich darauf einigen können, daß in Familien, in denen ein Elternteil trinkt, ein sehr ungünstiges Sozialisationsklima herrscht. Die Atmosphäre und die Interaktionen sind zu belastet, als daß dem Kind für seine Entwicklung optimale Bedingungen zur Verfügung gestellt werden könnten (vgl. Heigl-Evers 1977; Heigl u. a. 1980; Krystal und Raskin 1970; Lürßen 1976). Ferner ist ein Alkoholiker-Elternteil stets eine schwache und gestörte Persönlichkeit, in nassen Phasen sicherlich unfähig, auf die Bedürfnisse des Kindes adäquat einzugehen, ungeeignet aber auch, als das stabile, zuverlässige Objekt vom Kind internalisiert zu werden, ihm als ein ideales Selbst-Objekt zu dienen. Täkhä (zitiert nach Solms 1972) stellt fest, daß die Mütter von Alkoholikern ihre Kinder oft zu Partner-Ersatzbeziehungen mißbrauchten, zumal dann, wenn der Ehemann trank. Diese Mütter zeigten häufig eine vorwurfsvoll-feindselige, entwertende Haltung gegenüber ihrem Ehemann (s. auch Matussek 1959).

Was den familiären Hintergrund von Alkoholikern betrifft, so glaube ich, daß psychoanalytische wie auch lerntheoretische Erkenntnisse erbbiologische Spekulationen überflüssig machen können, da sich ohne Schwierigkeiten aufzeigen läßt: Ein durch den Alkoholismus eines Elternteils geprägtes pathogenes Familienklima kann wiederum nur gestörte und unreife, später ebenfalls süchtig werdende Kinder produzieren, nicht aber reife und autonome Persönlichkeiten. Der autoritäre, strenge, brutale Vater aus der Kindheit des Alkoholikers − um hier auf den Ausgangspunkt zurückzukommen − ist eben nicht der starke, »männliche«, sich zur Identifikation anbietende Vater, sondern ein schwacher und hilfloser Mensch, in der Regel selber Alkoholiker, der das Kind meistens Wechselbädern von Gleichgültigkeit und mangelnder Präsenz sowie durchbruchartiger, unkalkulierbarer Gewalttätigkeit aussetzt.

2 Verwöhnung oder Vernachlässigung?

Es wird sich nicht − das soll hier hervorgehoben werden − *der* zum Alkoholismus prädisponierende Erziehungsstil finden lassen. Vielmehr können ganz unterschiedliche, scheinbar konträre Sozialisationsbedingungen den Grundstein für eine spätere Suchtmittelabhängigkeit legen.

Goertz (1972) hat versucht, aus der Literatur drei grundlegende Erziehungsstile herauszuarbeiten, die zum Alkoholismus prädisponieren können. Es sind dies:

»1. Eine offen ablehnende, zurückweisende, kühl-distanzierte, vernachlässigende Erziehungshaltung
2. Eine übertrieben besorgte bzw. fürsorgliche, überaktive, vorzeitig eingreifende Erziehungshaltung mit den Variablen einer
   − verwöhnenden, gewährenden, übernachgiebigen Haltung
   − überbehütenden, bevormundenden, einengenden Haltung
3. Eine inkonsequente, unberechenbare, wechselhafte Erziehungshaltung« (ebd., S. 21).

Goertz nennt als gemeinsamen Nenner dieser Erziehungsstile die mangelnde Einstellung der Eltern auf die kindlichen Bedürfnisse, besonders hinsichtlich der Wünsche »nach Sicherheit, Geborgenheit, Orientierung einerseits und nach Expansion, Eigenaktivität und Unabhängigkeit andererseits«.

Die Kontroverse Verwöhnung versus Vernachlässigung läßt sich aus psychoanalytischer Sicht dabei meines Erachtens leicht aufheben. Verwöhnung entspringt ja gerade *nicht* einem Übermaß an Liebe und Zuwendung, sondern vielmehr dem Gefühl der Mutter (des Vaters), nicht genug geben zu können, oder versucht Schuldgefühle zu kompensieren. Menninger schrieb schon 1938 über Alkoholiker:

»Ich bezweifle sehr, daß irgendein Kind jemals durch zuviel Liebe verwöhnt wird. Was als übermäßige Liebe der Eltern erscheint, ist oft ein kaum verschleierter Haß oder Schuld« (in 1974, S. 193 f.) (s. auch Bergler 1946; Knight 1937; Schilder 1941).

Es sei in diesem Zusammenhang auch an den oben referierten Aufsatz von Passett (1981; s. auch Haas 1974 und Savitt 1963) erinnert. Gerade eine Konsumgesellschaft verführt schwache oder hilflose Eltern dazu, ihre Kinder mit Waren aller Art zu überfüttern, ihnen einen Ersatz zu kaufen für das, was sie aus sich heraus an Liebe und Zuwendung nicht zu geben vermögen. Diese Verwöhnungen dienen zugleich dazu, den Mangel an echter emotionaler Zuwendung zu verschleiern, das Bild der Mutter zu mystifizieren, damit das Kind ihre reale Hilflosigkeit, aber auch oft ihre latenten Aggressionen und ihren Haß nicht wahrnehmen kann. Außenstehende, aber auch viele Psychotherapeuten sitzen dann blumigen Schilderungen der Alkoholiker von ihren »idealen« Müttern auf. Ich glaube, die Verwöhnungskonzeption des Alkoholismus ist zu einem guten Teil auch Neidprojektion, genährt durch die Mystifikation seiner Kindheit durch den Alkoholpatienten.

Tatsächlich berichten eine Reihe von Alkoholikern über »Verwöhnungsinseln« in ihrer Kindheit. Differenziertere Berichte über Kindheitserlebnisse im Zusammenhang mit der Mutter sind nach meiner Erfahrung ohnedies erst nach längerer Therapiedauer bzw. nach vorhergehenden Therapieerfahrungen zu erwarten. Dann tauchen in diesen Erinnerungen Verwöhnungen stets im Zusammenhang mit affektiven Wechselbädern auf.

So erzählte mir ein sehr differenzierter, empfindsamer vierzigjähriger Alkoholiker mit starken femininen und homosexuellen Anteilen über seine Mutter. Diese lebte mit ihren eigenen Eltern zusammen, war mehrfach verheiratet, wobei die Ehen stets scheiterten und sie in tiefe Krisen stürzten. Diese Mutter war in der

Zuwendung ihrem Sohn gegenüber sehr ambivalent und inkonsistent und schlug ihn wiederholt und brutal bis zur Bewußtlosigkeit, worauf sie dann hemmungslos weinend über ihn sank und ihn in den folgenden Tagen mit Geschenken überhäufte, die ihren finanziellen Verhältnissen vollkommen unangemessen waren. Dieser Patient schilderte, wie die Mutter ihn einmal, als er zirka sechs Jahre alt war, so zusammengeschlagen hatte, daß er in einer offenen Tür zu liegen kam. Die Mutter versuchte nun, durch heftiges Zudrücken der Tür ihm den Brustkrob zwischen Tür und Türpfosten zu zerquetschen. Was mir bei diesem Bericht besonders auffiel, war der Affekt des Patienten: Er berichtete mit einer tiefen Traurigkeit und zugleich Leere, aber es war keine Spur von Haß oder Wut auf die Mutter zu bemerken. Dergleichen ließ sich auch durch die weitere Bearbeitung dieser Szene nicht zutage fördern. Dieser Patient, der über zwanzig Jahre täglich fast einen Liter Schnaps getrunken hatte, weinte im weiteren Verlauf der Therapie häufig, aggressiv wurde er nie. Das Bewußtwerden der kindlichen Erlebnisse und das Zulassen der Trauer scheinen bei ihm dennoch einen bis heute anhaltenden Therapieerfolg bewirkt zu haben.

Es fiel mir häufig auf, daß Alkoholiker, die in der Therapie weiter fortgeschritten waren und begannen, ihre reale Mutter wahrzunehmen, weinten und zutiefst traurig wurden, jedoch auch dann keinen Haß auf sie freisetzten.

3 Die Mutter

»Für jede Art von Störung, an der ein Mensch im Erwachsenenalter leidet, für alles, was in seiner Entwicklung schiefgelaufen ist, macht die Psychoanalyse die Mutter verantwortlich« – dieser Vorwurf wird der Psychoanalyse oft gemacht. Seit sie sich stärker von der »Ödipalität« abgewandt und die »frühen Störungen« entdeckt hat, läßt es sich tatsächlich nicht abstreiten, daß in Theorien und Fallberichten fast nur noch die Mutter auftaucht. In diesem Buch sind es das ich- und das objektpsychologische Modell, in denen immer wieder auf ein Versagen der Mutter, einen daraus resultierenden Ichdefekt oder eine maligne Symbiose hingewiesen wird. In der Tat siedeln diese Modelle ihre Erklärungen und die Fixierungspunkte für Störungen in einer Entwicklungsphase an, die durch die enge, duale Bindung an die Hauptbezugsperson bestimmt ist, und das ist in unserer Gesellschaft in der Regel die Mutter.

Diese einseitige »*Schuldzuschreibung*« nun stößt zu Recht auf Widerspruch; dabei sollte von einer »Schuld« von vornherein nicht gesprochen werden, da kein bewußtes, böswilliges Fehlverhalten vorliegt. Gelangen die Mütter dennoch immer wieder in den Brennpunkt der psychoanalytischen Kritik, sollten die folgenden Gesichtspunkte festgehalten werden:

1. Die Mutter ist in der Sozialisation des Alkoholikers die *einzig präsente* Person, was überdies nur der Gipfel einer gesellschaftlichen Entwicklung ist, die dazu führt, daß Väter in der Erziehung immer weniger anwesend sind, wie wir schon oben beschrieben haben; Mitscherlich prägte für diesen Zustand den Begriff der »vaterlosen Gesellschaft«. Damit obliegt allein den Müttern die Verantwortung für die Erziehung, und sie sind die einzigen, die hier überhaupt handeln. Ein nicht präsenter Vater kann auch nichts falsch machen; er läßt die Mutter jedoch im Stich, die oft hilflos und mit ihren Aufgaben und ihrer Verantwortung vollständig überlastet ist. Das muß sich notgedrungen negativ auf die Beziehung Mutter – Kind auswirken. Ein Beispiel dafür zeigt die vorstehende Fallvignette, und weitere finden sich in Kapitel VIII. Soziale Bedingungen, in denen immer mehr Sozialisationsleistungen gefordert und zugleich auf eine enge und isolierte Mutter-Kind-Beziehung verfrachtet werden, führen notwendig dazu, daß sich hier Fehler und Störungen akkumulieren, zumal zu deren Ausgleich mangels der Präsenz des Vaters oder anderer Personen das Korrektiv fehlt.

2. »Die Mutter« sollte auch als eine Metapher für die primäre Bezugsperson, die für die ersten Lebensmonate und -jahre bestimmend ist, verstanden werden. Es kann sich dabei genausogut um eine Oma oder, was allerdings selten ist, um den Vater handeln. Auch der Bezug der Defekte oder Konflikte auf eine bestimmte Entwicklungsphase ist metaphorisch zu verstehen. Das Vorliegen einer primitiven Spaltung bei einem Erwachsenen zum Beispiel besagt zunächst einmal nur, daß er sich hier so verhält, als ob er auf der paranoid-schizoiden Position fixiert geblieben sei, und beweist noch längst nicht, daß von den Bezugspersonen in dieser Phase bestimmte Fehler gemacht worden sind.

3. Die Bedeutung der Phantasie. Durch Autoren wie Alice Miller und Masson (»Was hat man dir, du armes Kind, angetan«) ist die Diskussion, ob Freuds Patienten unter den Folgen einer realen Verführung bzw. eines realen Mißbrauchs in der Kindheit litten oder ob sie diese »nur« phantasierten, wieder aufgeflammt. Diese wichtige Diskussion kann hier aus Raumgründen leider nicht ausgeweitet werden. Nur soviel: Die Psychoanalyse räumt *der Phantasie* im Erleben des Kindes einen ganz zentralen Stellenwert ein, und es ist für sie oft wenig relevant, ob in einem bestimmten Punkt eine reale oder eine phantasierte Traumatisierung vorliegt. Für das Kind ist die Phantasiewelt genauso wirklich, wichtig und oft auch bedrohlich wie die Realität (Stichwort: Märchen). Ähnliches können wir beim Schizophrenen beobachten. Freud und besonders auch Melanie Klein gaben der Phantasie eine ganz zentrale Rolle, und mit ihr gestaltet und prägt das Kind schöperisch seine Erlebniswelt. Das heißt hier, daß nicht jeder Konflikt seinen Ursprung in einem »Fehler« der Bezugspersonen haben muß, sondern ebenso aus der kindlichen Phantasiewelt stammen kann, was seine Bedeutung jedoch nicht mindert.

Hirsch (1978) spricht davon, daß Alkoholiker-Mütter ihre Kinder oft als narzißtische Erweiterung ihrer Person mißbrauchen, vom Kind Zuwendung verlangen und es zurückweisen, wenn es die Bedürfnisse der Mutter nicht befriedigt. Simmel (1948) bezeichnete Alkoholiker-Mütter als »verwöhnende Stillmütter«, die das Kind verführen und dann plötzlich und abrupt zurückweisen (vgl. auch Savitt 1963). Das löst dann später in den Kindern die häufig beschriebene Angst aus, von der Mutter symbiotisch verschlungen zu werden (Adams 1978; Götte 1972; Solms 1972).

Nach meinen Beobachtungen handelt es sich entweder um sehr ambivalente, schwankende, teils vernachlässigende, teils verwöhnende Mütter, die mit dem Kind wenig anzufangen wußten und durch ihre Mutterrolle überfordert waren, sich – wie Röhling (1977) schreibt – selber hilfesuchend an das Kind anklammerten, oft auch von den eigenen Eltern noch vollständig abhängig waren. Oder aber es handelte sich um mächtige, dabei kalte, unsensible, untergründig aggressiv-sadistische Mütter mit freundlicher, altruistischer Fassade. In der Therapie ist es offenbar leichter, die ambivalente Mutter zu erkennen und sich von ihr abzugrenzen, als dies bei der pseudo-guten, dabei tatsächlich sadistisch-destruktiven Mutter zu leisten. Gerade an die letztgenannte bleiben Kinder meist zeitlebens verhängnisvoll gebunden. Ich denke hier an die Alkoholiker, die immer bei ihrer »Mami« bleiben und – manchmal unter Tränen der Rührung – schildern, was die gute Mutter alles für sie tue. Erlebt man diese Beziehungen anläßlich von Familiengesprächen in natura, so ist man gelähmt, erschlagen und hilflos angesichts des destruktiven, sadistischen Potentials, das hier untergründig spürbar wird. Der Suchttherapeut lernt gar nicht selten Mütter (manchmal auch Ehefrauen) kennen, die ganz bewußt den Tod ihres Sohnes in Kauf nehmen, nur um diesen nicht hergeben zu müssen.

Eine meiner süchtigen Patientinnen, selbst von sublimer Aggressivität, stammte aus der Familie des Generaldirektors eines großen Unternehmens. Diese Familie wurde von der mittlerweile über siebzigjährigen Mutter beherrscht, die seit Jahrzehnten an einer mir bis dahin nicht bekannten Fülle psychosomatischer Erkrankungen litt, an denen sie eigentlich längst hätte gestorben sein müssen. Die Macht, die sie mit Hilfe dieser Krankheiten über die Familie ausüben konnte, hielt sie jedoch am Leben, da sie ständig auf die Pflege ihrer Schwester oder ihrer beiden Töchter angewiesen war und diese dadurch beherrschen konnte. Den Vater hatte sie schon vor längerem »unter die Erde gebracht«, wie die Patientin selber phantasierte. Beide Töchter waren alkoholabhängig, wobei meine Patientin ihre Schwester, die gemeinsam mit ihrem Ehemann trank, ebenfalls zu einer Entwöhnungskur bewegen wollte. An diesem Punkt intervenierte die Mutter, obwohl die Schwester mit einem beginnenden Korsakow schon den sicheren Tod vor Augen hatte, mit den Worten: »Aber laß sie doch. Sie ist doch glücklich.«

Besonders Röhling (1975; s. auch 1977 und 1979) hat sich mit der Mystifikation der Mutter durch den Süchtigen beschäftigt. Er schreibt, daß Alkoholiker die Realität verleugnen und die Mutter grandios idealisieren.

»Seine Kindheit stellt er beschönigend als problemlos dar. Seine Beziehungen zu seinen Eltern in der Kindheit kann er ebensowenig darstellen wie seine gegenwärtigen Beziehungen. Das Ausmaß der Unfähigkeit, seine Eltern oder andere Beziehungspersonen auch nur zu beschreiben, stellt geradezu ein differentialdiagnostisches Kriterium für die Schwere der Erkrankung dar« (Röhling 1975).

Röhling sieht es als für Alkoholiker charakteristisch an – und erläutert dies an einem Fallbeispiel –, daß sie geradezu unter einem Verbot stehen, die negativen Aspekte der Mutter wahrzunehmen. Aufgrund dieses Verbots der Wahrnehmung der realen Mutter ist es dem Alkoholiker nicht möglich, Aggressionen und Haß gegen die Mutter zu richten. Er beschreibt und phantasiert sie zeitlebens als eine gütige, ideale, im Übermaß gebende Mutter, verteidigt vehement ihre Ehre. Auch die gegenabhängigen Typen nach Blane finden sich hierunter, die, um ihr Bild aufrechterhalten zu können, die reale Mutter fliehen müssen, wie Seeleute, die ich oben schon erwähnte, Abenteurer und Soldaten. Der Zwang, die Mutter zu idealisieren, und die Unmöglichkeit, dies auf Dauer mit der Realität zu vereinbaren, nötigen zu einer Flucht, die gar nicht genügend weit weg führen kann. Der Abenteurer flieht seine Heimat in dem Versuch, sich das Bild der idealen Mutter zu bewahren. Je weiter weg er ist, desto idealer wird die Mutter in seiner Phantasie, desto ferner liegt die Realität. Zugleich schützt diese Ferne die Beziehung zur Mutter, läßt sie überdauern bis zum Tod. Alle anderen Frauen werden am Bild der Mutter gemessen, können vor diesem notwendig nicht bestehen, werden zu Huren abgewertet. Weil die Mutter sexuell tabu ist, wird die Sexualität in einem isolierten, abgespaltenen Bereich ausgelebt. Der Alkoholiker kann Sexualität nicht mit der Mutter und ebensowenig mit der geliebten Frau verbinden; folglich muß er sie bei Prostituierten suchen. Diese wertet er ab und erhöht damit zugleich wieder seine Mutter.

Findet der Abenteurer oder Seemann dann eine Frau, die er ähnlich lieben und idealisieren kann wie seine Mutter, so wird er mitunter – dann oft zur Bestürzung dieser Frauen, die glaubten, einen starken, unabhängigen Mann geheiratet zu haben – absolut häuslich, wechselt von der Gegenabhängigkeit zu vollständiger Abhängigkeit. Oder es stellt sich derselbe Kreislauf ein wie mit der Mutter: Die Ehefrau wird geflohen, aus der Ferne idealisiert, während die reale Nähe der Frau immer wieder als unerträglich erlebt wird, in Besäufnissen endet. Die Sexualität wird aus der Ehe herausgenommen, bei Prostituierten gesucht. Unter Verleugnung von Haß und Aggressivität – diese brechen unter Alkohol in Gewalttätigkeiten durch – wird die Ehefrau idealisiert; in der Regel wird sie als asexuell, »rein«, »weiß«, unschuldig gesehen. Eine hervorragende Schilderung hierzu liefert Ernst Herhaus in seinen Büchern »Kapitulation« (1978) und »Der zerbrochene Schlaf« (1978) über seine Frau »Schneeflocke«. Solche Namen, die »Reinheit« und »Unschuld« der Ehefrau auf den Nenner bringen, sind geradezu alkoholikertypisch. Fallada nennt seine Frau »ein zartes Lämmchen, weiß wie Schnee« (wie bereits erwähnt erhalten umgekehrt auch die Drogen häufig Frauennamen, was wiederum die Ambivalenz verdeutlicht). Herhaus sucht Sexualität bei anderen Frauen, wofür »Schneeflocke« allzeit Geduld und Verständnis aufbringt. Sie selber beschreibt in »Kapitulation« die Motive ihres Zusammenlebens mit Herhaus:

»Ich bin damals ... mit dir gegangen, weil ich dachte: ›Der da, der braucht dich‹« (S. 335), und: »Zuerst hat Mitleid mit dir eine entscheidende Rolle gespielt. Ich dachte: ›Er geht ganz unter, wenn du weg bist.‹ Du warst auf eine erbarmungswürdige Weise hilflos, unfähig zum Leben wie ein Kind« (ebd., S. 337).

4 Partnerschaft und Sexualität

Eine Reihe von Untersuchungen haben sich mit den Partnern von Alkoholikern beschäftigt; dabei überwiegen die Arbeiten, in denen die Ehefrauen von Alkoholikern untersucht wurden, da der männliche Alkoholismus den weiblichen immer noch ganz deutlich überwiegt. Verschiedene Autoren haben versucht, Typologien der Ehefrauen von Alkoholikern zu finden. Die Frau »Schneeflocke« des Schriftstellers Ernst Herhaus fiele dabei in die Kategorie überlegene Frau/Mutterfigur – abhängiger, schwacher Mann (Feuerlein 1975 b; Heuberger und Kächele 1981; Solms 1972; Wieser 1972 b). Solms (1972, S. 403) nennt als Beispiele für diese starken Frauen:

»die Haustyrannin, die warmherzige Mütterliche, die strafende selbstgerechte Moralisierende und die mustergültige Frau ohne Fehl und Tadel. Nicht selten heiraten solche Frauen einen hilfsbedürftigen, charakterschwachen Trinker, nachdem ein Liebesverhältnis mit einem ihnen überlegenen Mann gescheitert war.«

Bei vielen dieser Frauen lassen sich Rettungsphantasien nachweisen. Auch Bergler (zitiert nach Wieser 1972 b, S. 413) hat diesen Typ der Alkoholiker-Partnerin herausgestellt. Nach ihm hegen diese Frauen Erlösungsphantasien auf einem masochistischen Hintergrund; ihr Engagement wird durch die charakterliche Anomalie und die damit verbundene Verwahrlosung des Alkoholiker-Partners herausgefordert.

Diese Partnerwahl erweist sich für die Therapie in der Regel als die schwierigste eheliche Konstellation, da die Frauen einer Veränderung ihres Partners meist unbewußt, oft aber ganz gezielt, den stärksten Widerstand entgegensetzen, weil sie mit einem abstinenten Partner, der für seine Lebensbedürfnisse selber sorgen kann, nicht zusammenleben können. Es ereignet sich dann häufig, daß diese Frauen, wenn alle Versuche, die Therapie und Abstinenz des Mannes zu sabotieren, fehlschlagen, ihren Ehemann verlassen, oft um sich erneut in eine Ehe mit einem »nassen« Alkoholiker zu stürzen. So reichte die langjährige Ehefrau eines meiner Patienten am Tage der Entlassung ihres Mannes aus einer erfolgreichen Entwöhnungsbehandlung die Scheidung ein, da sie sich die weitere Beziehung mit einem abstinent lebenden Mann, den sie bisher nur alkoholisiert erlebt hatte, nicht vorstellen konnte (vgl. auch Solms 1972, S. 403).

Solms (ebd.) weist darauf hin, daß der Alkoholiker häufig die Abhängigkeit von einer frustrierenden und dominierenden Frau sucht, um damit seine Schuldgefühle zu mindern. Andererseits verstärkt das Zusammenleben mit einer mustergültigen, idealisierten, oft madonnenhaft geschilderten Frau die Schuldgefühle des Alkoholikers immens. Ich glaube, daß hier wieder die Tendenz des Alkoholikers, zwischen sich und der Außenwelt zu spalten, in sich alles Böse und in der Mutter/Frau alles Gute zu suchen, eine große Rolle spielt. Das Zusammenleben mit der immer verständnisvollen, hilfs- und aufopferungsbereiten Frau verstärkt das Gefühl der eigenen Wertlosigkeit. Immer wieder bestätigt sich der Alkoholiker, daß er selber der schlechteste, wertloseste Mensch ist, dem sich völlig unverdienterweise eine solche ideale Frau zugewendet hat, die oft als der beste Mensch unter der Sonne geschildert wird. In einem endlosen Kreislauf erniedrigt er sich immer weiter, während die Frau immer besser und mächtiger wird. Das wiederum muß fast unweigerlich im vollständig alkoholisierten Zustand zu Durchbrüchen des Hasses führen. Der Betrunkene spürt seine Schwäche und Hilflosigkeit, die Stärke und Überlegenheit seiner Frau, und auf einmal beginnt er sie auf brutalste Art und Weise zu schlagen. Ist er dann wieder nüchtern, so erlebt er sich um so erniedrigter, ist voll Scham, die alles verzeihende Frau nur noch großartiger, noch mächtiger geworden. Viele Alkoholiker lassen diese gewalttätigen Durchbrüche auch einer vollständigen Amnesie verfallen, erleben sie aber stets als gänzlich ichfremd, nicht zu ihnen gehörig, eben nur durch den bösen Alkohol verursacht. Auch die Ehefrauen sind in aller Regel bereit, über diese oft furchtbaren Ereignisse den Schleier des Vergessens und Verzeihens zu breiten. Daher lassen sich diese Szenen leider meistens nicht psychotherapeutisch bearbeiten; dabei sind sie keinesfalls rein alkoholbedingte Ereignisse wie meinetwegen ein Leberzellschaden, sondern Ausdruck der Persönlichkeit und der interaktiven Prozesse in einer Paar- bzw. Familiendynamik, die durch den Alkoholismus eines Partners bestimmt werden. Außerdem vermag der Alkohol keine Gewalttätigkeiten zu schaffen, sondern kann allenfalls die in der Persönlichkeitsstruktur angelegte freisetzen. Dies alles sind für den trockenen Alkoholiker leider absolute Tabuthemen, wobei gerade deren Bearbeitung ermöglichen könnte, daß der Alkoholiker und seine Ehefrau ihre Beziehung soweit verstehen und ändern, daß sie auch ohne Alkohol zusammenleben können.

Auch weibliche Alkoholiker wählen sich oft einen stärkeren Partner, einen älteren Mann mit häufig mütterlichen Zügen, um ihm die verantwortliche und versorgende Rolle zuzuweisen (vgl. Wieser 1972b, S. 414).

Sehr ausführlich haben wir die dominanten, mütterlich-versorgenden Ehepartner beschrieben. Hierzu gehört auch, daß Alkoholiker signifikant häufiger mit wesentlich älteren Ehefrauen verheiratet sind (Battegay 1977; Bräutigam 1958; Feuerlein 1977; Wieser 1972b). Nicht alle Alkoholiker-Frauen gehören jedoch zu diesem Typus. Gar nicht so selten ist auch die Verbindung einer schwachen, unsicheren Frau mit einem dominanten, überlegenen Alkoholiker-Mann (Feuerlein 1977; Heuberger und Kächele 1981; Wieser 1972b). Psychodynamisch gesehen versucht hier der Mann, sich seine Stärke und Männlichkeit zu beweisen, indem er eine schwache Frau heiratet, verhält sich also gegenabhängig. Die Frau wiederum fällt hier auf die männliche Fassade herein, sucht Anlehnung und erwartet eine Stütze. Die Enttäuschung kann dann nicht ausbleiben. Hält die Frau ihre hohe Erwartung dennoch aufrecht, so wird sich der Mann seiner Insuffizienz noch stärker bewußt, was das Trinken verstärkt. Zumindest von seiten des Mannes ist in dieser Konstellation Sexualität eher integrierbar, da die Frau nicht so überhöht gesehen wird, ja die Sexualität hier oft dazu eingesetzt wird, die Frau klein zu machen und zu erniedrigen und die eigene Männlichkeit zur Schau zu stellen.

Ein Aspekt, den Wieser (1972 b, S. 413) in Anschluß an Bergler hervorhebt, ist der, daß Partner von Alkoholikern in einer leidvollen Ehe masochistische Kränkungen sammeln, was sicher für beide der oben beschriebenen Grundtypen gelten kann. Ein weiterer Gesichtspunkt bei der Partnerwahl kann auch der sein, daß der nicht-süchtige Partner seine Wünsche zu trinken bzw. seine eigene Alkoholgefährdung delegiert, sich damit selber schützt (sehr häufig ist auch die Verbindung zweier Alkoholiker, wobei dann gerne der Partner des Alkoholismus bezichtigt wird, während man selber angeblich kontrolliert trinken könne). In diesen Zusammenhang gehört auch das Phänomen, daß der gesunde Partner dekompensiert, wenn der Süchtige abstinent wird. Die Krankheit des einen diente in einer Art »Helfersyndrom« der Stabilisierung des anderen Partners. Die Abstinenz läßt dieses Gleichgewicht zusammenbrechen, projektive Prozesse müssen, wenn sich der Partner nicht zum neuerlichen Rückfall verführen läßt, zurückgenommen werden, und die Pathologie des »gesunden« Partners kommt offen zum Ausbruch.

Es sei hier nochmals darauf hingewiesen, daß Alkoholismus in sehr unterschiedlichen Partnerkonstellationen auftreten kann. Daß die Partnerwahl dabei mehr oder minder zufällig erfolgt, nicht von bestimmten Persönlichkeitseigenschaften oder vom Alkoholismus bestimmt wird, wie einige Autoren aufgrund der sehr unterschiedlichen Befunde annehmen möchten (teilweise Feuerlein 1975 b sowie Heuberger und Kächele 1981), scheint mir aber nicht zuzutreffen. Sicherlich gibt es hier bei der Partnerwahl auch »Mißverständnisse«. Wir finden zum Beispiel in den Ehen jüngerer Alkoholiker häufig Frauen, die sehr jung und unerfahren geheiratet haben und aus dem Alkoholismus ihres Partners ganz offensichtlich keinerlei psychischen Gewinn ziehen. Solche Verbindungen zerbrechen dann recht bald. Bei älteren, mehrfach verheirateten Partnern oder bei langjährig bestehenden Alkoholikerehen darf der Stellenwert der ehelichen bzw. familiären Interaktionen für die Aufrechterhaltung der Symptomatik jedoch einfach nicht übersehen werden. In diesen Zusammenhang gehören auch zwei Befunde, die Wieser (1972 b, S. 414) mitteilt. Der erste ist der, daß mindestens 50 Prozent der Eheschließungen zu einem Zeitpunkt erfolgen, zu dem der Partner bereits Alkoholiker war, und der zweite, daß manche Frauen sich in zweiter oder dritter Ehe erneut mit Alkoholikern verheiraten. Die Frau wußte dann bei der Eheschließung angeblich noch nichts vom Alkoholismus des Partners, oder sie meinte, ihn ganz bestimmt retten zu können; oft reagiert sie auch sensibel auf die Sucht-Prädisposition eines Mannes, die sie dann (unbewußt) rasch in eine manifeste Abhängigkeit verwandelt.

Solche Partnerbeziehungen stellen den Therapeuten vor eine schwierige Aufgabe, da er davon ausgehen kann, daß die Ehefrau, all ihren Beteuerungen zum Trotz, sie wolle endlich einen trockenen Partner haben, alles daransetzen wird, ihren Mann zum Rückfall zu bringen. Dies schafft eine ungünstige Prognose, da die Alternative für den Mann dann meistens nur Weitertrinken oder Scheidung heißen kann (Lösung könnte hier eine intensive Paartherapie bieten, die aber gerade im vorherrschenden stationären Setting kaum praktikabel ist).

In diesen Zusammenhang gehört auch ein weiterer, wichtiger Bereich: die Sexualität des Alkoholikers. Es läßt sich aus dem bisher Gesagten leicht verstehen, daß der Alkoholiker mit der idealisierten, überhöhten, vergötterten, madonnenhaften und mütterlichen Ehefrau eines *nicht* kann: mit ihr schlafen. Entgegen den gängigen Klischees, die dem Alkoholiker Triebhaftigkeit in oraler wie sexueller Hinsicht unterstellen, findet die Sexualität in der Ehe des Alkoholikers meist keinen Platz. Hierfür ist nicht nur verantwortlich, daß die Potenz infolge des Alkoholabusus irgendwann unweigerlich nachläßt, was der Alkoholiker häufig durch Prahlerei auszugleichen versucht. Hier spielt wiederum die Spaltung der Frau in Hure und Mutter eine Rolle; der Alkoholiker kann mit seiner reinen, unschuldsvollen Frau nicht schlafen, müßte das wie den Inzest mit der Mutter erleben; das verstärkt sich im süchtigen Kreislauf noch. Der Alkoholiker sucht Sexualität dann bei anderen Frauen; eine hervorragende Schilderung dafür findet sich in Ernst Herhaus: »Der zerbrochene Schlaf«. Oft wird der Sexualakt dann aggressiv durchgeführt, die Frau entwertet – am deutlichsten natürlich bei jenen Alkoholikern, die sich ausschließlich oder fast ausschließlich an Huren halten – womit sich wiederum auch die Schuldgefühle und die Selbstentwertung des Alkoholikers, seine Abspaltung der Sexualität ausdrücken.

Aufgrund der psychoanalytischen Konzeption, daß Sexualität in der Beziehung eine gewisse psychische Reife verlangt, die bei Alkoholikern in aller Regel nicht vorliegt, überrascht das nicht weiter. Auf die Spaltung sexueller und zärtlich-mütterlicher Gefühle bei Alkoholikern hat auch Knight (1937) hingewiesen. Alle Autoren, die sich mit dem Thema beschäftigt haben, sind sich darin einig, daß der Alkoholiker eine reife, genitale und partnerbezogene Sexualität nicht erreicht hat (Greaves 1983; Nickolai 1974; Solms 1972; Wieser 1972 b). Die Angst vor Impotenz, für feminin gehalten zu werden und sich die eigene Männlichkeit beweisen zu müssen, sowie die Abwehr einer masochistischen Bindung an die Mutter führen oft zu hypersexuellem Agieren mit geringer Satisfaktionsfähigkeit (Wieser 1972 b). Dies mag den Mythos der sexuellen Triebhaftigkeit des Alkoholikers begründen, was weiblichen übrigens noch häufiger als männlichen Alkoholikern zugewiesen wird. Es mag dabei richtig sein, daß eine gewisse Gruppe der weiblichen Alkoholiker (sicher nicht die Mehrheit!) häufige sexuelle Konflikte mit verschiedenen Männern hat. Diese Kontakte sind von der gleichen Satisfaktionsunfähigkeit geprägt wie bei den männlichen Alkoholikern (Blane 1968; vgl. den autobiographischen Bericht von Monika Weber 1983).

Noch in der Abstinenz sind für Alkoholiker die Sexualität und die häufige Impotenz ein Tabuthema, das zum Beispiel, wie Ernst Herhaus (»Der zerbrochene Schlaf«) beschreibt, auch bei AA-Zusammenkünften nicht angesprochen wird.

5 Howard T. Blane: Ein psychodynamisches Modell der Beziehungsstruktur des Alkoholikers

Eines der bekanntesten Bücher zur Psychodynamik des Alkoholismus stammt von Howard Blane (1968). Blane hat seine Arbeit zur Persönlichkeit des Alkoholikers ganz um das *Abhängigkeitskonzept* zentriert und löste damit eine lebhafte und kontroverse Diskussion aus. Wir führen das Abhängigkeitskonzept Blanes an dieser Stelle ein, weil es eine auf deskriptiver Ebene angesiedelte Einordnung des Beziehungsverhaltens von Alkoholikern erlaubt.

Blane meint, daß jeder Alkoholiker von Wünschen nach Abhängigkeit beherrscht wird; er unterscheidet drei Typen, je nachdem, wie mit diesen Abhängigkeitswünschen umgegangen wird.

Typ eins – der direkt und offen Abhängige – zeigt sich passiv und möchte sich von anderen versorgen lassen; auch als Erwachsener bleibt er häufig bei seinen Eltern bzw. bei der Mutter wohnen. Höchstens zeitweise haben diese Menschen versucht, unabhängig zu werden, sich dann aber wieder in ihre infantilen und symbiotischen Ansprüche geflüchtet. Die starken Abhängigkeitswünsche sind dabei nicht zu erfüllen; der offen abhängige Alkoholiker fühlt sich dadurch häufig frustriert. Diese Frustration und die Erwartungen, die von anderen an ihn selber gestellt werden und die er nicht erfüllen kann – beispielsweise dann, wenn eine eigene Familie gegründet wird –, sind Auslöser für das Trinken. Durch den Alkoholismus sorgt der abhängige Typ zugleich dafür, daß man sich um ihn kümmern, ihn versorgen muß. Dieser Typ ist in Suchtkliniken wohlbekannt. Er fügt sich leicht und willig in die Struktur der Klinik ein, ja fühlt sich in dieser Abhängigkeit-schaffenden Atmosphäre ausgesprochen wohl, da er gefüttert und versorgt wird. Er ist hier stets brav und angepaßt, ja unterwürfig. Passiv-feminines Erscheinungsbild.

Der zweite, der »gegenabhängige Typ« leugnet seine Abhängigkeitswünsche massiv, hat angeblich kein Alkoholproblem, gibt sich betont männlich-aggressiv. Diese Menschen erleben ihre starken Abhängigkeitswünsche als sehr bedrohlich; ein Nachgeben gegenüber diesen Tendenzen würde ihre aufgesetzte, brüchige (männliche) Identität gefährden. Dieser Typ ist daher sehr aktiv, sucht auszubrechen – der typische »Abenteurer«, Seemann usw. (Jack London, Ernst Herhaus usw.) –, kann Ruhe und Inaktivität nicht ertragen. In der Klinik lehnt er sich gegen die Hausordnung auf, oder er übernimmt Führungspositionen (»Patientensprecher«). Die Betonung legt Blane auf »*gegen*abhängig«, eben weil von einer Unabhängigkeit keine Rede sein kann, dieser Typ vor seinen übermächtigen Abhängigkeitswünschen permanent auf der Flucht ist.

Typ drei ist der fluktuierende, ambivalente. Er hat keine »stabile« Lösung seines Abhängigkeitswunsches gefunden, sondern pendelt – je nach Lebenssituation – zwischen den Extremen hin und her. Hier wechseln stark gegenabhängige (teilweise auch produktive Phasen) mit solchen ab, in denen der Alkoholiker einen

»Zusammenbruch« produziert und sich wieder unter die Fittiche der Mutter oder der Ehefrau flüchtet, bis er sich wieder stark genug für einen neuerlichen Ausbruchsversuch fühlt. Bei diesem Typ sind die Konflikte offener und ausgeprägter, was auch den therapeutischen Zugang meist erleichtert.

Blane gruppiert seine gesamte Betrachtung um diese drei Typen und den Abhängigkeitskonflikt. So glaubt er zum Beispiel, daß jeder Alkoholiker verdrängte Aggressionen und Wut habe, die der Frustrierung seiner Abhängigkeitswünsche entspringen. Diese Aggression zeigt sich meist innengerichtet, autodestruktiv, oder als Depression, kann aber im Alkoholrausch in den bekannten aggressiven Durchbrüchen freigesetzt werden. Gerade der gegenabhängige Alkoholiker zeigt seine Wut am häufigsten und provoziert durch sein Verhalten Ablehnung, unterliegt somit einem Wiederholungszwang, weil mit dieser Ablehnung seine eigentlichen Wünsche nach Abhängigkeit und Versorgtwerden erneut frustriert werden. Typ eins dagegen zeigt eher die depressive Seite.

In der Kindheit erlebte Frustrationen und Enttäuschungen, die daraus resultierende massive Störung des Selbstgefühls führen zum Pendeln zwischen Minderwertigkeitsgefühlen und kompensatorischen Omnipotenzphantasien, die besonders Typ zwei aufrechtzuerhalten sucht; er glorifiziert sich oft selbst in geradezu peinlicher Weise, gibt mit seinen Erlebnissen und Beziehungen an und hält auch in Abstinenzphasen, dem sogenannten »Trockenrausch« verfallend, an seinen Grandiositätsvorstellungen fest. Der abhängige Typ dagegen geht in einer oft weinerlichen Form mit seiner totalen »Wertlosigkeit« regelrecht hausieren.

Jeder Alkoholiker – so die Hauptaussage Blanes – ist auf der Suche nach Nähe, Wärme und Liebe, der Gott-Mutter und dem Nirwana. Seine Ängste sind aufgrund der erlebten Enttäuschungen und Kränkungen jedoch zu groß, und seine verzweifelten Versuche, den Konflikt zwischen der Suche nach und der Angst vor der Nähe zu lösen, zeigen sich in seinem Umgang mit der Dimension der »Abhängigkeit«.

VII Ein integriertes psychodynamisches Modell der Sucht

Nach der verwirrenden Vielfalt von psychoanalytischen Ansätzen und Theorien zur Sucht stellt sich nun die Frage: Läßt sich überhaupt eine integrierte, unterschiedliche Ansätze wie verschiedene Erscheinungsformen der Sucht bzw. des Alkoholismus erfassende psychoanalytische Konzeptualisierung entwickeln? Dabei sei hier nochmals betont, daß es nicht darum gehen kann, aus den oben referierten psychoanalytischen Ansätzen einen herauszukristallisieren, der die übrigen falsifizieren und Gültigkeit für alle Fälle von Suchterkrankungen beanspruchen könnte. Abgesehen davon gibt es, bei allen Ähnlichkeiten in der Struktur und der Vorgeschichte, die einheitliche alkoholische Persönlichkeit nicht.

Es ist dabei für eine Nosologie der Sucht meines Erachtens auch wenig hilfreich, den Alkoholismus unter andere Krankheitsbilder zu subsumieren bzw. in deren Nähe anzusiedeln. Angefangen von der Psychose über die Depression und Manie, die Delinquenz, die Borderline-Störungen und Perversionen, die narzißtische Neurose, die Homosexualität, die sogenannten klassischen Neurosen bis hin zur Normalität – jeder dieser Klassifizierungen wurde gelegentlich schon die Sucht von psychoanalytischen Autoren zugeordnet. Ich glaube nicht, daß, abgesehen von der einzelnen Falldarstellung, eine solche Zuordnung besonders sinnvoll ist, zumal wenigstens die chronische Sucht als ein eigenständiges Krankheitsbild angesehen werden sollte. Ich möchte demgegenüber ein Vorgehen vorschlagen, in dem die jeweiligen (unterschiedlichen) Fixierungspunkte der Erkrankung bzw. das Ausmaß der Regression ein besonders Gewicht erhalten und die oben skizzierten psychoanalytischen Konzepte als Basis dienen, die ich, deren Schwerpunktbildung folgend, auf einem entwicklungspsychologischen Kontinuum einordnen möchte.

Wie bereits beschrieben, befaßt sich das objektpsychologische Modell mit den frühesten postnatalen Zuständen, den ersten Versuchen des Kindes, zur Welt eine Beziehung aufzunehmen und sie zu ordnen, der Entwicklung seiner Identität. Die Ichpsychologie beschäftigt sich vorwiegend mit der Phase, in der eine eigenständige kindliche Persönlichkeit bereits vorhanden ist, um deren Strukturierung und Ausdifferenzierung es nun geht, wobei der Aufbau von Ichfunktionen und Ichstrukturen im Vordergrund steht. Die Triebpsychologie dagegen – zumindest soweit sie die Bedeutung der Sexualfunktion hervorhebt – befaßt sich mit bereits reiferen und höherentwickelten Formen der Beziehungsaufnahme, im ödipalen Paradigma besonders mit der Triangulierung.*

Wir möchten an dieser Stelle nochmals auf den metaphorischen Charakter der psychoanalytischen Theorieannahmen hinweisen. Das Vorliegen einer »frühen Störung« soll nicht besagen, daß sich der Patient insgesamt zum Beispiel wie ein zweijähriges Kind verhält, sondern lediglich, daß er in einer Persönlichkeitsdimension gestört ist, deren Entfaltung einer bestimmten kindlichen Entwicklungsphase zuzuordnen ist. Es entsteht dann an dieser Stelle ein »Fixierungspunkt«, ein schwacher, labiler Bereich, der in der weiteren Entwicklung zunächst überdeckt werden kann, im Krisenfall jedoch regressiv wiederbesetzt wird, und es bildet sich hier eine manifeste Störung aus.

Solche Fixierungsstellen sind als psychische Dispositionen zu verstehen, ähnlich wie eine körperliche Disposition, die im Falle einer Überbelastung ebenfalls zur Erkrankung eines entsprechend disponierten Organs führen kann. Die zeitliche Zuordnung solcher Entwicklungsphasen ist umstritten, weshalb wir hier in der Regel auf Altersangaben verzichten. Außerdem geht eine Entwicklung auch dann weiter, wenn bestimmte Schritte versäumt wurden oder fehlschlugen, hier aber oft in Richtung eines »falschen Selbst«, wie es Winnicott nannte.

Ich möchte zur Erläuterung ein Bild heranziehen: Wollte man die Entwicklung einer Persönlichkeit mit dem Bau eines Hauses vergleichen, so würde sich die Objektpsychologie mit dem Fundament und mit dem Keller beschäftigen, die Ichpsychologie mit dem

---

* Es ist nicht zu übersehen, daß wir hier das triebpsychologische Konzept, wie Freud es entwickelte, erheblich verkürzen. Dies legitimiert sich meines Erachtens daher, daß die psychoanalytische Auffassung von der oralen Phase der Entwicklung zwar einen entscheidenden Gesichtspunkt der frühkindlichen Entwicklung herausstellt, für ein Gesamtverständnis dieser Phase jüngere psychoanalytische Paradigmata aber mehr zum Gesamtverständnis beitragen können.

darauf errichteten Rohbau und die Triebpsychologie schließlich mit der Fertigstellung und Ausgestaltung des Hauses. Der Bau kann zwar im Prinzip auf einem fehlerhaften Fundament errichtet werden, wäre dann aber keinem Erdbeben gewachsen und würde auch zu Mängeln im darauf errichteten Haus führen. Ein mangelhafter Rohbau könnte durch eine sorgfältige Fassadengestaltung überdeckt werden, zumindest eine Zeitlang und unter der Bedingung, daß das Haus nicht Wind und Wetter ausgesetzt ist. Fehler, die erst in der Fertigstellung des Hauses gemacht worden sind, sind auch am leichtesten zu beheben, weil dazu keine Eingriffe in die Grundsubstanz des Hauses notwendig sind.

Wir können, wenn wir eine gewisse Vereinfachung in Kauf nehmen, diese psychoanalytischen Konzepte auf einer entwicklungspsychologischen Zeitachse anordnen, wobei allerdings nicht davon ausgegangen werden sollte, daß diese wie Entwicklungsphasen im üblichen Sinne einander ablösen. Vielmehr haben zum Beispiel Probleme der Identitätsbildung auch zu einem späteren Zeitpunkt der Entwicklung noch Gewicht, wie andererseits die Triebpsychologie auch zu der frühen kindlichen Entwicklung Aussagen getroffen hat. Jedes psychoanalytische Konzept kann zum Verständnis der einzelnen Entwicklungsphasen beitragen, wobei jedoch aus jeder einzelnen psychoanalytischen Perspektive eine spezielle Phase der Entwicklung ins Blickfeld rückt und daher die dort vorherrschenden Prozesse am besten erfaßt werden können. Dies soll an einem Schaubild verdeutlicht werden:

Wir verzichten darin bewußt darauf, die Zeitachse der Entwicklung der Persönlichkeit mit Monaten oder Jahren zu kennzeichnen, da es bei einer pathologischen Entwicklung zur lebenslangen Fi-

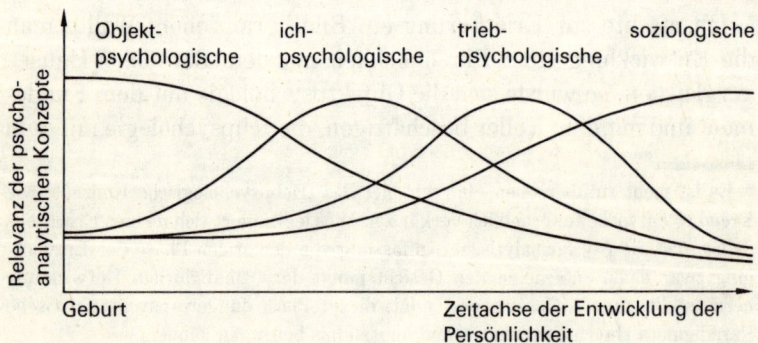

xierung auf einer der Phasen, etwa der Phase der Identitätsbildung oder der Phase der Konflikte in der Ich-Bildung kommen kann, so daß die betreffende Konzeptperspektive dann weiterhin im Vordergrund stünde. Auch bei einer gesunden Entwicklung behalten in allen späteren Lebensphasen Gesichtspunkte der Identität, der Ichleistungen, der Triebregulation einen hohen Stellenwert, weshalb die Kurve der »Konzeptbedeutungen« niemals einen Nullpunkt erreichen wird.

Wir haben in dieses Modell als vierte eine »psychoanalysefremde« Perspektive eingebaut, nämlich die soziologische (im weitesten Sinne des Begriffs), die wir brauchen werden, um auch jene Fälle zu verstehen und erfassen zu können, wo Alkoholabhängigkeit trotz einer relativ reifen, gesunden Persönlichkeitsentwicklung auftritt, nämlich aufgrund extrem ungünstiger äußerer, sozialer Umstände. Die Anregung, diese vierte Perspektive aufzunehmen, geht auf die Arbeit von Simmel (1948) zurück, wie dieser Autor überhaupt der erste war, der mit Hilfe einer umfassenderen psychoanalytischen Modellkonzeption versuchte, die verschiedenen Formen des Alkoholismus zu erfassen. Wir wollen daher, bevor wir unser eigenes Modell explizieren, auf das Klassifikationsschema von Simmel (1948) zurückkommen.

Simmel schreibt, er habe aufgrund seiner Erfahrungen vier Gruppen chronischer Alkoholiker bilden können: den sozialen Trinker, den reaktiven Trinker, den neurotischen Trinker und den Alkoholsüchtigen.

Der *soziale Trinker* hat nach Simmel Schwierigkeiten, ohne (meist mäßigen) Alkoholkonsum zu kommunizieren. Diese Form des sozialen Trinkens sei ein Nebenprodukt unserer Kultur, die Triebverzicht abverlange, ohne entsprechende Sublimierungsmöglichkeiten zu bieten. Das Trinken diene dann dazu, die Gefühle der Unzufriedenheit zu unterdrücken, die im sozialen Kontakt sonst unweigerlich zum Durchbruch kämen.

Der *reaktive Trinker* sucht mit Hilfe des Alkohols einer unerträglichen Realität zu entfliehen, sie eine Zeitlang zu vergessen, um sich durch den Rausch ein künstliches Glück zu verschaffen. Auch die sozial Unterprivilegierten gehören in diese Gruppe. Der Alkohol macht hier Sublimierungen rückgängig und kann auch Kriminalität freisetzen.

Der *neurotische Trinker* gibt zwar vor, mit Hilfe des Alkohols einer unerträglichen Lebenssituation entfliehen zu wollen, ist aber auf der Flucht vor sich selbst, vor den von ihm immer wieder aufs neue etablierten neurotischen Konflikten. Ob es ihm gelingt, eine künstliche Anpassung an die äußere Realität zu vollziehen, hängt vom Ausmaß seiner neurotischen Störung und seiner Ichstärke ab. Konflikte aus der ödipalen Phase, Kastrationsängste und der Wunsch, die von den Eltern unterdrückte Lust der infantilen Onanie wiederzuerlangen, sind die Grundlagen dieser Form des Alkoholismus. Im Kampf gegen das süchtige Trinken werde hier oft der Kampf um die Abgewöhnung der kindlichen Onanie wiederholt. Das Überich ist in diesem Abwehrkampf sehr schwach.

Kommt es jedoch zu einer Ichregression vom phallischen über das anale bis in das prä-orale Stadium der Entwicklung — Simmel spricht von einer gastrointestinalen Stufe —, dann bildet sich die echte *Alkoholsucht* aus, mit einem Zerfall der Ichfunktion, mit Realitätsverleugnung, dem Verlust von Selbstkontrolle, der Freisetzung von Haß und dessen Reintrojektion mittels Selbstzerstörung usw. Wir haben Simmels Darstellung dieses Typs, der als die eigentliche und pathologischste Form der Sucht im Mittelpunkt seines Interesses steht, im objektpsychologischen Teil dieses Buches ausführlich wiedergegeben.

Es sei hier darauf hingewiesen, daß das Schema Simmels in gewissen Teilen durchaus vereinbar ist mit der in der Alkoholismusdiagnostik gebräuchlichen Typologie von Jellinek (s. Kap. II). Dabei würde der reaktive Trinker dem Beta-Alkoholiker, teilweise auch dem Delta-Trinker entsprechen, der Alkoholsüchtige dem Gamma-Alkoholiker. Nicht ganz zur Deckung mit der Typologie Jellineks gelangt der soziale Trinker nach Simmel; er zeigt Verbindungen sowohl zum Alpha- wie zum Beta-Alkoholismus.

Eine ähnliche Klassifikation haben vor Simmel aus psychoanalytischer Perspektive bereits Knight und Menninger vorgeschlagen. Darin unterscheiden sie den »essentiellen Typ« mit einer langen Geschichte von Fehlanpassungen, den reaktiven Typ, den neurotischen und den psychotischen Alkoholiker (zusammengefaßt bei Antons und Schulz 1977, S. 91).

Wir wollen hier auf unser eigenes Modell zurückkommen. Danach wären jene Fälle des Alkoholismus, in denen nicht die individuelle Pathologie, sondern soziale oder kulturelle Faktoren am meisten zum Verständnis der Suchtgenese beitragen, der soziologischen Perspektive zuzuordnen. Hierunter fallen die sozialen und reaktiven Trinker nach Simmel bzw. der Beta- und Delta-Alkoholismus nach Jellinek. Ich möchte jedoch einschränkend hinzufügen, daß ich den Anteil der Alkoholiker an den chronischen und schwergeschädigten Trinkern, bei denen die individuelle Pathologie keinen entscheidenden Anteil am Suchtgeschehen hat, für recht gering halte. Spätestens dann, wenn ein Alkoholiker rückfällig geworden ist, muß davon ausgegangen werden, daß die individuellen die sozialen Faktoren überwiegen.

Soziokulturelle Faktoren auf der Basis einer relativ gesunden, zumindest nicht spezifisch gestörten Persönlichkeit mögen vorherrschen beim Alkoholismus der in der Einleitung erwähnten Indianer oder bestimmter Berufsgruppen, ferner beim sogenannten Elendsalkoholismus. Hier zeigt es sich aber wiederum, wie schwer der Einfluß der einzelnen Größen auseinanderzuhalten ist. Eine soziale Verelendung oder die Zerstörung der kulturellen Grundlagen führen ja nicht nur zu einer akuten psychischen Belastung, sondern auch zu einer Zerstörung der Grundlagen für eine normale Sozialisation, da unter ungünstigen Bedingungen die Eltern ihre Aufgabe nicht mehr in optimaler Weise wahrnehmen können. Unter gewissen sozialen Randbedingungen zum Beispiel vermag das Milieu auf eine doppelte Weise – dann im Sinne einer zum Alkoholismus fast notwendig prädisponierenden Ergänzungsreihe – zu schädigen: zum einen durch die aktuelle Verelendung, zum andern durch ein bereits in der Kindheit vorliegendes pathogenes, instabiles Milieu.

Die Kompetenz des Psychoanalytikers für diese Form der Süchtigkeit bleibt begrenzt. Vonnöten sind hier eher sozialmedizinische Tätigkeit, Aufklärung und Prävention, die Betreuung durch Sozialarbeiter, eine Veränderung des Milieus auch durch behördliche Eingriffe; eine vorschnelle Pathologisierung sollte hier vermieden werden. Zumindest in unserer Gesellschaft halte ich jedoch die Gruppe, bei der keine psychotherapeutische Arbeit nötig ist und die soziologische Perspektive das Primat genießt, für relativ gering.

Gehen wir auf der entwicklungspsychologischen Zeitachse von dieser angenommenen reifen Entwicklung aus rückwärts, so kommen wir zu jenen Fällen der Sucht, bei denen die triebpsychologische Perspektive am meisten zum Verständnis beiträgt. Hierunter fällt auch die Gruppe der neurotischen Trinker nach Simmel. Wir finden diese Fälle auch in den Arbeiten der oben referierten triebpsychologischen Autoren beschrieben, wobei ich schon in diesem Zusammenhang erwähnte, daß sich deren Betrachtung meist an den Phänomenen des normalen Trinkens orientiert.

Es ist ein ebenso bekanntes wie propagiertes Phänomen, daß Alkohol enthemmt. Zum Beispiel wird in unserer Gesellschaft fast jedem männlichen Jugendlichen beigebracht, daß er unter Alkohol freier, ungehemmter und offensiver werde, ferner, daß ein alkoholisiertes Mädchen leichter »rumzukriegen« sei. Außerdem gilt es in unserer Gesellschaft als selbstverständlich, daß eine fröhliche, ungezwungene Festlichkeit nur unter beträchtlichem Alkoholkonsum zustande kommen könne.

Nun zeigen die meisten Alkoholiker nüchtern eine ausgesprochene Triebhemmung, bedürfen, um sich Sexualität überhaupt ermöglichen zu können, des Alkohols, wie zum Beispiel der Schriftsteller Ernst Herhaus es beschrieben hat. Aber nicht nur die Sexualfunktion im engeren Sinne, sondern libidinöse wie aggressive Triebregungen überhaupt bedürfen beim Abhängigen zu ihrer Freisetzung des Alkohols. Es finden sich unter Alkoholikern extrem gehemmte, »schüchterne« Personen — oft von Kindheit an real behindert —, die ihre Bedürfnisse und Gefühle nicht ausdrücken können und schließlich unter einen permanenten Druck und innere Spannung geraten, so daß zu einer Regulierung der Libidoökonomie der Alkohol für sie geradezu notwendig wird. Alkoholisiert können sie dann Gefühle äußern, sexuelle Wünsche verwirklichen, besonders aber auch Aggression freisetzen.

So begegnete mir in einer ambulanten Einrichtung ein trockener Alkoholiker, der sich ganz ohne fremde Hilfe, d. h. ohne Therapie und ohne Selbsthilfegruppe, entzogen hatte, was für eine außergewöhnliche Ichstärke spricht. Dieser Mann hatte früher im alkoholisierten Zustand Ehefrau und Eltern durch seine Gewalttätigkeiten tyrannisiert. Im trockenen Zustand zog er sich vollkommen zurück und war gänzlich passiv, stand jedoch unter einer ungeheuren, ja explosiven Anspannung und angestauter Aggression. Unter dieser Anspannung war er in seiner zwischenzeitlich zweijährigen Abstinenz regelrecht verstummt. Weder seiner Frau noch Arbeitskollegen oder anderen Personen gelang es, aus ihm verbale oder sonstige körperliche Reaktionen hervorzulocken. Er hatte sich in einem beinahe katalon wirkenden Zustand auf Passivität und Zwangsrituale zurückgezogen. Die zwanghafte Impuls-

und Verhaltenskontrolle ist bei vielen Alkoholikern, die in nassen Phasen regelrecht verwahrlosen, in der Abstinenz ausgesprochen häufig (s. Matussek 1959).

Mit dem triebpsychologischen Modell läßt sich meines Erachtens auch eine spezifische Form des Alkoholismus verstehen, die bei weiblichen Patienten mit einer vorwiegend hysterischen Struktur auftritt (Rieth, 1978, behauptet, 60 bis 70 Prozent der weiblichen Alkoholiker seien hysterisch strukturiert, was ich jedoch für weit überschätzt halte). Es sind dies in der Regel Frauen, die einen Alkoholiker zum Vater hatten, den sie vorgeben zu hassen, während sie mit der Mutter offen identifiziert sind. Die Vateridentifikation eines ungelösten ödipalen Konflikts kommt dann in einem für diese Frauen vollständig unverständlichen Alkoholabusus zutage, wobei sich die Frauen meist selber in Behandlung begeben, ihren eher noch geringen Alkoholkonsum als pathologisch begreifen und sich selber dafür verabscheuen. Bei diesen Frauen fällt ferner auf, daß sie nüchtern in aller Regel frigid, unter Alkohol dagegen triebhaft und ausgesprochen orgasmusfreudig sind. Dies schafft in der Paarbeziehung unweigerlich Komplikationen, da der Mann das Zusammenleben mit einer trinkenden Frau als unerträglich empfindet, schließlich unter der Frigidität seiner nüchternen Frau beinahe ebenso leidet, so daß er mitunter eines Tages ein Kognakglas in der Hand haltend am Bett der Frau steht, um diese zu einem Rückfall zu bewegen.

In diesen Fällen, bei denen auf der Basis einer relativ gesunden Persönlichkeits- und Ichentwicklung die ödipale Konstellation nicht bearbeitet wurde oder die Triebunterdrückung zu massiv ist, ist der Alkoholismus in der Regel nicht besonders schwerwiegend, tritt meistens periodisch auf und ist nur selten chronifiziert. Krankheitseinsicht und Motivation sind hier meist gut, so daß nach einer relativ kurzen Entwöhnungsbehandlung eine normale analytische Psychotherapie einsetzen kann, die die neurotischen Konflikte zum Gegenstand hat. Die Grenze zum normalen Trinken ist hier meistens fließend, und oft wird von diesen Patienten das Alkoholproblem sogar regelrecht vorgeschoben und übertrieben, um den Anspruch auf eine Psychotherapie zu legitimieren.

Die Gamma-Alkoholiker Jellineks oder stark autodestruktive Typen finden sich in dieser Gruppe sicherlich nicht, und ich möchte bezweifeln, ob die Gesetzmäßigkeiten, die für die »echten Alkoholiker« gelten – nämlich wegen drohenden Kontrollverlusts nie wieder ein Glas anzurühren – für diese Gruppe überhaupt Geltung haben. Dennoch sollte der Therapeut auch hier auf strikte Abstinenz achten, zum einen, weil der Alkohol unter Umständen den für den Therapiefortgang notwendigen Leidensdruck »wegspülen« könnte, zum andern, weil es ja gerade das wichtigste Therapieziel ist, eine Regulation von Triebbedürfnissen, Emotionen und Beziehungskonflikten ohne Alkohol zu erreichen.

Sind außer der Triebabfuhr und der Spannungsregulation noch weitere Funktionen des Ichs oder dessen Struktur insgesamt schwerwiegend gestört, sollte davon ausgegangen werden, daß das ichpsychologische Konzept diese Pathologie besser zu erfassen vermag als das triebpsychologische. Man erkennt unschwer, daß die Grenzen hier fließend sind. Auch im triebpsychologischen Konzept verbleibend könnte man die Droge als ein Selbstheilungsmittel auffassen, das hilft, den Ausdruck sexueller Bedürfnisse usw. zu ermöglichen. Ich meine jedoch, daß das ichpsychologische Konzept besser greift, wenn die Fixierung in einer Phase erfolgt ist, wo das Ich und seine vitalen Funktionen noch nicht hinreichend entwickelt sind und die Droge als Selbstheilungsmittel eine elementare Stellung im Leben erhält.

Es gilt dies für Personen, die nicht nur ihre Triebbedürfnisse nicht aus sich heraus regulieren können, sondern darüber hinaus eine extreme Ichschwäche, Instabilität, Frustrationsintoleranz usw. aufweisen. Andererseits steht hier nicht, wie im objektpsychologischen Paradigma die Selbstzerstörung im Vordergrund, sondern vielmehr sucht der Süchtige sich mit Hilfe der Droge zu jenen Ichleistungen zu befähigen, die er aus sich heraus nicht erbringen kann; die Droge soll ihn also gerade lebensfähig machen. Damit er die unvermeidbaren Frustrationen des Alltags nicht als existentielle Vernichtung erleben muß, nicht von seinen Gefühlen, die er nur als diffusen, bedrohlichen Uraffekt erleben kann, überwältigt wird, stumpft er sich mittels der Droge ab, überträgt ihr die Funktion, sich zu beruhigen und zu entspannen, da er diese Aufgaben selber nicht wahrnehmen kann.

Wie wir bereits oben erläuterten, können es Affekte recht unterschiedlicher Natur sein, die als bedrohlich und unbewältigbar erlebt werden: Wut, Furcht, Angst, der Wunsch nach wie die Angst vor Nähe (Blane) können allesamt als ein bedrohlicher und schmerzvoller Uraffekt erlebt werden. Umgekehrt kann die Droge aber auch helfen, die innere Leere zu füllen und sich selbst zu spüren (Kohut und vom Scheidt).

Die Droge läßt die von der Umwelt gestellten Anforderungen vergessen, läßt die Welt in einem rosigen Licht erscheinen, stimmt das überstrenge, sadistische Überich gnädig, das im Alkohol betäubt und ertränkt wird. Die Hilflosigkeit, die Ichschwäche, die zum Gebrauch der Droge nötigt, wird gespürt und als Kränkung erlebt, so daß die Droge zugleich dazu dient, das Ich (Selbst) kompensatorisch aufzublähen, sich Omnipotenzphantasien zu gestatten.

Stehen bei der Fixierung auf das ödipale Niveau der Triebkonflikt und der Wunsch, unterdrückte Triebregungen freizusetzen, im Vordergrund, so ist es bei der tiefergehenden Regression die Reizschutzfunktion nach außen und besonders nach innen, der die Droge nun dient. Es geht hier nicht mehr darum, eine Lösung für einen Triebkonflikt zu finden, sondern Triebregungen, Affekte, Gefühle – eine Differenzierung ist dem Süchtigen hier gar nicht möglich – sollen bereits im Vorfeld, im Entstehen, pharmakogen unterdrückt werden. Der Alkohol wird zum einzigen, ständig handhabbaren und verfügbaren Beziehungsobjekt. Zum andern dient er aber gerade dazu, daß die alltäglichen Beziehungen zur Außenwelt überhaupt noch aufrechterhalten werden können. Die alkoholbedingte Abstumpfung erlaubt es, die Frustration im alltäglichen Umgang mit den Personen der Umgebung erträglich zu machen. Viele Menschen in unserer Gesellschaft halten ihre Arbeitsfähigkeit über Jahre nur dadurch aufrecht, daß sie sich permanent mit einer gewissen Dosis von Alkohol betäuben, während sie nüchtern an ihrer Arbeits- und Lebenssituation scheitern müßten! Dies gilt wahrscheinlich für die Medikamentenabhängigen noch mehr als für die Alkoholiker (vgl. den Roman von Barbara Gordon: »Ich tanze so schnell ich kann«, 1983).

Ich denke, gerade die meisten Medikamentenabhängigen gehören in unserem Modell in die Gruppe jener Personen, die ihre unreifen Ichfunktionen pharmakogen ersetzen müssen bzw. die Droge zur Verstärkung des Reizschutzes benötigen. Bei den Alkoholikern handelt es sich in dieser Gruppe wohl am ehesten um Pegeltrinker ohne Kontrollverlust, die ihr Funktionieren durch einen ständigen Alkohollevel regulieren. Diese bilden bei Jellinek einen Teil der Delta-Kategorie. Es ist offensichtlich, daß hier die Droge nicht einfach entzogen werden kann, ohne einen Ersatz für ihre Funktionen zu bieten bzw. ohne die Lebensumstände zu ändern. Andererseits kann eine Psychotherapie im »nassen Zustand« nicht erfolgen, weil der Alkohol die Funktion der Ich-Regulation übernimmt, der Therapeut sich dann nicht mit den gesunden Ich-Anteilen verbünden kann. Hier ist in der Regel das Setting der stationären Entwöhnungsbehandlung und Psychotherapie indiziert: Der stationäre Rahmen, die Institution und der Therapeut können über die schwierige Anfangszeit die bisher durch die Droge eingenommenen Ichfunktionen ersetzen, während in einer ambulanten Psychotherapie der Halt hier zu schwach wäre. Abstinenz vom Alkohol ist unbedingt erforderlich (s. Kapitel IX).

Es muß an dieser Stelle darauf hingewiesen werden, daß es auch eine extreme äußere Situation sein kann, die ein ansonsten funktionierendes Ich überfordert und zu einer regressiven Verarbeitung zwingt, in der Alkohol oder Drogen als Reizschutz benötigt werden. Vergegenwärtigt man sich beispielsweise, daß die Mehrzahl der im Vietnamkrieg eingesetzten amerikanischen Soldaten drogenabhängig wurden, so lag das in einem großen Teil der Fälle sicherlich nicht an einer unreifen und labilen Persönlichkeitsentwicklung, sondern daran, daß die gestellten Aufgaben und Anforderungen gerade für einen gesunden Menschen nicht mit normalen, im Alltag einsetzbaren Ichfunktionen bewältigbar waren. Psychoanalytisch gesehen müssen wir dann dennoch von einer präödipalen Ichregression sprechen. Wir haben daher, wenn Alkohol oder Drogen als Selbstheilungsmittel zu einer Verstärkung des Reizschutzes eingesetzt werden, auch an die Möglichkeit zu denken, daß ein potentiell gesundes Individuum sich gegen eine real unerträgliche, unbewältigbare Lebenssituation schützt – ein Gesichtspunkt, wie ihn zum Beispiel Schmidbauer (1982) und Passett (1981) nahelegten. Der behandelnde Therapeut wird sich dann fragen, ob sein Patient mit seiner aktuellen Lebenssituation nicht überfordert ist und ob es hier nicht eher sozialtherapeutischer oder gesellschaftspolitischer Maßnahmen bedürfe. Diese Frage stellt sich zum Beispiel auch bei vielen Abhängigen, die sich in verantwortlichen und leitenden Positionen befinden und von ihren Aufgaben ganz offensichtlich überfordert sind, so daß sie ihre Funktionen nur noch mit Hilfe von Alkohol oder Drogen ausüben können.

Wir wollen hier noch einmal zu dem Beispiel der Vietnamsoldaten zurückkommen, weil sich an ihm der Selbstheilungscharakter der Droge am besten erläutern läßt: Der Soldat kann das ebenso Sinnlose wie Furchtbare seines Tuns nur ertragen, indem er sich massiv abstumpft. Als Alternative hätte er nur, sich aufzulehnen und vor ein Kriegsgericht zu kommen, oder – wenn er sich das Furchtbare seines Handelns bewußt zu erleben gestattet – zu verzweifeln und zu dekompensieren, unter Umständen psychotisch zu regredieren. Die Droge dient dann dazu, diese Regression in Psychose oder Autodestruktion zu vermeiden, hilft, den Krieg irgendwie zu überstehen. Versagt dieser »Selbstheilungsmechanismus«, dann läßt sich die Realitätsverleugnung, die Abstumpfung nicht mehr aufrechterhalten und es kommt zu einer weiteren Regression in eine massive und offene Autodestruktivität; so starben seit Ende des Krieges weit mehr Vietnamveteranen durch Suizid, als im Kriege selber gefallen sind (vgl. auch Peele 1983a und Zinberg 1983).

Wir haben versucht, hier den Bereich von Suchtprozessen einzugrenzen, für den die Ichpsychologie – hier synonym mit der Narzißmustheorie gebraucht – die sinnvollsten Erklärungen für das Zustandekommen der Sucht bietet. Es gilt dies für eine präödipale Phase, in der Triebkonflikte in den Hintergrund treten und das Ich, entweder aufgrund einer entwicklungsbedingten Schwäche oder infolge übermäßig belastender äußerer Situationen, von einer Ich-(Selbst-)Fragmentierung bedroht ist und als Schutz gegen eine weitere Regression in Vor-Ich-Phasen mit der Konsequenz der Selbstzerstörung die Droge benötigt, vorwiegend zur Stärkung des Reizschutzes und zu einer äußerlichen Realitätsanpassung. Wenn auch labil, unreif, fragmentiert, so ist hier doch ein Ich noch vorhanden, eine Uridentifikation geglückt, ein Urvertrauen vorhanden gewesen. Hat jedoch auch dieses gefehlt, oder kann die Droge die weitere Ichregression nicht aufhalten, bzw. verstärkt sie sogar noch durch den Suchtzirkel und die Toxizität des Suchtstoffes, dann kann das ich- bzw. narzißmuspsychologische Modell die nun ablaufenden Prozesse nicht mehr befriedigend erklären. Wir finden hier dann nach Simmel (1948) den »Süchtigen im engeren Sinne«, der auf das gastrointestinale Stadium regrediert ist, auf dem eine vollständige Entmischung und Entdifferenzierung stattgefunden hat, psychosomatische Prozesse, Autodestruktion und primitive Abwehrmechanismen vorherrschen. Hier, bei der Regression bzw. Fixierung auf früheste postnatale Zustände, greifen wir auf das objektpsychologische Modell zurück.

Dabei steht nicht mehr die Funktion der Droge als Selbstheilungsmittel im Vordergrund, sondern im Gegenteil deren autodestruktive Potenz; entscheidend für die Drogenwahl ist hier, wie Glover es nannte, das Moment des Sadismus. Es stehen die Abwehrmechanismen der paranoid-schizoiden Position Melanie Kleins im Vordergrund. Eine Identifikation mit der guten Brust ist dabei nicht gelungen; vielmehr unterliegt der Süchtige einer übermächtigen, fressenden, zerstörerischen bösen Brust, die er auf die Droge projiziert, aber immer wieder aufs neue introjiziert. Die bösen inneren Objekte überwiegen hier vollständig und sind nicht integriert; von daher stehen das Ich und seine Leistungen – dessen Vorhandensein wenigstens eine minimale Integration von guter und böser Brust voraussetzt – nicht mehr im Zentrum des Geschehens.

Da es dem Alkoholiker nicht gelingt, im Außen zu spalten zwischen »gut« und »böse«, er die Mutter vielmehr idealisieren muß aus Angst, sie sonst ebenfalls mit seinem Haß zu vernichten und damit sein einziges Objekt zu zerstören, zerstört er sich mittels der Droge selbst. In dieser Form der Sucht dreht sich alles um den Alkohol, die Droge, die vom Süchtigen als einziges Objekt massiv überbesetzt sind, herrscht ein ständiger Wechsel von autodestruktiven Mechanismen, wo der Alkohol durch psychosomatische Erkrankung, Suizid oder andere Drogen ersetzt werden kann.

In dieser Regression auf früheste postnatale Zustände geht es um Leben und Tod, gut und böse, Liebe und Haß, wobei der Süchtige dazu verdammt ist, den Haß, der aus der Internalisierung der ambivalent besetzten Brust resultiert, gegen sich selbst zu wenden. In dieser Gruppe finden wir die Alkoholiker mit Kontrollverlust und selbstzerstörerischen Sauforgien, die Mehrzahl der Gamma-Alkoholiker nach Jellinek.

Die Wahrnehmung der Ichfunktionen, der sozialen Anpassung usw. treten hier in den Hintergrund, sieht man von den Trockenphasen ab, die wahrscheinlich bei dieser Form des Alkoholismus häufiger sind als beim ichpsychologisch zu verstehenden Pegeltrinker. Es geht bei dieser Form des Alkoholismus um existentielle Fragen, um Sein oder Nichtsein. Wir finden in dieser Gruppe jene

Alkoholiker, die zwei, drei oder mehr Entwöhnungsbehandlungen hinter sich haben, immer wieder schwerste Rückfälle produzierten, auf eine Lebensgeschichte mehr oder minder selbst verursachter Katastrophen zurückschauen. Wir sehen hier die schwerste, zerstörerischste, zugleich schillerndste Form der Sucht, die in diesem Buch den breitesten Raum einnimmt, weil sie die größten und am schwierigsten lösbaren Anforderungen an den Psychotherapeuten stellt, am wenigsten durch die aktuelle soziale Umwelt beeinflußbar ist. Das schließt nicht aus, daß hier zuvor ein reiferes Abwehrniveau vorlag, die Droge zum Beispiel jahrelang als Selbstheilungsmittel diente. Ich glaube aber, daß diese schwerste Form der süchtigen Regression sich nur auf der Basis einer frühen Störung ausbilden kann und niemals ausschließlich infolge ungünstiger äußerer sozialer Bedingungen. Bei einer durch den autodestruktiven Zirkel und häufige Rückfälle gekennzeichneten, mit psychosomatischen Erkrankungen, Unfällen und Suizidversuchen verknüpften Suchtgeschichte sollte der Therapeut daher in der Regel das Vorliegen einer schwerwiegenden Pathologie annehmen, die durch frühe Störung der paranoid-schizoiden Position bzw. der Phase der Identitätsbildung bestimmt ist. Das heißt auch, daß der Entzug – hier aufgrund der psychischen Struktur überhaupt nur als ein abrupter und vollständiger Entzug vorstellbar – jenes oben beschriebene psychische Ungleichgewicht schafft, in dem der autodestruktive Haß sich anderer Mittel bedienen muß, soll nicht ein Rückfall (der hier stets im Kontrollverlust enden müßte!), ein Suizid oder eine schwere psychosomatische Erkrankung eintreten. Hier haben sadistische Therapierituale, aber auch die unten noch zu beschreibenden Mechanismen mancher Selbsthilfegruppen, die den Sadismus externalisieren, ihren Platz.

Neben den »echten Alkoholikern« nach Simmel findet sich in dieser Gruppe auch die Mehrzahl der Heroinabhängigen, weshalb sich die auf diesem Gebiet arbeitenden Institutionen und Selbsthilfegruppen häufig eines besonders ausgeprägten Sadismus bedienen. Es muß bei diesen Patienten von der Notwendigkeit einer langjährigen Psychotherapie oder einer lebenslangen Ersatzbildung (z. B. durch Selbsthilfegruppen) ausgegangen werden; die Warnung der Abstinentengruppen, je wieder einen Tropfen Alkohol anzurühren, ist hier unbedingt ernst zu nehmen!

Die Patienten dieser Gruppe haben häufig leider eine ungünstige Prognose, und es sind hier auch diejenigen Alkoholiker zu finden, die trocken die größten Schwierigkeiten mit dem Leben haben, dekompensieren, auffällig werden, chaotische oder extrem symbiotische, dabei meist destruktive Beziehungskonstellationen aufbauen, in den sogenannten »Trockenrausch« verfallen usw.

Ich möchte hier nochmals herausstellen, daß sich die Erklärungen der einzelnen psychoanalytischen Modelle keineswegs gegenseitig ausschließen. Ferner kann ein und dieselbe Person in ihrer Ichregression natürlich auch verschiedene Entwicklungsstufen durchlaufen. Diente die Droge beispielsweise zunächst der Regulierung von einzelnen Triebbedürfnissen, so nahm sie bei dieser Person zu einem späteren Zeitpunkt vielleicht immer mehr regulierende Funktionen des Ichs wahr, wie das u. a. Radò (1934) beschrieben hat, bis an einem gewissen Zeitpunkt die fortschreitende Ichregression, verbunden mit der Toxizität der Droge, die bis dahin verborgen gebliebene frühe Störung freilegte und die Droge zu einer autodestruktiven Bewältigung des freigesetzten Hasses dient. Dies kann auch von Phase zu Phase schwanken: bei ein und demselben Alkoholiker mag die Droge zu einem Zeitpunkt dem Ausleben autodestruktiver Exzesse dienen, zu einem andern Zeitpunkt der Stabilisierung und Regulierung seiner Ichfunktionen. Daher finden wir natürlich eine Menge von Übergangszuständen, so daß bei ein und demselben Fall objekt- wie auch ich- und triebpsychologische Gesichtspunkte zu berücksichtigen sind. Dies wiederum kann von Phase zu Phase, noch mehr im Verlauf der Therapie wechseln.

Dennoch ist es meines Erachtens diagnostisch wie therapeutisch wichtig, das Ausmaß der zentralen Ichregression zu ermitteln. Ich möchte dabei nochmals hervorheben, daß mein Modell keine weitere Typologie von Alkoholikern sein soll. Vielmehr geht es darum, auf einem entwicklungspsychologischen Kontinuum die zum jeweiligen Therapiezeitpunkt optimale analytische Perspektive (trieb-, ich- oder objektpsychologische) einzunehmen, die die wichtigsten Beiträge zum Verständnis des Falles liefern und therapeutische Handlungsanweisungen ermöglichen kann. Ein psychoanalytisches Persönlichkeitsmodell muß immer ein dynamisches sein und kann sich niemals auf eine einfache Typologisierung reduzieren lassen. Selbst eine auf den frühesten postnatalen Zustand regredierte Persönlichkeit hat in einzelnen Bereichen eine – wenn auch oft nur aufgesetzte, fassadenhafte – Ichstruktur entwickelt, so daß hier auch die ichpsychologische Perspektive ihre Beiträge liefern kann. Andererseits können auch bei einem weitgehend reifen Individuum frühe Traumatisierungen vorliegen, die in einer süchtigen Entwicklung wiederbelebt werden können.

Wir wollen die Beiträge der unterschiedlichen psychoanalytischen Positionen und deren Einordnung auf unserem Modellkontinuum in der Folge an einigen Fallbeispielen explizieren, um zu verdeutlichen, wie dieses Modell in der konkreten klinischen Arbeit als diagnostische Hilfe eingesetzt werden kann.

VIII Falldarstellungen

Im folgenden werden wir einige Fälle vorstellen und versuchen, die zugrundeliegenden psychodynamischen Prozesse zu verstehen. Hierbei orientieren wir uns an dem in Kapitel VI vorgestellten psychoanalytischen Modell. Alle Fälle stammen aus dem Bereich der stationären Psychotherapie mit Alkoholikern. Namen und Daten sind aus Diskretionsgründen verändert.

Frau S.

Frau S., zum Zeitpunkt der Therapie 33 Jahre alt, verheiratet, zwei Kinder, erlebte in ihrer Ursprungsfamilie eine gerade bei weiblichen Alkoholikern häufige Konstellation: Der Vater war Alkoholiker, unberechenbar, unbeherrscht und oft gewalttätig. Frau S. hatte als Kind große Angst vor ihm und verabscheute seinen Alkoholabusus. Die Mutter – sie hatte neben Frau S. noch vier weitere Kinder – war nicht nur für den Haushalt verantwortlich, sondern mußte auch weitgehend für den Lebensunterhalt der großen Familie sorgen; ihr oblag die Verantwortung für die Landwirtschaft in einem kleinen niedersächsischen Dorf. Die Patientin idealisierte ihre Mutter, die sie als liebevoll, fürsorglich und zuverlässig beschreibt; stets sei sie verständnisvoll gewesen, immer für die Sorgen ihrer Kinder da. Der Vater dagegen wurde nur negativ erlebt; er war rechthaberisch, egoistisch, aggressiv und brutal, drangsalierte Frau und Kinder, verhinderte unter anderem auch, daß die Patientin eine Berufsausbildung erhielt. Der Vater habe sie stets eingesperrt, verfolgt, bedroht, und aus Angst vor dem Vater sei sie ein ängstliches und gehemmtes Kind gewesen. Dennoch verbindet sie eine spürbare Haßliebe mit dem Vater.

Trotz dieses ungünstigen familiären Hintergrunds entwickelte die Patientin eine relativ reife Persönlichkeitsstruktur, bei der angstneurotische und hysterische Merkmale auf der Basis einer negativ-ödipalen Konstellation vorherrschen. Ihre Erregbarkeit, Unruhe und Ängstlichkeit zeigen sich häufig in Schlaflosigkeit und Herzklopfen bis hin zu Magenschmerzen und anderen psychosomatischen Beschwerden.

Frau S. entwickelte sich zunächst recht unauffällig; sie heiratete frühzeitig, mit 18 Jahren, wobei sicherlich das Bestreben vorherrschte, so rasch wie möglich dem belastenden Elternhaus zu entfliehen. Frau S. wählte sich als Partner einen Mann, der das Gegenteil ihres Vaters war. Er ist drei Jahre älter als sie, ruhig, zuverlässig und stabil, aber mit einer Tendenz zum Perfektionismus und zur Rigidität, sachlich, kontrolliert mit zwanghaften Zügen. Dieser Mann, Mitglied einer Sekte und in seiner Kindheit und Jugend von seinen offenbar fanatisch-religiösen Eltern erheblich drangsaliert, suchte bei Frau S. Emotionalität, Spontaneität und Fröhlichkeit, während er ihr Halt und Geborgenheit gab. Diese komplementäre eheliche Konstellation funktionierte für einige Jahre recht gut, und Frau S. hielt eine enge Beziehung zu ihrer Mutter aufrecht. Ein traumatisches Ereignis zerstörte dieses Gleichgewicht: Als Frau S. 24 Jahre alt war und gerade mit ihrem zweiten Kind im neunten Monat schwanger, verunglückten Eltern und Schwestern mit dem Auto. Als Frau S. zunächst die vage Nachricht erhielt, es könne Tote gegeben haben, hoffte sie insgeheim, der Vater sei tödlich verunglückt. Tatsächlich waren die Mutter, beide Schwestern und ein Schwager umgekommen, während der Vater als einziger, wenn auch schwerverletzt und von nun an arbeitsunfähig, den Unfall überlebt hatte. Um ihr – der bevorstehenden Geburt wegen – »Aufregungen zu ersparen«, durfte sie nicht einmal an der Beerdigung der Familie teilnehmen. Der Tod der Mutter machte Frau S. eine innere Ablösung von ihr unmöglich; sie wurde noch stärker idealisiert, während ausgerechnet der verhaßte Vater überlebt hatte, was ihren Haß auf ihn noch weiter steigerte. Die schon zuvor ängstliche und leicht erregbare Frau S. entwickelte nach diesem Unfall verstärkt manifeste Ängste. Sie verhielt sich gegenüber ihren Kindern überprotektiv, ließ sie kaum aus den Augen, erregte sich auch bei kleinsten Krankheiten, Verletzungen oder Verspätungen der Kinder. Sie selber gibt an, ihre Kinder in den ersten Jahren praktisch eingesperrt, sie im Säuglingsalter bei jeder Blähung zum Arzt gebracht zu haben, usw.

In dieser Phase begann sie zur Beruhigung zu trinken oder vom Hausarzt verschriebene Beruhigungsmittel zu nehmen. In ihrer Überbesorgtheit und Überprotektivität schränkte sie offensichtlich auch ihren Ehemann mehr und mehr ein, überschwemmte ihn mit ihren Ansprüchen nach Zuwendung. Infolge seiner gehemmten Art konnte dieser sich nicht direkt wehren und begann, sich zu entziehen, indem er anfing, neben seiner Berufstätigkeit als Beamter nachts Zeitungen auszufahren. Für diesen Nebenjob gab der Ehemann finanzielle Interessen an, die jedoch uneinsichtig bleiben, da die Familie keinerlei Schulden hatte und auch keine größeren Anschaffungen anstanden. Der Tagesablauf sah nun so aus, daß Herr S. jeweils eine Woche lang »Urlaub« von seinem Nebenjob hatte und dann wieder eine Woche lang Zeitungen ausfuhr. Er legte sich nach der Arbeit einige Stunden schlafen, ging um zehn Uhr abends aus dem Haus und war bis zwei oder drei Uhr morgens unterwegs. Frau S. wartete dann schlaflos und oft von panischer Angst erfüllt; immer wieder kamen ihr dabei die Bilder vom Unfalltod ihrer Familie, und sie sah auch ihren Mann bereits tot. Um diese Angst zu bannen, beruhigte sie sich mit immer größeren Mengen von Alkohol, und der Mann fand bei seiner Rückkehr, besonders wenn er sich verspätet hatte oder im Winter bei Glatteis, seine Frau volltrunken vor. Zwar lehnte er ihren Alkoholabusus ab, war aber auch nicht bereit, seine Nebentätigkeit aufzugeben.

Dabei fiel bei Frau S. der demonstrativ-appellative Charakter des Trinkens ins Auge. Immer wieder versuchte sie, ihren Mann durch demonstrative Akte zu zwingen, daß er sich um sie kümmere. Infolge seiner rigide-zwanghaften Art wandte er sich dann nur verständnislos und angewidert von ihr ab. Während Frau S. hoffte, durch die Provokation ihres Trinkens den Mann zu erreichen, bewirkte sie das Gegenteil, denn dieser reagierte mit Verständnislosigkeit und Rückzug, strafte sie durch weiteren Liebesentzug in der Form tagelangen Schweigens. Die Patientin agierte immer verzweifelter, um den Mann zu erreichen, wodurch der Zustand der Ehe noch kritischer wurde: Sie leerte demonstrativ ganze Kognakflaschen und zerschlug Geschirr. Eine dieser typischen Interaktionen führte dann zur Entzugsbehandlung. Der Ehemann hatte Urlaub angemeldet, und Frau S. erhoffte sich eine gemeinsame Reise, Gelegenheit zur Aussprache usw. Statt dessen erschien Herr S. am ersten Urlaubstag mit einem Berg von Tapeten aus einem Sonderangebot, um die gesamte Wohnung zu renovieren. Frau S. begann daraufhin zu trinken, zu schreien und zu toben, riß schließlich die Lampen ab und zerstörte Einrichtungsgegenstände. Dadurch, so hoffte sie, würde sie den Mann zu einer Reaktion provozieren. Er blieb jedoch stumm, nahm schweigend die Kinder, verließ mit ihnen die Wohnung und meldete sich tagelang nicht; Frau S. betrank sich bis zur Bewußtlosigkeit.

Nur kurz soll hier auf den Therapieverlauf eingegangen werden. Frau S. befand sich für fünfzehn Wochen in der stationären Entwöhnungsbehandlung, wobei sie sich nach anfänglicher Ängstlichkeit und Gehemmtheit bald recht wohl fühlte, auftaute, ihre Stationsgruppe in eine Art Ersatzfamilie verwandelte. Im Mittelpunkt der therapeutischen Gespräche standen die eheliche Beziehung und das Verhältnis zum Vater. Gerade mit Blick auf den provokativen Charakter des Trinkens der Patientin erschien es angezeigt, in gemeinsamen Gesprächen den Ehepartnern zu ermöglichen, eine neue Interaktionsbasis zu finden und mit ihren komplementären Strukturen fertig zu werden. Dafür zeigten sich beide Partner recht aufgeschlossen.

Zu Beginn der Therapie war Frau S. voll Haß auf den Vater. Dieser litt an Krebs und lag praktisch im Sterben. Angesichts des bevorstehenden Todes war es möglich, Frau S. ein Stück weit mit dem Vater auszusöhnen. Sie konnte einsehen, inwieweit ihr Trinken auch eine negative Identifikation mit dem Vater ausdrückte, da sie sich selbst betrunken ebenso verabscheute wie einst den Vater. Schließlich erwachte in ihr der Wunsch, den Vater vor seinem Tode noch einmal zu sehen, ihn zu pflegen, bekam sie Mitleid angesichts seines qualvollen Sterbens. Die (teilweise) Aussöhnung mit dem sterbenden Vater ermöglichte es auch, ihre eigenen aggressiven Anteile zu integrieren, die sie bisher nur unter Alkohol ausagieren konnte.

Tatsächlich starb der Vater nur eine Woche nach der Entlassung der Patientin. Nach meinen Informationen ist Frau S. bis heute nicht rückfällig geworden.

Wir haben an den Anfang einen Fall gestellt, der zum einen in bezug auf die zugrundeliegende Psychodynamik von einer meines Erachtens minder schweren Pathologie ist, zum andern für die Therapie günstige Voraussetzungen bot, nämlich Kooperationsbereitschaft des Partners bei prinzipiell noch intakter Ehe und die Möglichkeit, den Tod des Vaters für die Bearbeitung der negativen ödipalen Konstellation zu nutzen. In diesem Fall lassen sich die

Motive des Trinkens aufgrund der Vorgeschichte im Rahmen des klassischen psychoanalytischen Neurosemodells gut verstehen. Bei einer hysterisch-angstneurotischen Struktur hat ein plötzlicher Objektverlust labilisierend und traumatisierend gewirkt. Wegen der negativ ödipalen Fixierung auf den Vater wurde in einer Art von Identifikation mit dem Aggressor gerade jenes Mittel zur Bewältigung dieser beängstigenden und traumatisierenden Situation gewählt, dessen sich auch der verhaßte Vater bediente: der Alkohol. Natürlich diente der Alkohol bei Frau S. vorwiegend der Angstbewältigung, wie dies Krystal und Raskin in ihrem ichpsychologischen Modell der Sucht beschrieben haben. Trotz dieser Funktion des Alkohols scheint es uns aber nicht gerechtfertigt zu sein, bei Frau S. auf eine besondere Ich-Schwäche zu schließen. Der Objektverlust durch den Unfalltod der Mutter und der Schwestern waren real, ebenso wie die Angst um den Ehemann bei dessen Nachtfahrten nach dieser Traumatisierung nachvollziehbar und verständlich ist. Auch dürfen hier der demonstrative Charakter des Alkoholabusus und eben die Identifikation mit dem Vater nicht übersehen werden. Bei Frau S. sind auch keine gravierenden autodestruktiven Mechanismen zu erkennen, sieht man davon ab, daß sie mit dem Alkohol in sich auch die Repräsentanzen des Vaters bekämpfte.

Das klassische psychoanalytische Neurosemodell vermag meines Erachtens den Alkoholabusus der Frau S. hinreichend zu erklären, wobei allerdings auch die ichpsychologischen Ansätze – besonders hinsichtlich der Angstbewältigung – hinzugezogen werden können. Für die minder schwere Pathologie sprechen auch die relative Kürze der Therapie und deren offenbar erfolgreicher Verlauf. Es sei hier darauf hingewiesen, daß es sich bei dieser stationären Therapie natürlich nicht um eine Psychoanalyse handelte; es wurde symptomorientiert gearbeitet, und die zugrundeliegende Neurose blieb weitgehend unbearbeitet. Frau S. konnte jedoch leicht auf den Alkohol verzichten, und es kann hier nicht von einer süchtigen Struktur im engeren Sinne gesprochen werden, was heißt, daß Frau S., günstige äußere Umstände vorausgesetzt, künftig theoretisch ohne große Gefährdung Alkohol trinken könnte. Die starken Hemmungen und Ängste, die sich oft auch in psychosomatischen Beschwerden ausdrücken, machen Frau S. an sich weiterhin behandlungsbedürftig im Sinne einer klassischen

Neurosentherapie, was aufgrund äußerer Umstände leider nicht erfolgt ist (fehlendes Therapieangebot). Psychoanalytisch gesehen wurde in dieser Therapie lediglich ein Symptom genommen und damit die zugrundeliegende Neurosestruktur erst aufgedeckt.

Frau L.

Einen sehr ähnlichen Hintergrund finden wir in unserem zweiten Fall, der 31jährigen Frau L. Auch der Vater dieser Patientin war alkoholabhängig, die Mutter ordentlich, depressiv, gehemmt, triebfeindlich und für die Familie verantwortlich. Allerdings hat Frau L. keine so ausgeprägte Spaltung wie Frau S. entwickelt; auch sie idealisiert zwar die Mutter, lehnt den Vater aber nicht so haßerfüllt ab. Vielmehr ist sie sich ihrer partiellen Identifikation mit dem Vater durchaus bewußt, und sie fühlt sich auch verantwortlich für ihn. Die Mutter, die drei Jahre vor Therapiebeginn der Patientin starb, nahm ihren drei Töchtern auf dem Sterbebett das Versprechen ab, für den Vater weiterhin so zu sorgen, daß er nicht in ein Heim kommen müsse. Diese von der Mutter inszenierte »Sorge« für den trinkenden Vater erwies sich als verhängnisvoll, weil der Vater dadurch zeitlebens an der Aufnahme einer Therapie gehindert wurde und zwischenzeitlich an einem Korsakow-Syndrom leidet.

Die ödipale Situation ist bei Frau L. nicht nur von Haß, sondern auch von Schuld- und Verantwortungsgefühlen gegenüber dem Vater geprägt. Primär mit der Mutter identifiziert, bemühte sie sich schon als Kind, besonders brav und ordentlich zu sein, war eine Musterschülerin. Die Frauen der Familie – neben ihr und der Mutter zwei Schwestern – versuchten, den negativen Eindruck, den der Vater im Dorf hervorrief, wettzumachen. So übernahm Frau L. schon als Kind gerne Verantwortung für Schulkameradinnen und die beiden jüngeren Schwestern. Die Mutter band sie über Schuldgefühle stark an sich, und sie war die Lieblingstochter des Vaters. Dessen Alkoholismus und die Dominanz der Mutter verhinderten jedoch eine echte Annäherung zwischen Tochter und Vater, und der spätere Alkoholabusus der Patientin entspringt sicherlich der Identifikation in dieser ungelösten ödipalen Beziehung.

Auch Frau L. heiratete frühzeitig, mit 18 Jahren, vorgeblich weil sie einen Mann suchte, an den sie sich anlehnen konnte. Tatsächlich heiratete sie einen Mann eher nach dem Bild des Vaters, schwach, hilflos und unselbständig, der bis heute noch fast gänzlich von seinen eigenen Eltern abhängig ist. Frau L. kam wiederum in die Rolle, stark und perfekt sein zu müssen, kontrollierte sich selber bis an die Grenze der Zwanghaftigkeit. Aus dieser Selbstkontrolle konnte sie nur der Alkohol befreien. Dies spielte besonders auch bei den sexuellen Problemen von Frau L. eine Rolle. Ungehemmt und erlebnisfähig war sie nur unter Alkohol, während sie Sexualität sonst ablehnte (sie brachte sie in Verbindung mit Verfolgungen der Mutter durch den betrunkenen Vater, die sich dann oft im Bad einschloß und in der Badewanne übernachtete). Sie inszenierte immer wieder Erfahrungen, daß Männer von ihr »nur das eine« wollten, sie bedrohten. Der Alkohol ermöglichte ihr die Freisetzung von Trieben, wobei sie sich allerdings im nachhinein verabscheute, wie sie einst den Vater in seiner Trunkenheit verabscheut hatte.

Die identifikatorischen Verbindungen zu den Eltern waren Frau L. zumindest vorbewußt. Sie gehörte zu den wenigen Patienten, die die Entwöhnungsbehandlung vollkommen eigenständig beantragten, und im nachhinein möchte ich bezweifeln, ob ihre Eigendiagnose »Alkoholismus« überhaupt zutreffend ist. Es sieht vielmehr danach aus, als sei Frau L. aufgrund ihrer Erfahrungen mit dem Vater in Hinsicht auf Alkohol dermaßen übersensibilisiert, daß sie dazu neigte, ihren eher durchschnittlichen Alkoholkonsum (gelegentliches Sich-Betrinken) als pathologisch zu bewerten. Eine echte Abhängigkeit von Alkohol war bei ihr weder physisch noch psychisch beobachtbar. In der Therapie gewann bei ihr rasch die Tendenz die Oberhand, anderen Alkoholikern – wahrscheinlich stellvertretend für ihren Vater – zu helfen. Sie schlüpfte auf der Station in die Therapeutenrolle und übernahm kurz nach ihrer Entlassung die Leitung einer Suchtberatungsstelle in ihrem Wohnort; in dieser Tätigkeit ging sie vollständig auf.

Die erkennbare Funktion des Alkohols bei der deutlich hysterisch strukturierten Frau L. ist die der Freisetzung von Triebbedürfnissen. Daß Frau L. dieses Verhalten so verabscheute und als Alkoholismus klassifizierte, ist wahrscheinlich der unbearbeiteten ödipalen Beziehung zum Vater zuzuschreiben. Symptombezogen gesehen war der Therapieerfolg niemals in Frage gestellt; die zugrundeliegende Neurose blieb jedoch unbearbeitet, ja die Patientin nutzt die Therapie und ihre Helfertätigkeit eher dazu, ihre Triebabwehr noch zu verstärken. Die enthemmende Funktion des Alkohols wurde durch eine Sublimierung ersetzt. Indiziert wäre hier eine analytische Psychotherapie, die die Patientin jedoch nicht aufnehmen wird, da sie in ihrer helfenden Tätigkeit aufgeht.

Beiden zuerst beschriebenen Fällen ist gemeinsam, daß das klassische psychoanalytische Modell zum Verständnis des Alkoholabusus hinreichend ist, wobei eine unbewältigte ödipale Konstellation, eine neurotische Persönlichkeitsstruktur und – in mindestens einem dieser Fälle – ein Triebkonflikt maßgeblich sind. Die Grenze zum »normalen Trinken« ist hier fließend. Auf die Annahme einer schwereren Ichpathologie, einer frühen Störung oder ähnlichem kann hier verzichtet werden. Der Alkoholismus ist hier auch nicht das zentrale Symptom; eine klassische Neurosentherapie erschiene angemessen.

Eine wesentlich prägnantere Rolle spielt der Alkohol in der Regulation der Persönlichkeitsfunktionen bei den folgenden Fällen:

Herr E.

Herr E. ist 38 Jahre alt, verheiratet, lebt aber gerade in Scheidung. Er wirkt erheblich jünger, ja kindlich, ist untersetzt und leidet unter einem ausgeprägten Sprachfehler, bedingt durch eine Gaumenspalte. Herr E. ist sehr unreif und unselbständig, dabei ängstlich und schüchtern, errötet leicht, ist sehr gehemmt, andererseits oft albern und verspielt wie ein »Lausbub«.

Herr E. erlebt sich als der ewige Verlierer, der im Leben zu kurz gekommen ist. Deutlich wird das besonders in der Konkurrenz zu den Geschwistern, die beide studiert haben, während er Hilfsarbeiter blieb. Er macht seinen Eltern den Vorwurf, sie hätten in der Kindheit die rechtzeitige Operation der Gaumenspalte versäumt, sonst wäre der Schaden geringer geblieben. Tatsächlich scheint die ganze Familie ihm gegenüber Schuldgefühle zu haben, die man durch übermäßige Verwöhnung wettzumachen suchte. Offenbar wurden Herrn E., als dem armen, kranken Kind, alle Fehler nachgesehen, und besonders die Großeltern, deren eindeutiger Liebling er war, überhäuften ihn mit Geschenken. Herr E. war somit nie genötigt irgend etwas selber zu machen, sich auf eigene Füße zu stellen.

Aufgrund des Sprachfehlers entwickelte Herr E. ausgeprägte Minderwertigkeitsgefühle, aber auch eine äußerste Raffinesse darin, andere Leute für sich zu mobilisieren und ihnen unangenehme Arbeiten abzutreten, weil er ja so hilflos sei. Herr E. lebte bis zum Alter von 32 Jahren zu Hause und wurde von der Mutter wie ein Kind behandelt, mußte sich nicht einmal um die banalsten Dinge des täglichen Lebens kümmern.

Sein Leben änderte sich, als er erstmals eine Freundin kennenlernte – 13 Jahre jünger und behindert durch eine ausgeprägte Sehschwäche. Herr E. heiratete sie bald und gründete einen eigenen Hausstand, übernahm sich in seinem Stolz, nun ein verheirateter Mann zu sein, in seinen Ausgaben. Trotz des Alters von über 30 Jahren zeigte die Ehe des Patienten alle Charakteristika einer ausgesprochenen »Kinderehe«, weil beide Partner aufgrund ihrer Behinderung bisher von der Realität des täglichen Lebens ferngehalten worden waren und sich sehr unreif verhielten.

Die Euphorie war bald vorüber, und der Traum von einem anderen Leben brach für Herrn E. zusammen. Die Last der Schulden drückte, der Alltag war nicht zu meistern, die Wohnung verkam, es kam zu häufigen Ehekrächen, und die Frau ging fremd. Herr E. begann zu trinken, weinte viel, erkrankte psychosomatisch, bis die Frau, die von einem neuen Freund schwanger geworden war, ihn ganz verließ. Herr E. scheiterte mit der eigenen Wohnung und seinen Schulden, flüchtete zurück in seine Ursprungsfamilie und geriet wieder in die Abhängigkeit von seiner Mutter. Zusätzlich fand er eine Ersatzmutter in einer Freundin, die an ihm ihr Helfersyndrom ausagierte, ihn täglich besuchte, aber keine sexuelle Beziehung zu ihm aufnahm. Sie konnte ihn aber zur Kur bewegen.

Zusammengefaßt stehen im Vordergrund die körperliche Behinderung des Patienten und der daraus entstandene Krankheitsgewinn des Versorgtwerdens, der zugleich starke Abhängigkeit schafft. Herr E. ist deutlich oral strukturiert, sehr infantil und abhängig mit nur rudimentärer Autonomieentwicklung. Infolge dieser fehlenden Autonomie und Ichreife besaß der Patient nicht die Ichfähigkeiten, mit den Enttäuschungen seiner gescheiterten Ehe fertig zu werden. Er trank exzessiv und verwahrloste, durchlebte in der Klinik ein Alkoholdelir.

Man muß sagen, daß bei Herrn E. fast alle wichtigen Ichfunktionen unentwickelt geblieben sind, angefangen von der Frustrationstoleranz und Affekttoleranz bis hin zu einer vollkommen ungenügenden Realitätswahrnehmung und -anpassung. Grundlage für diese Defizite dürfte hier ausnahmsweise eine Verwöhnungssituation sein, die der realen Behinderung von Herrn E. entspringt und Eltern, Großeltern und Geschwistern – sicher auch aus Schuldgefühlen – Mitleid abnötigte. Den Anforderungen eines normalen, selbständigen Lebens ist Herr E. in keiner Weise gewachsen.

Auch in der Therapie mogelte er sich mehr oder minder durch, suchte Mitleid zu erregen und erreichte, daß er von allen unangenehmen Aufgaben oder Frustrationen verschont wurde. Er verharrte in einer passiv-oralen Haltung, in der er sich versorgen ließ. Die Funktion des Alkohols für Herrn E. läßt sich mit dem ichpsychologischen Modell gut ableiten: Versagen die realen mütterlichen oder Mutterersatzobjekte in ihrer Schutzfunktion und wird Herr E. mit den unvermeidbaren Frustrationen der täglichen Realität konfrontiert, so sind seine Ichfähigkeiten zu schwach, die Situation zu bewältigen. Er fühlt sich dann hilflos, bedroht, ausgeliefert, von Angst und Affekten überwältigt und betrinkt sich exzessiv, wobei er keine Grenze mehr finden kann. Ist er wieder nüchtern, dann ist sein Elend noch größer, so daß er gleich weitertrinken muß.

Herr E. war sechs Monate in Entwöhnungsbehandlung; danach kehrte er unter die Fittiche seiner Mutter zurück. Nach einigen Monaten wurde er schwer rückfällig und mußte erneut stationär aufgenommen werden. Es ist offensichtlich, daß Herr E. zur Nachreifung und Entwicklung seiner Ichfunktionen einer langen Therapie bedürfte. Selbst unter optimalen Bedingungen bliebe es zweifelhaft, ob Herr E. jemals zu einem wirklich eigenständigen Leben in der Lage wäre. Daran würde ihn weniger seine Sprachstörung hindern – denn er kann sich durchaus verständigen, wenn er das will, schiebt diese vielmehr oft als einen weiteren Schutz vor –, sondern seine fehlende Ichreife und Ichstärke. Verschlimmern dürfte sich seine Situation noch weiter, wenn die Mutter eines Tages stirbt.

Herr E. ist vom Alkohol abhängig, weil er diesen als Selbstschutz und zur Ichregulation benötigt, wenn die äußeren Objekte versagen. Triebpsychologische Gesichtspunkte — etwa die mit dem Alkohol zu verschaffende Enthemmung — sind dabei sekundär, ebenso objektpsychologische Gesichtspunkte, da die körperliche Schädigung durch den Alkohol eine von Herrn E. nicht intendierte Nebenwirkung darstellt.

Herr M.

Merr M., ein 45jähriger Berufssoldat, erlebte im Gegensatz zu Herrn E. in seiner Kindheit sehr ungeordnete und unzuverlässige Verhältnisse. Er unterscheidet sich in seinem Trinkverhalten deutlich von den bisher beschriebenen Fällen, da er zur großen Gruppe der Spiegel- oder Pegeltrinker gehört und wohl nie einen echten Kontrollverlust unter Alkohol erlebte. Er zeigt eine insgesamt depressiv-zwanghafte Persönlichkeitsstruktur.

Die Kindheit von Herrn M. war stark durch die Kriegs- und Nachkriegsjahre geprägt. Herr M. ist das älteste von vier Geschwistern, wobei sein Vater allerdings nicht sein leiblicher Vater ist. Er erfuhr dies erst im Alter von 24 Jahren und weiß bis heute nicht, wer sein wirklicher Vater war. Kriegsbedingt trat auch der Adoptivvater erst auf den Plan, als Herr M. bereits zehn Jahre alt war. Bis dahin lebte er mit Mutter und Großmutter, wobei es zu häufigen Ortswechseln kam. Die einzige ruhige Zeit waren zwei oder drei Jahre in einem oberbayerischen Dorf, die er der Landverschickung verdankte, und 1945 mußte die Familie ein halbes Jahr in einem Eisenbahnwaggon umherfahrend verbringen. Die Hauptbezugsperson war in diesen Jahren die Oma, während sich die Mutter nie um ihn oder die Belange der Familie gekümmert habe.

An dieser Stelle wird jedoch ein deutlicher Affekt spürbar. Während Herr M. sonst immer distanziert und sachlich über seine Kindheit erzählt, wird er ironisch, enttäuscht und verbittert, wenn es um die Mutter geht. Er fühlte sich nicht nur in der Kindheit von ihr im Stich gelassen. Auch später habe sich die Mutter nie um ihn gekümmert, was so weit ging, daß sie nicht einmal zu seiner Hochzeit erschien, weil sie durch diese Anstrengung Migräne hätte bekommen können. Die Mutter sei kalt, herzlos und egoistisch; ihr sei immer alles zuviel gewesen, obwohl sie in ihrem ganzen Leben nie etwas gearbeitet habe; sie habe immer nur geklagt und Krankheiten vorgeschoben. Auch als der Vater später infolge eines Parkinsons krank und pflegebedürftig geworden sei, habe sich die Mutter nicht um ihn gekümmert; das habe alles die Schwester machen müssen, und die Mutter habe den kranken Vater auch noch beschimpft. Keines der Kinder habe es wegen der unerträglichen Mutter zu Hause ausgehalten. Auch heute halte die Mutter keinen Kontakt zu ihm, verspräche Besuche, käme dann aber nie.

Der Adoptivvater erschien erst Jahre nach dem Krieg, arbeitete viel als Journalist und hatte später eine wichtige Position beim Fernsehen. Dieser sehr leistungsorientierte Vater, der sich aus der Kindererziehung heraushielt, ermöglichte der Familie in den fünfziger Jahren eine gutbürgerliche Existenz. Zu ihm hatte der Patient ein gutes Verhältnis.

Der Vater wollte ihn mit Hilfe seiner guten Beziehungen im Verlagswesen unterbringen. Herr M. brach aber frühzeitig aus und wollte seine eigenen Wege gehen, den Eltern beweisen, daß er auch selber etwas werden kann. Ganz im Kontrast zur bürgerlichen Existenz der Familie fing er eine Landwirtschaftslehre an, wobei ihm die Mutter auch noch seine knappe Lehrlingsvergütung abnahm. Dann arbeitete er in einer Wäscherei und zog schließlich mit einem Zirkus durch das Land. In dieser Zeit galt er in seiner angesehenen Familie als verwahrloster Luftikus.

Sieht man den ruhigen und sehr zwanghaften, meist stocksteif dasitzenden Patienten vor sich, fällt es schwer, sich ihn als Zirkusarbeiter vorzustellen. Ich glaube, daß diese Phase nicht nur durch eine Adoleszenzkrise und Abgrenzungsbemühungen gegen die Eltern bestimmt war, sondern auch durch eine innere Haltlosigkeit und Ichschwäche, bedingt durch die instabile, unzuverlässige Kindheit und die Vernachlässigung durch die Mutter. Tatsächlich suchte sich Herr M. auch bald ein äußeres Korsett: Er ging mit 21 Jahren als Berufssoldat zur Bundeswehr, suchte offensichtlich hier den Halt und den Rahmen, die ihm seine Familie nicht hatte geben können. Er fühlte sich in der Bundeswehr wohl und machte eine gewisse Karriere, wobei ihn seine mangelhafte Schul- und Berufsbildung stets benachteiligte. Er ließ sich mit einem Übermaß an Aufgaben und Verantwortung belasten. Er galt als ruhig, arbeitsam, stabil und zuverlässig. Niemals ist Herr M. aggressiv oder aufbrausend, sondern er frißt allen Ärger in sich hinein und leidet unter Magenschmerzen. Herr M. begann zur Beruhigung und Entspannung zu trinken; die Kognakflasche lag stets griffbereit im Schreibtisch.

Es kam jedoch eine weitere Belastung hinzu, mit der Herr M. nicht fertig wurde. Mit 25 heiratete er eine Frau, die ihm ähnlich ist, ernst, verschlossen und depressiv, unter diversen psychosomatischen Symptomen leidend. Drei Jahre später bekam das Ehepaar Zwillinge, zwei Mädchen, von denen eines mongoloid war. Herr M. konnte es nicht ertragen, abends nach Hause zu kommen und das behinderte Kind zu sehen; also sorgte er für einen permanenten Alkoholpegel. Zugleich verhielten sich beide Eltern auch überprotektiv und waren um das Kind bemüht, wollten es nicht in ein Heim geben.

Herr M. trank immer mehr, überlastete sich zusehends; der Alkohol beeinträchtigte schließlich seine Leistungsfähigkeit, und bei der Bundeswehr ließ sich das Trinken nicht mehr verbergen. Es kam zu einer ersten, kürzeren Entzugsbehandlung, der eine zweijährige Abstinenz folgte, dann allmähliches Sich-wieder-Hochtrinken. Herr M. überlastete sich wieder mit Aufgaben, brauchte zu deren Bewältigung immer größere Mengen von Alkohol, ohne daß er jemals offensichtlich betrunken war.

Schließlich trank er täglich etwa eine Flasche Schnaps und mußte zur Entwöhnungsbehandlung. Er war ernsthaft bemüht, auf den Alkohol zu verzichten, setzte jedoch sofort andere rigide Abwehrmechanismen ein, um sich zu schützen. Er zeigte sich außerordentlich penibel und zwanghaft; in seinem Zimmer hatte jeder Bleistift seinen genauen Platz. In der Gruppe und beim Essen saß er da, als hätte er einen Stock verschluckt, zeigte auch keine mimische Bewegung. Er war ernst und freundlich und ließ sich emotional nicht ein. In der Klinik verfiel er in die gleichen Mechanismen wie zu Hause und im Beruf: er kümmerte sich um alles, war um andere bemüht, ließ sich schließlich zum Patientensprecher der Klinik wählen und füllte diesen Posten gewissenhaft aus. Bewegung zeigte sich bei ihm nur, als er anläßlich eines Familienseminars erkennen mußte, wie belastet seine Ehe durch sein Verhalten und sein Trinken war, wie sehr auch seine Frau unter der Situation litt. Er wurde dadurch jedoch nur noch ernster und verschlossener.

Herr M. ist in seinen Ichfunktionen und Ichgrenzen zu schwach, unfähig zum Umgang mit Affekten, und benötigt daher als Hilfsmittel den Alkohol. Allerdings ist er durchaus in der Lage, zumindest zeitweise die Funktion des Alkohols durch andere Mechanismen zu ersetzen. Er schafft sich mit Bundeswehr und Uniform eine äußere Identität, und mit Hilfe einer zwanghaften Abwehr – diese tritt in seinen trockenen Phasen in Funktion – sucht er sich gegen Affekte zu schützen. In den fast sechs Monaten seiner stationären Therapie konnte er diese Abwehr nicht lockern. Unbewußt fürchtete er wahrscheinlich eine Affektüberflutung und ein Identitätsverlust, da aufgrund der ungünstigen Kindheitsbedingungen keine stabile Ich-Identität entwickelt werden konnte.

Trotz Herrn M.s festen und ehrlichen Willens zur Abstinenz hinterläßt der Therapieverlauf ein ungutes Gefühl. In seiner Ernsthaftigkeit, Rigidität und Zwanghaftigkeit besitzt er nicht die geringste Möglichkeit, seine Gefühle durchzulassen, sich etwas zu gönnen, seine Fassade zu lockern. Ein Ersatz für die Ventilfunktion des Alkohols ist bei Herrn M. nicht zu sehen. Prognostisch befürchte ich hier einen Wandel zu einer psychosomatischen Erkrankung, habe darüber jedoch keine Informationen, da sich der Patient nicht wieder meldete, was nicht verwundert, da er sich weder auf Therapeuten noch auf Mitpatienten wirklich eingelassen hatte.

Herr B.

Herr B., 34 Jahre alt, wurde nichtehelich geboren, und seine Mutter will ihm bis heute nicht den Vater nennen. Er hat zwei Halbschwestern, von denen die eine sechs Jahre älter, die andere neun Jahre jünger ist als er. Sie stammen jeweils von verschiedenen Vätern. Die familiären Verhältnisse sind insgesamt unklar. Die Mutter des Patienten lebte nach dem Krieg über viele Jahre mit einem chinesischen Geschäftsmann in Hamburg zusammen, ohne daß es zu einer Heirat kam.

Die Mutter war damit beschäftigt, in den Geschäften des Freundes zu helfen und vernachlässigte daher die Kinder, wie sie sich heute selber vorwirft. Der Freund lehnte die Kinder ab. Herr B. war in seiner Kindheit die meiste Zeit auswärts untergebracht; die ältere Schwester sorgte für ihn oder er war ganztägig im Kindergarten oder in der Schule, in den ersten Lebensjahren auch häufig im Krankenhaus. Eine genauere Befragung ergibt, daß Herr B. sich an diese Vernachlässigung gar nicht erinnern kann, sondern die schuldgefühlbeladenen Erzählungen seiner Mutter wiedergibt. Tatsächlich scheint die Kindheit von Herrn B. eher durch ständige Wechselbäder von phasenweiser totaler Vernachlässigung und zeitweiliger symbiotischer Vereinnahmung durch die Mutter bestimmt gewesen zu sein. Die Mutter ist eine beziehungsgestörte und hochgradig depressive Frau.

Patient und Mutter haben sich jedenfalls auf die Sichtweise geeinigt, Herr B. sei bis zu seinem sechzehnten Lebensjahr vernachlässigt worden; er drohte damals zu verwahrlosen, und der chinesische Freund wollte ihn hinauswerfen. Die Mutter verließ den Freund und zog — wenigstens vorübergehend — mit ihrem Sohn zusammen. Von da an soll sie den Sohn mit einer wahren Affenliebe erdrückt sowie versucht haben, alles Versäumte wieder gutzumachen.

Herr B. lernte nach der Schule Maschinenschlosser und ging danach zur See, war seitdem sechzehn Jahre bei der Seefahrt, meist als Schiffsingenieur auf großer Fahrt. Lange Zeit lebte er bei seiner Mutter, die für ihn alle wichtigen Angelegenheiten regelte, bevor er eine eigene Wohnung bezog. Mit 29 Jahren hatte er zum erstenmal eine Freundin. Sie zog in seine Wohnung, und er versorgte und finanzierte sie, versuchte, ihr alle Wünsche von den Augen abzulesen. Zwei Jahre später löste sie die Verlobung auf. Herr B. fiel aus allen Wolken, denn er hatte dies weder erwartet, noch konnte er es verstehen. Diese Trennung gab er zunächst als Grund für sein Trinken an.

Ab seinem 24. bis zum 30. Lebensjahr hatte er diverse Magenulcera, die schließlich zu einer Zweidrittel-Magenresektion führten; daraufhin erfolgte der Symptomwechsel zum Alkoholismus. Auf Fahrt hatte er meist wenig getrunken, sondern sich durch Arbeit betäubt, konnte aber mit der freien Zeit an Land nichts anfangen und betrank sich auf Heimaturlauben exzessiv. Nur ein Jahr vor der hier beschriebenen Kur erfolgte die erste Entwöhnungsbehandlung, in der er sich zwar sehr stark fühlte, aber sofort nach der Entlassung rückfällig wurde. Die letzten Monate vor der Kur lebte er in seiner Wohnung, war krank geschrieben und betrank sich nur noch, bis ihn die Mutter herausholte und zu sich nahm. Bei ihr machte er einen Entzug durch, bis ihm seine Mutter nach zirka drei Wochen wieder zu erdrückend wurde, er wieder in seine Wohnung ging und trank und so weiter in einem ewigen Kreislauf.

Im Kontakt fiel Herr B. durch seine außergewöhnlich laute und montone Stimme auf. Er wirkte sehr verkrampft. Stets freundlich und gleichmäßig, bestürmte er einen mit seinen Bemühungen, sich erkenntlich zu zeigen und mitzuarbeiten. Es fiel auf, daß diese sämtlichen Bemühungen abgespalten und rein intellektuell vom Kopfe her erfolgten. Emotional war kein Zugang zu ihm zu gewinnen, wie er zwar auch um andere bemüht war, aber oft durch eine bemerkenswerte Unsensibilität auffiel, die er durch seinen Altruismus zu kompensieren suchte. Herr B. ist im gesamten affekten Bereich in außergewöhnlichem Maße gestört, erlebt auch seinen Körper nur abgespalten, lediglich als einen diffusen Druck oder Verspannung, die er im Bauchbereich lokalisiert. In seinen Bewegungen und Handlungen ist Herr B. sehr verkrampft und zwanghaft. Alle Aufgaben sucht er mit zweihundertprozentiger Genauigkeit zu erfüllen. Seinen selbstgewählten Beschäftigungen geht er mit einer Verbissenheit nach, die nicht die geringste Entspannung oder Befriedigung erkennen läßt. So knüpfte er in der Klinik unermüdlich, aber ohne jeden Ausdruck von Freude, Teppiche oder Ampeln. Er muß immer beschäftigt sein und kann keine Ruhe ertragen; dadurch will er die innere Leere überdecken, und wie zuvor betäubt er sich mit dem Alkohol.

Ähnlich gestört wie der emotionale Bereich sind die Beziehungen. Zwar ist Herr B. immer freundlich und bemüht, ein intensiverer Kontakt stellt sich jedoch nicht her, da er sich nur äußerlich anpaßt. Er nimmt alles an, was ihm der Therapeut sagt und behandelt es mit seiner abgespaltenen Intellektualität; er ist bemüht, zu lernen, aber seine plakativen Wiederholungen machen jede Einsicht über kurz oder lang zur Phrase. Spürbar ist der saugende Charakter der Beziehungen von Herrn B. Aufgrund seiner inneren Leere sucht er sich in anderen zu reduplizieren, saugt sie aus, um an ihren Gefühlen teilhaben zu können. Er kann nicht natürlich und emotional auf andere zugehen, sondern bleibt auch hier zwanghaft und verkrampft.

Die Berufswahl des Ingenieurs paßt sehr gut zu der Persönlichkeit von Herrn B. Er wird lebendig, wenn er von Maschinen reden kann, von deren Geräuschen, wo ihm jeder ungewohnte Klang die Störung anzeigt. Für diese Dissonanzen ist er sensibel, nicht aber für die zwischen Menschen, und am wohlsten fühlte er sich alleine in seinem Maschinenraum.

Dabei hat er eine große Sehnsucht nach Nähe und Beziehungen, die er sich jedoch nur als symbiotische vorstellen kann. Über lange Jahre hatte er außer zu seiner Mutter keinen Kontakt. Auf dem Schiff befand er sich in einer distanzierten Vorgesetztenposition. Freundinnen hatte er keine, und als er mit 29 Jahren zum erstenmal eine Frau näher kennenlernte, war das ein großer Wandel für ihn. Er suchte mit ihr die totale Verschmelzung, überhäufte sie mit Geschenken und Liebesbeweisen. Er scheint aber auch in dieser Beziehung nicht spontan oder natürlich gewesen zu sein. So wollte er der Freundin zwar jeden Wunsch von den Augen ablesen, sie verstehen und auf ihre Bedürfnisse eingehen, traute sich aber nicht, von seinen Bedürfnissen und Gefühlen irgend etwas zu zeigen, weil er phantasierte, dadurch die Beziehung zu gefährden. In einer Art permanenter Flitterwochen lebte er nur für und durch die Freundin, stellte seine Person hintan. Auch wenn er diese Beziehung heute idealisiert und zumindest für deren Anfangszeit als die Erfüllung aller seiner Träume deklariert, ist offensichtlich, daß er nicht erst – wie er behauptet – nach der Trennung exzessiv zu trinken begann, sondern wenige Wochen nach dem Kennenlernen, als die Beziehung äußerlich noch intakt war. Er wurde durch die Beziehungssituation insgesamt überfordert und mußte sich in den Alkohol flüchten. Für die Freundin wurde die Beziehung ebenfalls unerträglich, und sie löste sie nach zwei Jahren, von denen er die längste Zeit auf großer Fahrt war.

Diese Enttäuschung wurde zum Kristallisationspunkt seiner Beziehungsfähigkeit und verhalf dem Alkoholismus wie der Depression zum Durchbruch, zumal ihm gleichzeitig sein bisheriges Symptom – das Magenulcus – operativ genommen worden war, was eine Symptomverschiebung notwendig machte. Im Spannungsfeld zwischen seinen Symbiosewünschen und Ängsten, seiner emotionalen Störung und seinem saugenden Verhalten ist eine funktionierende Beziehung immer noch unvorstellbar.

Es bleibt die Mutter als einziges Objekt, die in ihrer schuldgefühlhaften Depression keine echte Hilfe darstellen kann. Wie schon erwähnt, lädt die Mutter alle Schuld für die angebliche Vernachlässigung in der Kindheit auf sich. Neben Phasen der Vernachlässigung dürfte sie ihn aber auch symbiotisch vereinnahmt haben, wie sie Herrn B. auch heute noch auf eine lähmende saugende Art an sich bindet. Die Interaktion der beiden wirkt auch überhaupt nicht wie eine herkömmliche Mutter-Sohn-Beziehung. Beide reden miteinander wie ein Ehepaar, das schon sehr lange zusammen ist. Für die Mutter ist der Sohn zu einem guten Teil Partnerersatz. Emotional hat sie ihn nie tragen können. Sie spürt das und versucht gutzumachen, indem sie ihm soviel Verantwortung wie möglich abnimmt, Hilfe und Fürsorge aufdrängt.

In der Persönlichkeit von Herrn B. fehlen die gesunden Grundlagen. Die schwer narzißtische Störung mit ihren depressiven und zwanghaften Anteilen überwiegt. Symptomatisch sind dabei die totale emotionale Diffusion, Störungen im Körperschema, die Beziehungsunfähigkeit, Depressionen, psychosomatische Erkrankungen und der Alkoholismus. Zentrale Ichfunktionen, besonders im affektiven und Beziehungsbereich, sind gestört, wobei der Leistungsbereich funktioniert und zur Ich-Stabilisierung eingesetzt wird. Die Arbeit wird für Herrn B. zu einem regelrechten Suchtersatz. Schon während der Therapie stürzte er sich mit verbissenem Eifer in Beschäftigungen, Makrameearbeiten und Teppichknüpfen bis in die Nacht hinein, blieb dabei auch immer Einzelgänger. Er war in der Therapie sehr bemüht, aber zwanghaft, wobei der Affekt stets unecht und deplaziert wirkte.

Auch nach der Kurentlassung stürzte er sich in Arbeit. Er nahm eine Beschäftigung an Land an, bei der er 60 bis 70 Wochenstunden arbeitete. Zwei Jahre nach Therapieende war er noch abstinent, jedoch unverändert »arbeitssüchtig« und beziehungslos.

Wir haben Herrn B. hier als Beispiel für das ichpsychologische Suchtmodell gewählt, weil bei ihm die Störung seiner Ichfunktionen hervorsticht. Man könnte hier jedoch, rückt man die Beziehung zur Mutter und zu Frauen überhaupt in den Mittelpunkt der Betrachtung, auch das objektpsychologische Modell heranziehen. Unter der symbiotischen Mutter-Sohn-Beziehung, der depressivschuldgefühlhaften Bemühtheit der Mutter verbirgt sich auch ein gehöriger Anteil von Aggressivität, Wut und Haß. Die Ambivalenz dieser Beziehung ist beiden mindestens vorbewußt. Mit den langen Seefahrten flieht der Sohn die Mutter. Immer wieder kehrte er aber zu ihr zurück, machte bei ihr einen Selbstentzug durch, bis er sich nach wenigen Wochen so gelähmt, vereinnahmt, von ihrer »Liebe« erdrückt fühlte, daß er sich neuerlich betrinken mußte, die latente Aggression der Beziehung autoaggressiv umsetzte.

Diese aggressiven autodestruktiven Anteile machen Herrn B. zu einem »echten« Alkoholiker mit einer starken Rückfallgefährdung. Er hat über Jahre nicht nur einen gewissen Alkoholpegel aufrechterhalten, sondern sich auch immer wieder bis zur Besinnungslosigkeit betrunken und versucht, sich zu zerstören (siehe auch die Magenoperationen). Es ist dabei erstaunlich, wie lange es der Patient geschafft hat, auf den Alkohol zu verzichten – er besucht auch keine Abstinentengruppe – und mit seinen Defekten irgendwie zu leben, wenn auch in sozialer Isolation. Eine langjährige Psychotherapie erschiene hier indiziert.

Herr D.

Der vierzigjährige Herr D. gehört zu der Gruppe schwergeschädigter Alkoholiker, wie sie sich leider häufig in Fachkliniken und Landeskrankenhäusern finden. Er hat bereits mehrere Entwöhnungsbehandlungen und schwere Rückfälle hinter sich, leidet seit neun Jahren an einer alkoholbedingten Epilepsie, neurologischen Schäden mit teilweiser Lähmung eines Beins und alkoholbedingten Hirnschäden, die zunächst ein Korsakowsyndrom befürchten ließen, sich aber als weitgehend reversibel erwiesen (zur Reversibilität hirnorganischer Alkoholschäden vgl. Burian 1983).

Herr D. wirkt eher wie ein Sechzigjähriger. Er wurde in einem sehr schlechten, ja lebensbedrohlichen Zustand eingeliefert, war auf weniger als 40 Kilo abgemagert, fiel ins Delir und erlitt häufig epileptische Anfälle, war über Wochen kaum ansprechbar. Entgiftet, begann er nach zirka vier Wochen langsam zu genesen, bemühte sich, seine Merk- und Konzentrationsfähigkeit zu verbessern. Über Wochen stand die medizinische Behandlung im Vordergrund, da er für eine psychotherapeutische Behandlung zunächst gar nicht ansprechbar erschien. Dann stellte sich glücklicherweise die Reversibilität seines Hirnschadens heraus. Zugute kam Herrn D. auch seine häufige Erfahrung mit Psychiatern und Fachkliniken, das heißt die Klinikatmosphäre war ihm vertraut; er fühlte sich in ihr recht wohl und verstand es, sich alles so einzurichten, daß er sich einigermaßen durchmogeln konnte. Er paßte sich geschickt an und verhielt sich den Therapeuten gegenüber so, wie er annahm, daß diese es erwarten.

Nach einer kurzen und offensichtlich wenig intensiven ehelichen Beziehung lebt der Patient seit nunmehr 14 Jahren wieder bei seiner Mutter. Er brachte ihr seinerzeit seine gerade sechs Monate alte Tochter mit und übertrug ihr die Erziehung des Kindes. Mutter, Patient und Tochter gingen in der Folge eine enge Symbiose ein und brachen fast alle Beziehungen zur »Außenwelt« ab. Der Patient bezeichnet Mutter und Tochter als »meine beiden Frauen«. Auffällig ist, daß die 30 Jahre ältere Mutter vom Aussehen her kaum älter erscheint als der Patient, und bei einem Familienseminar tauchte die Phantasie auf, die beiden wirkten eher wie ein Ehepaar.

Die drei bezeichnen ihre Familie als sehr harmonisch, ideal und in sich geschlossen. Alles Böse wird nach außen projiziert: Die Umwelt ist schuld, und wenn Herr D. eine Arbeit hätte, wäre alles in Ordnung. Mutter und Sohn verschließen sich völlig der Einsicht, daß Herr D. trotz dieser harmonischen und heilen Familie trinken mußte. Die Familie insgesamt, besonders aber Herr D., hat seit seiner Scheidung vor 14 Jahren einen immer stärkeren sozialen Rückzug vollzogen. Wegen der Alkoholepilepsie konnte Herr D. den Beruf des Dachdeckers nicht mehr ausüben, nahm schließlich immer einfachere und schlechter bezahlte Arbeiten an, wobei er sich alle Stellen durch sein Trinken verspielte. Die letzten Jahre arbeitete er schließlich nur noch als Gelegenheitsarbeiter. Freunde hatte er kaum und ging fast nie aus dem Haus. Die Mutter trug mit ihrer Witwenrente schließlich den Unterhalt für alle drei; die Sozialhilfe des Patienten reichte kaum für das Bier, das er konsumierte. Herr D. trank nicht in der Öffentlichkeit und ging nie in Lokale. Die Mutter schaffte ihm das Bier heran, nicht zuletzt, um ihn im Haus zu halten. Trotz der trostlosen Situation, in der sich der Patient seit Jahren befand, beschönigte er alles und verleugnete die Realität: Er habe seine Arbeit immer gut gemacht, und die Arbeitgeber seien mit ihm zufrieden gewesen; zu Hause sei es schön gewesen; er sei ein friedvoller und glücklicher Mensch, man müsse ihm nur seine Ruhe lassen, dann handwerke er, arbeite im Garten, mache Kupferbilder, gehe seinen Hobbys nach und sei den ganzen Tag guter Laune. »Seine beiden Frauen« bestätigten dieses idealisierte Bild vom harmonischen und problemlosen Heim.

Die Familie D. erweckt jedoch den Eindruck einer todbringenden Harmonie: Alle sind so symbiotisch miteinander verbunden, die destruktiven Anteile abgespalten, daß ein Ausweg nur noch in einer unbewußten Autodestruktivität mit Hilfe des Alkohols möglich ist. Daß dieser Alkoholmißbrauch den Patienten bis an den Rand des Grabes gebracht hat, wird von allen Familienmitgliedern verleugnet: Das Trinken sei halt nur eine Gewohnheit gewesen, und als Ursache wird allenfalls die Arbeitslosigkeit von Herrn D. akzeptiert.

Der Patient empfand sich von jeher als den Lieblingssohn der Mutter. Er habe ihr das Versprechen gegeben, immer bei ihr zu bleiben und sie nie im Altersheim enden zu lassen, während seine Geschwister die Mutter im Stich gelassen hätten. Die Mutter ist eine sehr starke, dominante Frau, die als Kriegerwitwe gezwungen war, sich und drei Kinder alleine durchzubringen.

Herr D. ist ein chronischer Alkoholiker mit einer unreifen infantilen Persönlichkeit, fehlender Autonomieentwicklung und stark gestörter sozialer Kompetenz. Er ist überaus ängstlich und im sozialen Kontakt hilflos. Diese Hilflosigkeit versucht er dadurch zu kompensieren, daß er immer lieb und zu allen freundlich ist, immer gute Laune vorspielt. Er will niemandem etwas zuleide tun, damit auch ihm keiner weh tut. Er versucht, sich durchs Leben zu mogeln, ohne irgendwo anzuecken, paßt sich überall an. Er hat wenig soziale Kontakte, die letzten Jahre keinerlei Beziehungen zu Frauen, mit denen er offenbar wenig anzufangen weiß, zumal er die letzte Zeit alkoholbedingt impotent war. Brachte er mal eine Frau mit nach Hause, gelang es der Mutter schnell, diese in die Flucht zu schlagen. Herr D. kann sich nirgends durchsetzen, würde zum Beispiel nie in ein Geschäft gehen und eine Hose anprobieren, ohne sie dann zu kaufen. Was die Anforderungen des sozialen Alltags betrifft, sofern sie über den häuslichen Rahmen hinausgehen, wirkt er regelrecht lebensuntüchtig.

Auch dieser Patient zeigt eine ausgesprochene Ich-Schwäche, wobei er diese meist dadurch kompensiert, daß er seine Fähigkeiten geschickt dafür einsetzt, sich wie ein Chamäleon an seine jeweilige Umwelt anzupassen. Hier fallen jedoch nicht nur das Anpassungsbedürfnis und die Lebensuntüchtigkeit auf, sondern auch die massive Autodestruktivität, die der symbiotischen Beziehung zur Mutter entspringt. Diese Beziehung wird von Mutter und Sohn idealisiert, und es wird verleugnet, daß Herr D. zu Hause immer bis zur Bewußtlosigkeit trank. Die Mutter will den Sohn unbedingt wieder bei sich zu Hause haben, auch um den Preis seiner weiteren Zerstörung.

Bei Herrn D. wie bei den zuvor beschriebenen Alkoholikern fällt auf, daß sie ausschließlich allein und zu Hause trinken. Dies gilt meines Erachtens für die Mehrzahl der Alkoholiker. Die sogenannten geselligen Trinker, wie man sie in Kneipen findet, sind eher ein Mythos, sie bewegen sich meist noch an der Grenze zwischen normalem Trinken und Alkoholismus. Die schwerer gestörten Alkoholiker trinken nach meinem Eindruck meistens allein.

Der Sucht, wie wir sie bei Herrn D. finden, wohnt eine tödliche Dynamik inne. Schon weitgehend körperlich zerstört, weiß er, daß jeder Rückfall über kurz oder lang *zum Tode führen* muß. Der Alkohol ist für Herrn D. kein Mittel zur Anpassung mehr, zur Betäubung, zum Vergessen. Sein Trinken entspringt vielmehr einer tiefgreifenden Depression und Unfähigkeit zum Leben, dient der Zerstörung, dem langsamen Sterben. Dies ist Herrn D. sogar teilweise bewußt. Er hat nicht mehr den Wunsch zu gesunden und weiterzuleben; ein Leben ohne seine Mutter ist ihm unvorstellbar, obwohl ihn das destruktive Potential dieser Symbiose immer wieder zum Trinken bringt. Er selbst hat nur noch den Wunsch, die drei oder vier Jahre zu überleben, bis seine Tochter aus dem Haus gehen kann. Danach will – und wird er sich wahrscheinlich – tottrinken.

Frau F.

Noch massiver und verzweifelter ist die tödliche Autodestruktion bei Frau F. Im Gegensatz zu Herrn D. zeigt Frau F. eher reife, gut entwickelte Ichfunktionen. Sie war in ihrem Beruf als Krankenschwester durchaus erfolgreich und macht, sieht man von ihren Ängsten vor Nähe ab, einen sozial kompetenten Eindruck; in dieser Hinsicht ist sie lebensfähig. Diese Ichfähigkeiten gehen einher mit einem tiefsitzenden und immer wieder durchschlagenden Selbsthaß und einer ambivalenten, mit Schuldgefühlen beladenen, von Kindheit an gestörten Beziehung zur Mutter.

In der Klinik war Frau F. zwecks Alkoholentwöhnung. Es handelt sich bei ihr jedoch um eine typische Polytoxikomanie, d. h. sie war über mehrere Jahre abhängig von Morphium und Opiaten, zeitweilig auch von Medikamenten. Sie weist — inzwischen 39jährig — eine zwanzigjährige Suchtgeschichte auf und gibt selber an, sie könne augenblicklich von jedem Suchtmittel abhängig werden. Deshalb hatte sie auch schon eine Reihe von Entgiftungen und Entwöhnungsbehandlungen hinter sich, erhielt wegen ihrer Morphiumabhängigkeit zeitweilig ein Berufsverbot als Krankenschwester.

Frau F. ist eine ausgesprochen depressive Persönlichkeit mit stark autodestruktiven Tendenzen und einer ausgeprägten Nähe-Distanz-Problematik. Die Sucht steht bei Frau F. unter dem Primat der Selbstzerstörung. Sie hat ihre unterschiedlichen Suchtmittel selten genossen, sondern regelrecht unter Ekelgefühl in sich hineingezwungen, besonders dann, wenn es ihr einmal gut ging, was sie sich nicht gestatten kann. Sie besitzt eine ausgeprägte Fähigkeit, sich selbst zu quälen und sich in verzweifelte depressive Stimmungslagen hineinzusteigern. Diese Bereitschaft, sich selbst zu quälen und zu kasteien, und die Unfähigkeit, fröhlich zu sein und etwas zu genießen, stechen bei ihr immer wieder ins Auge. Auch die Therapie betrieb sie mit verbissenem Ernst, nutzte sie als eine neue Möglichkeit zur Selbstquälung.

Frau F. leidet besonders unter ihren Nähe-Distanz-Problemen. Immer wieder sucht sie Kontakt und Nähe, ist anderen gegenüber äußerst sensibel. Aufgrund ihrer hohen Erwartungen bereitet Nähe ihr zugleich Angst, da ihre eigenen Ichgrenzen zu schwach sind und sie zu verschmelzen droht. Sie zieht andere an, aber nur bis zu einer gewissen Grenze, an der ihr die Nähe bedrohlich wird, sie panisch reagiert und die Flucht ergreift. Dieses Verhalten ist vordergründig hysterisch, wurzelt meines Erachtens aber tiefer und ist nicht allein mit sexuellen Ängsten, die sie allerdings auch hat, zu begründen. Auch ein näherer Kontakt zu Frauen ist ihr unerträglich, und Beziehungen kann sie am besten in einer institutionalisierten Form aushalten, d. h. sie kann sich als Krankenschwester liebevoll Patienten widmen, kann sich auch einen Beziehungspartner in Form eines Therapeuten suchen, kann aber keine Beziehungen auf persönlicher Ebene ertragen.

Erheblich gestört und für die Patientin belastend war die Beziehung zur Mutter. Kriegsbedingt trat der Vater erst auf den Plan, als Frau F. vier Jahre alt war, und er starb schon wenige Jahre später. Vordergründig mochte sie ihn nicht, fühlte sich von ihm zu streng behandelt und benachteiligt. Real scheint er weit mehr als die Mutter eine stabile Bezugsperson gewesen zu sein. Die Mutter war Alkoholikerin, so weit Frau F. zurückdenken kann, als Bezugsperson ausgesprochen unzuverlässig. Die Eltern betrieben ein Sportlerlokal; die Mutter trank hier viel, gab sich lebenslustig, schmuste mit allen Männern herum und vernachlässigte die Kinder. Schon als Kind war die Patientin sehr ernst und besorgt, wurde durch die Erlebnisse der Kriegs- und Nachkriegszeit, Flucht, Lagerleben, Vergewaltigung usw. stark traumatisiert, wobei die Mutter stets unzuverlässig war, ihr nicht die notwendige Unterstützung gab. Andererseits muß die Mutter Frau F. auch stark an sich gebunden haben, da sie noch heute sehr an der Mutter hängt und stets zu weinen anfängt, wenn die Sprache auf sie kommt. Die Mutter wurde vor rund 15 Jahren mit einem schweren Korsakow-Syndrom ins Krankenhaus eingeliefert, wo man ihr keinerlei Überlebenschancen gab. Sie überlebte aber, war danach zwölf Jahre in der Psychiatrie und seitdem in einem Pflegeheim.

Es wirkt oft so, als stünde Frau S. unter dem Zwang, stellvertretend für ihre Mutter leiden zu müssen und nicht glücklich sein zu dürfen, solange die Mutter mit ihrem Hirnschaden dahinvegetiert. Frau F. macht den Eindruck, als trüge sie das gesamte Leid der Welt, wirkt wie der gekreuzigte Christus. Auch sühnt sie, stellvertretend für die Mutter, deren »Verfehlungen«. Sie sagt von sich selber, sie sei gegenteilig wie die Mutter; schon sehr früh müssen beide die Rollen getauscht haben: War die Mutter lebenslustig, fröhlich, verantwortungslos, nicht vorausschauend, war Frau F. schon als Kind ernst und traurig, übernahm für die Mutter die Schuldgefühle und verkörperte deren Überich. Ein Bruder von Frau F. starb fünfzigjährig ebenfalls an Alkoholismus.

Die Lustfeindlichkeit und das Sich-nicht-freuen-Können nehmen bei Frau F. oft erschreckende, fast nekrophile Ausmaße an; so hatte sie ihre einzige glückliche Beziehung mit einem an Hodenkrebs leidenden Mann im Angesicht des Todes. Ausschlaggebend war hier sicher nicht allein, daß dieser Mann sie nicht sexuell bedrängen konnte; wichtig war wohl auch die Limitierung durch den bevorstehenden Tod, die Frau F. gestattete, sich ganz zu öffnen, zu vertrauen, sich die Nähe zu erlauben und eine Symbiose einzugehen. Vollständig schief ging dagegen ihre Ehe, weil der Ehemann – sie hatte ihn als Seemann kennengelernt – mehr Nähe und Häuslichkeit suchte, als sie zu geben fähig war. Zwar wünschte und phantasierte sie stets Wärme, Nähe, Zärtlichkeit, reagierte aber mit Unruhe, Aggressivität und Spannungszuständen, sobald sich eine Situation ergab, in der von ihr real Nähe gefordert wurde.

Inzwischen hat Frau F. eine zwanzigjährige Suchtgeschichte hinter sich, in der sie sich durch Suchtmittel, mitunter aber auch durch den direkten Suizid (einen ernsthaften Suizidversuch – Luft in die Venen spritzen – gibt sie zu) zu zerstören suchte. Selbstzerstörung und Tod üben eine bedrohliche Faszination auf sie aus. Zugleich wird sie hin- und hergerissen zwischen dieser Selbstzerstörung und ihren Wünschen nach Nähe bis hin zur Verschmelzung. In den vergangenen Jahren konnte sie sich Beziehungen nur in institutionalisierter Form genehmigen, zum Beispiel als fürsorgliche Krankenschwester oder als Patientin, die ihre Ärztin zum Teil täglich für vorgeblich psychotherapeutische Gespräche in Anspruch nahm.

In der Klinik stürzte sich Frau F. sehr engagiert in die Therapie und hatte an sie große Erwartungen, wollte sich umkrempeln und als ein neuer Mensch herauskommen, nachdem zuvor so viele Therapieversuche gescheitert waren. Tatsächlich wurde es zum Problem, daß sich Frau F. mit Ernst bis zur Verbissenheit in die Therapie hineinsteigerte und damit ein neues Mittel gefunden hatte, sich zu quälen. Sie lehnte sich selbst ab und wollte alles an sich ändern. Eine aufdeckende Psychotherapie erwies sich bei ihr bald als kontraindiziert; Frau F. kam sehr schnell in eine Regression, wobei sie aber ausschließlich negative Erinnerungen zutage förderte und sich in diese hineinsteigerte, sich mit ihren Erinnerungen quälte. Sie wollte auch ihre Therapiegruppe zur Arbeit antreiben, ließ keinen Scherz und kein Lachen zu, wollte ständig und stets ernst Konflikte bearbeiten.

Da Erinnerungen bei ihr nur die Funktion der Selbstquälerei hatten, wurde versucht, ihre Regression zu stoppen und sie verstärkt am Hier und Jetzt arbeiten zu lassen, ihr zu helfen, sich selber zu akzeptieren. Trotzdem stürzte Frau F. besonders in den ersten drei Monaten der Therapie von einer Krise in die nächste, zumal sie einsehen mußte, daß das große Wunder – die neue Regine F. – nicht kommen würde. Sie war in dieser Zeit sehr depressiv und selbstquälerisch, kam häufig zu Einzelgesprächen, wobei sie meistens weinte. Gegen Ende wurde sie ein wenig lockerer, freier, entspannter; sie konnte auch lachen und fiel nur noch selten in Verzweiflung und Selbstkasteiung. Sie konnte sich auch einiges gönnen und sich selbst ein wenig akzeptieren.

Die Ausweglosigkeit der Verzweiflung und des Selbsthasses der Patientin machte die Arbeit mit ihr ungeheuer anstrengend und belastend. Immer wieder kamen die Faszination der Zerstörung und die Sehnsucht nach dem Tode ins Gespräch. Oft phantasierte Frau F., Selbstmord zu begehen, auf alle Fälle bevor sie wieder zum Glas oder zur Spritze greifen würde.

Frau F. ist bis heute (drei Jahre nach Therapieende) abstinent geblieben. Zwar habe ich sie nicht wieder gesehen, aber sie befindet sich nach meinen Informationen in therapeutischer Betreuung. Die der Therapie vorangehende ambulante Behandlung durch die Hausärztin scheint den Boden dafür bereitet zu haben, daß sich Frau F. nach dieser Erfahrung mit einem stabilen zuverlässigen Objekt auf eine stationäre Therapie einlassen konnte. Gegen Ende des Klinikaufenthalts ging sie eine platonische Beziehung zu einem Mitpatienten ein, in der sie sich – wenn auch in sehr begrenztem Maße – auch positive libidinöse Gefühle gestatten konnte.

Für den Fall der Frau F. ist zu sagen, daß sich die Sucht hier weder auf dem Hintergrund der Trieb- noch der Ichpsychologie einigermaßen befriedigend erklären läßt, sondern nur auf der Grundlage einer malignen und destruktiven internalisierten Objektbeziehung, wobei dieses innere Objekt und damit das eigene Selbst haßerfüllt zu zerstören versucht wird.

Ich möchte für das objektpsychologische Konzept hier keine weitere Kasuistik mehr aufführen; etwas kürzer habe ich hierzu noch einen Fall in Rost (1983) dargestellt (Herr K.).

Die Durchsicht meiner Fallunterlagen ergibt, daß sich fast alle Patienten entweder unter das objekt- oder das ichpsychologische Modell subsumieren lassen, wobei es bei vielen Patienten Überschneidungen insofern gibt, als sich sowohl Reparationsversuche von Ichleistungsstörungen wie Autodestruktivität finden lassen. Nur für wenige Fälle befriedigt der triebpsychologische Erklärungsansatz des klassischen Neurosemodells der Psychoanalyse.

An dieser Stelle soll jedoch nicht verschwiegen werden, daß es auch Fälle gibt, die sich in das hier entwickelte Schema schwer einordnen lassen. Es sind dies unter anderem Suchtformen, die auf einer typischen Borderline-Struktur gründen. Diese Patienten trinken außerordentlich exzessiv mit Kontrollverlust, unterscheiden sich von den typischen Süchtigen jedoch dadurch, daß sie auf den Alkohol relativ leicht verzichten können, dafür dann aber ein anderes Symptom wählen. Den eingefleischten Suchttherapeuten oder »Ehemaligen« verblüffen diese Patienten dann später damit, daß sie tatsächlich kontrolliert trinken können. Diese Borderline-Strukturen tauchen in Fachkliniken und Alkoholstationen häufig auf. Obwohl sie oft diejenigen unter den Patienten sind, die zeitweise mit Abstand am meisten getrunken haben, ist der Alkoholismus bei ihnen nur als ein Durchgangssyndrom zu verstehen, wird nicht zum Leitsymptom. Diese Patienten sind auf reinen Alkoholikerstationen, besonders aber in Ehemaligengruppen ziemlich fehl am Platze, fügen sich auch schwer in das Reglement der Suchtkliniken ein. Ein einseitig auf Sucht festgelegter Therapeut vermag diese Borderline-Patienten nur schwer herauszudifferenzieren, zumal sie eben zeitweilig recht intensiv dem Alkohol zugesprochen haben. Ich möchte aber hier aus Platzgründen auf eine Falldarstellung verzichten, da es in den vergangenen Jahren auch im deutschsprachigen Raum eine große Zahl von Veröffentlichungen über Borderline-Störungen gab; ich nenne hier als Beispiele nur Kernberg (1978), Volkan (1978) und Rohde-Dachser (1979).

Um unzulässige Vereinfachungen des diagnostischen Prozesses zu vermeiden, möchte ich diesen Teil jedoch mit der Darstellung von zwei Fällen abschließen, bei denen mir die Einordnung in mein Modell einige Schwierigkeiten bereitet. Es sind dies zugleich Fälle, in denen Aspekte des Suchtgeschehens eine Rolle spielen, die wir hier bisher vernachlässigt haben: Die Heimkindproblematik und die narzißtischen Grandiositätsphantasien.

Herr W.

Es ist allgemein bekannt, daß unter Süchtigen wie unter Delinquenten Personen überrepräsentiert sind, die ihre Kindheit ganz oder teilweise in Heimen verbracht haben. Da sich psychoanalytische Modelle stets an familiären Beziehungskonstellationen und den sich daraus ergebenden Konflikten orientieren, fallen diese Patienten leicht durch die Maschen der psychoanalytischen Theorie und Therapie; ödipale Konstellation, Mutter-Kind-Beziehung usw. können hier nicht ohne weiteres zur Erklärung herangezogen werden.

Ich möchte daher hier den Fall eines dreißigjährigen Alkoholikers darstellen, der schon im Alter von wenigen Monaten ins Heim kam und seine Kindheit und Jugend ausschließlich in Waisenhäusern verbrachte. Herrn W. sind seine Eltern nicht bekannt; er weiß nicht einmal, ob sie ihn weggaben oder verstorben sind.

Auffällig ist die kindliche Art des Patienten. Er wirkt in jeder Hinsicht vollständig unreif, wobei seine Verhaltensformen zwischen kleinkindhaft bis bestenfalls pubertär variieren. Es ist offensichtlich, daß der 18 Jahre währende Heimaufenthalt schwerste Defizite bei ihm gesetzt hat. Herr W. ist jedoch gutwillig, lernbereit und, da intelligent und vielseitig begabt, durchaus entwicklungsfähig.

Die Defizite zeigen sich in unterschiedlichen Formen, wobei die zunächst auffallendsten Lücken im emotionalen Bereich liegen. Herr W. hat nicht nur größte Schwierigkeiten, seine Gefühle zu zeigen, sondern sie überhaupt zu erleben. So behauptet er zum Beispiel, er kenne keine Trauerreaktion, wenn ein ihm bekannter Mensch sterbe.

Herr W. ist meist sehr ruhig und still, nach außen hin unauffällig und freundlich; gelegentlich bricht er dann mit markigen Sprüchen durch, gebraucht eine betont flapsige Sprache und erzählt Geschichten, bei denen unklar bleibt, wieviel davon Phantasie und wieviel Realität ist. So bleiben in seiner Anamnese viele Unklarheiten. Zum Beispiel fällt auf, daß Herr W. plötzlich mit Unfällen oder Krankheiten aufwartet, von denen vorher nie die Rede war und die später nicht wieder auftauchen (z. B. ein angeblicher Schädelbruch, eine angebliche Staublunge). Unklar bleibt auch, ob der Patient tatsächlich nichteheliche Kinder hat (sie sollen aus Gelegenheitsbekanntschaften in sehr jungen Jahren hervorgegangen sein) oder diese von ihm nur phantasiert sind.

Als er sich in seine Therapiegruppe einbrachte, erzählte er Schauergeschichten aus seiner Jugend und von der Seefahrt, die sich stets um den Tod drehten: Er selber habe einem Kollegen mal versehentlich mit der Schiffswinde das Rückgrat gebrochen, einem anderen sei mal auf Deck der Kopf abgefahren worden, und er habe diesen auch noch weggekickt, weil er im ersten Augenblick wie ein Kohlkopf ausgesehen habe... Das alles habe ihn nicht berührt. Herr W. insistiert darauf, es handle sich um von ihm selbst Erlebtes, nicht etwa um gehörte oder erfundene Geschichten. Wie dem auch sei, sind es offenbar Schlüsselphantasien, die die archaischen Ängste des Patienten anzeigen, und während dieser Erzählungen spiegelten die Augen von Herrn W. zugleich Leere wie Grauen. Ferner vermittelte er in seinem Bericht etwas von seinen Beziehungen, und seine Aussage läßt sich dahingehend zusammenfassen: Es ist todbringend, sich auf mich einzulassen. So erzählt er von seiner Kindheit: Im Heim sei er unter 170 Kindern derjenige gewesen, der immer am meisten Dummheiten angestellt habe und am meisten bestraft wurde; trotzdem – oder gerade deshalb – sei er der Liebling der Heimleiterin gewesen. Als die Heimleiterin einmal in Urlaub war, hätte sie extra vor der Heimreise angerufen, ob der Jürgen W. diesmal brav gewesen sei, was ihr ausnahmsweise bestätigt werden konnte. Auf der Rückfahrt sei die Heimleiterin mit ihrem Auto, das voller Geschenke für die Kinder gewesen sei, tödlich verunglückt. Der Patient hat zu dem Unfall folgenden Einfall: Die Heimleiterin sei verunglückt, weil sie zu schnell gefahren sei, was sie nur gemacht habe, damit sie im Heim sein konnte, bevor er eine neue Dummheit anstellte; dann nämlich hätte sie ihm mit gutem Gefühl ihr Geschenk geben können; letztlich sei sie seinetwegen verunglückt. Alle Kinder des Heims hätten damals geweint, *nur er nicht*. Sein Lehrherr sei neben ihm in der Werkstatt tot zusammengebrochen, und so seien noch verschiedene andere Bekannte gestorben, die sich auf ihn eingelassen hätten. Herr W. behauptet, das habe ihm nie etwas ausgemacht; er benennt den Tod mit abwehrenden Bemerkungen wie »in die Kiste springen«, »den Löffel wegschmeißen« usw. Insgesamt hat er oft Schwierigkeiten im sprachlichen Ausdruck und bedient sich eines ausgesprochenen Seemannsjargons.

Unfähig, plan- und gedankenlos zeigt sich Herr W., was die Regelung elementarer Bedingungen seines Lebens betrifft, zum Beispiel verdarb er sich für die Kur selbst die Zahlung von Übergangsgeld, weil er es versäumt hatte, sich arbeitslos zu melden. Auch seine Vorstrafen entspringen keiner kriminellen Energie, sondern beruhen auf regelrechten »Dummheiten«, die er zumal unter Alkohol beging. Bei seiner letzten Tat, dem Einlösen gestohlener Schecks, provozierte er regelrecht seine Inhaftierung, als er – seines Vorgehens bereits überführt – bei derselben Bank noch einmal einen gestohlenen Scheck einlösen wollte.

Deutlich gestört sind die Beziehungen des Patienten. Er ist eher zurückgezogen, verschlossen, mißtrauisch, dabei aber durchaus nicht unbeliebt; zu Männern hatte er die Beziehungsform »Saufkumpane«, zu Frauen konnte er keinen tieferen Zugang finden. Er hatte – schon sehr früh im Kinderheim – sexuelle Kontakte zu Mädchen, die er jedoch als sehr oberflächlich schildert. Gefühle habe er für diese Frauen nie gehabt, es hätte keinerlei Beziehung zugrunde gelegen. Später unterhielt er eine längere Beziehung zu einer Krankenschwester, mit der er zeitweise auch zusammenlebte. Je nach Stimmung schildert Herr W. diese Beziehung als »oberflächlich« oder »fast verlobt«; er trank zu dieser Zeit bereits exzessiv und fand in dieser Beziehung wohl nicht die emotionale Geborgenheit, die er suchte. Die letzten neun Jahre schließlich – die Zeit, die er zur See fuhr – hatte er eine Beziehung zu einer 13 Jahre älteren Serviererin. Er suchte in dieser Verbindung ganz offenbar einen Mutterersatz; eine sexuelle Beziehung gab es hier nicht. Die Freundin diente ihm als Anlaufstelle, wenn er von See kam, obwohl er auf See oft Wochen oder Monate nicht an sie gedacht habe. Dennoch war es wohl seine intensivste Beziehung, in der Herr W. sich auch am unbefangensten geben konnte. Er sagt, er habe eigentlich Angst vor Frauen und wisse nicht, wie er auf sie zugehen solle.

Auch in diesen Beziehungen zeigt sich der kindliche und unreife Charakter des Patienten, der zu einer autonomen Organisation seines Lebens und zum Aufbau einer Perspektive noch nicht in der Lage ist. Herr W. vermittelt ein Gefühl der Hilflosigkeit und eine starke Bedürftigkeit nach emotionaler Zuwendung und mütterlicher Geborgenheit. Ohne eine äußere Stütze wirkt er haltlos und verlassen.

Trotz dieser schweren strukturellen Defizite entwickelte sich die stationäre Therapie mit Herrn W. unerwartet positiv. Er war zunächst mißtrauisch und versuchte, sich durchzumogeln. Eine Suchtklinik mit ihrem relativ festen Reglement war ihm nach den vielen Jahren in Heimen und Gefängnissen ein durchaus vertrautes Milieu; er versuchte, die Therapeuten auszutricksen und sie zu belügen. Dabei unterlag er einem Wiederholungszwang, und er gab dieses Verhalten auf, als er erlebte, daß es weder sanktioniert noch mit Vertrauensentzug geahndet wurde. Er konnte sich daraufhin eher öffnen und einlassen, und die Therapie wurde für ihn ein Raum zur Nachsozialisation, in der er neue Erfahrungen machen und neue

Fähigkeiten entdecken konnte (so z. B. in der Gestaltungstherapie). Besonders beeindruckend waren die Situationen, in denen Herr W. zu entdecken begann, daß er doch Gefühle wie Trauer, Freude, Enttäuschung usw. erleben konnte. In dieser Phase der Therapie war er wie ein Kind, das die Welt für sich neu entdeckte. Nach der sechsmonatigen Entwöhnungsbehandlung gelang es ihm, durch seine kindlich-gewinnende Art in seinem nächsten Arbeitgeber, dem Inhaber eines Fremdenheims, einen Ersatzvater zu finden, der sich intensiv um ihn bemühte, so daß Herr W. sich weiterhin stabilisieren konnte.

Unter den hier vorgestellten Fällen gehört Herr W. zu den wenigen »geselligen Trinkern«, da er meist in Seemannskneipen trank. Der Alkohol überdeckte die innere Leere, hielt Gefühle zurück und ermöglichte es, soziale Ängste zu überwinden. Wegen der ungünstigen Heimbedingungen hatte bei Herrn W. keine normale Ichentwicklung stattgefunden; besonders die emotionale Entwicklung blieb vollständig undifferenziert. Erlernt wurden dagegen Mechanismen, sich unter Ausnutzung anderer bzw. im Kampf gegen sie durchzumogeln. Es finden sich bei Herrn W. archaische Ängste, die sich um Tod und Zerstörung drehen. Das Erleben des Verlassenwerdens und das Fehlen eines festen Bezugsobjekts lösten Vernichtungs- und Todesängste aus, wobei sich Herr W. selber als die Quelle dieses Übels ansah: Tödlich bedroht sind die Menschen, die sich auf ihn einlassen. Die positive therapeutische Entwicklung wurde sicherlich dadurch ermöglicht, daß sich die Therapeuten als unzerstörbar erwiesen, ihn auch seiner kleinen Missetaten wegen nicht verstießen.

Wie schon gesagt, muß die psychoanalytische Erklärung hier ohne familiäre Beziehungsmuster auskommen. Trotzdem läßt sich gerade an diesem Fall aufzeigen, wie die Entwicklung verlaufen kann, wenn die frühen Bezugsobjekte versagen oder gänzlich fehlen. Dabei bleiben nicht nur das Ich und seine Funktionen unentwickelt, sondern das Erleben des Verlassenwerdens und das Fehlen eines zuverlässigen Objekts stimulieren destruktive archaische Ängste, die projiziert und reintrojiziert werden. Die Welt wird zur bösen Brust, der ausbeuterisch-aggressiv etwas entrissen wird, wobei die gestohlene Nahrung vergiftet ist und deren Verschlingen Herrn W. selber zum Hort des Bösen macht, der jeden, der sich auf ihn einläßt, mit dem Tode bedroht.

Herr Z.

Bei Herrn Z. handelt es sich um einen 34jährigen verheirateten Medizinstudenten ohne Abschluß. Er weist eine wenigstens zehnjährige Suchtgeschichte auf (Alkohol, Distraneurin) mit zeitweise ganz erheblichen Alkoholexzessen. Außerdem hat Herr Z. stets einen gewissen Alkoholpegel gehalten.

Er bietet im Gespräch viel Material und sucht Kontakt, ist ein interessanter Patient. Andererseits spricht er ständig in einem klagend-anklagenden Ton, der etwas Jämmerliches hat und wiederholt sich ständig. Interessant ist dabei seine Körperhaltung: Er sitzt beim Sprechen außerordentlich verkrampft da und preßt die Sätze stöhnend, deutlich hörbar luftholend hervor. Sein Selbstmitleid und sein jammernder Ton rufen fast unweigerlich aggressiv-sadistische Gegenübertragungsgefühle hervor.

Der Patient ist sich seiner Pathologie und seiner eigenen Geschichte wohl bewußt und könnte über sich selber einen hervorragenden Fallbericht schreiben, ohne daß dies an seinen realen Verhaltensweisen irgend etwas ändern würde, da sich seine Erkenntnisse abgespalten im Kopf abspielen.

Herr Z. gibt an, seine Mutter habe ihn überprotektiv behandelt. Dies sei — was diese bestätigt — darauf zurückzuführen, daß kurz nach seiner Geburt die erstgeborene Schwester im Dorfweiher ertrank. Die Familie ist bestimmt durch eine dominante und omnipotente, zugleich triebfeindliche und gehemmte, vom Patienten idealisierte Mutter und einen schwachen kränkelnden Vater. Infolge eines fortgeschrittenen Parkinsons ist der Vater seit längerer Zeit pflegebedürftig.

Bestimmend für die Kindheit des Patienten war jedoch die religiös-weltanschaulich bedingte Enge und Askese des Elternhauses, in dem der Tod des ältesten Kindes offenbar als Strafe Gottes aufgefaßt wurde und zu einer noch stärkeren Einschränkung aller Lebensgefühle führte. Die Familie gehört einer dogmatischen, strikt reformatorischen Unterorganisation der evangelischen Landeskirche an, die strenge Askese und Frömmigkeit gebietet. Innerhalb des kleinen niedersächsischen Dorfes, in dem die Eltern eine Landwirtschaft hatten, war und ist der Pastor bis heute offenbar der einzige außerfamiliäre Kontakt.

Sehr früh entwickelte der Patient eine zwangsneurotische

Struktur: Er konnte bei der Feldarbeit nicht eingesetzt werden, weil er Schmutz verabscheute. Er spielte nie mit anderen Kindern, saß im Haus, las und lernte. Mit dem Ziel, später Pastor zu werden, besuchte das ernste kränkelnde Kind das Gymnasium. Herr Z. paukte Tag und Nacht. Oft ließ er sich morgens um vier Uhr von der Mutter wecken, damit sie ihm Vokabeln abhören konnte. Bei irgendeiner verlangten Leistung zu versagen, erschien ihm als eine unvorstellbare Katastrophe.

Väterliche Identifikationsfigur, die ihn motivierte und antrieb, war der Pastor des Dorfes, ein außerordentlich strenger, ernster und asketischer Mann, den Herr Z. sich wohl als Gegengewicht zur depressiven symbiotischen Mutter suchte, da er seinen leiblichen Vater stets als schwach und hilflos erlebte. Diesem Pastor wollte er nacheifern, wobei er von einem regelrecht missionarischen Eifer und Größenwahn beseelt war, der ihm im Dorf schon als Schüler den Spitznamen »unser Pastor« einbrachte, den er aber mit Stolz trug.

Die symbiotische Abhängigkeit von der Mutter und die triebfeindliche Atmosphäre des Elternhauses, die keinerlei Emotionalität, besonders aber keine aggressive Auseinandersetzung oder Abgrenzung zuließ, führten schon in der Kindheit zur Regression in schwere Krankheiten psychosomatischer Natur. Mit sechs Jahren war er wegen einer dubiosen Darmvergiftung vier Wochen im Krankenhaus, mit zwölf Jahren wegen einer Nierenerkrankung und wegen organisch ungeklärter Blutstürze für ein halbes Jahr. Seine Krankheiten brachten die Eltern an den Rand des Ruins. Als Landwirte waren sie nicht versichert und mußten Stück für Stück das Vieh verkaufen, um das Krankenhaus zu bezahlen. Obwohl sie kein Auto besaßen, machte sich die Mutter täglich auf die weite Reise in die Kreisstadt. Er erinnerte sich an die Angst, die er ausstand, wenn er von der Mutter getrennt war bzw. wenn diese wegging. Sie mußte ihm stundenlang die Hand halten und schlich sich mit der Behauptung nach Hause, sie müsse mal eben auf die Toilette!

Herr Z. beschreibt sich als Kind selber als ernst, zwanghaft, gehemmt, ängstlich, zurückgezogen und lebensfremd, vor allem aber als ungeheuer leistungsmotiviert, wobei keiner von ihm diese Leistung eigentlich verlangte. Wichtig ist ferner, daß der Patient jegliche Sexualität verdrängte, bis zu seiner Hochzeit niemals masturbiert hatte!

Wie vorgesehen, besuchte Herr Z. nach dem Abitur theologische Hochschulen. Durch die Trennung von den Eltern zog er sich noch stärker zurück und wurde noch weltfremder. Bedingt durch seine Leistungsorientierung und seinen Größenwahn erreichten einfache Seminararbeiten bei ihm den Umfang von Magisterarbeiten. Die Trennung von zu Hause fiel ihm schwer, und die Universität war ihm zu wenig familiär. Er bekam asthmatische und herzneurotische Zustände und wechselte von Heidelberg nach Hannover, um dem Elternhaus näher zu sein. Als das Examen vor der Tür stand, brach er das Studium ab, traute sich kaum ins Dorf, da alle für ihn gesammelt hatten und in ihm den zukünftigen Pastor sahen. Dadurch verlor er auch seine letzte männliche Identifikationsfigur, den Pastor, der sich empört von ihm abwandte.

Herr Z. sagt, er habe damals seinen religiösen Standpunkt überprüft. Vor allem aber kollidierte er angesichts der Prüfung mit seinem Anspruch und seinem Größenwahn: Er konnte sich nicht vorstellen, in der Kirche zu stehen und zu predigen und vielleicht einen oder zwei unter den Zuhörern zu haben, die sich bei seiner Predigt langweilen.

Zunächst war Herr Z. jedoch entlastet, da er als Medizinstudent nun auf absehbare Zeit in einer verantwortungsfreien Studentenrolle verbleiben konnte. Beziehungen zu Frauen hatten bis dahin nicht funktioniert, da sich die Frauen aufgrund seiner Hemmungen und »Eigenheiten« von ihm zurückzogen bzw. er bei Versuchen zum Verkehr versagte. Dann lernte er seine spätere Frau kennen, die drei Jahre jünger war als er. Sie gehörte derselben Glaubensgemeinschaft an wie er, hatte also von daher zumindest vordergründig viele Gemeinsamkeiten in der Erziehung und Lebensgeschichte mit ihm, war jedoch lebensfähiger und emotionaler als er, dabei hysterisch strukturiert. Die Initiative ging von der Frau aus: Sie, die damals selber eine Krise durchmachte, setzte sich auf der Hochzeit einer Schwester Herrn Z. auf den Schoß, da er noch trauriger und hilfloser wirkte als sie. Beide heirateten bald und lehnten sich aneinander an, wobei Herr Z. die vorgeblich »männliche Rolle« übernahm, über das Geld bestimmte usw. Beide verleugneten dabei, daß die Frau – als Sonderschullehrerin tatkräftig im Beruf stehend – real die Stärkere von beiden war und eigentlich die Familie trug. Herr Z. fand in seiner Frau die Emotionalität und Körperlichkeit, die er bei sich selber von Kindheit an abgewehrt hatte. Sie brachte ihn überhaupt erst dazu, sexuelle Bedürfnisse zu verspüren.

Es entwickelte sich eine orale Kollusion, in der Herr Z. eine Ersatzmutter fand und beide über seinen großen Zukunftsplänen verleugneten, daß Herr Z. real nichts leistete und nichts zur Aufrechterhaltung der Familie beitrug. Die heute sechsjährige Tochter erlebte er nur als Konkurrenz, die ihm die Mutterbrust wegnahm; er konnte und kann mit dem Kind nicht viel anfangen.

Angesichts der mühsam kaschierten oralen Abhängigkeit ist es nicht weiter verwunderlich, daß Sexualität kaum Platz in der ehelichen Beziehung fand. Nach intensiven Bemühungen hatte Herr Z. bei seiner Frau die ersten und einzigen sexuellen Erlebnisse, wobei auch dieser Bereich leistungsbestimmt war, er sich Sexualität nicht wirklich gestatten konnte. Schon nach der Hochzeit lief praktisch nichts mehr, wobei die Partner das klassische Arrangement trafen, daß sie sich verweigerte, wenn er auf sie zukam, und er nicht konnte, wenn sie wollte, so daß es zu gemeinsamen sexuellen Erlebnissen kaum kam. Bei ihm wandelte sich eine Ejaculatio retarda in eine Ejaculatio praecox; beide trafen jedoch zunächst, gängigen Klischees entsprechend, die Übereinkunft, Frau Z. sei »frigid«. Schon vor Jahren suchten sie daher Frauenärzte und Beratungsstellen auf, scheuten vor einer Therapie jedoch zurück.

Je näher das Staatsexamen in Medizin rückte, desto deutlicher wurden Herrn Z.'s Unfähigkeit, seine Leistungsansprüche mit der Realität in Einklang zu bringen, so, wie seine fehlende Bereitschaft, die Haltung des Versorgtwerdens aufzugeben und beruflich auf eigene Beine zu kommen. Die Verleugnungsmechanismen wurden brüchiger, und Herr Z. steigerte seinen von jeher kräftigen Alkoholkonsum bis zum Exzeß. Er zog sich ins Bett zurück und verkam körperlich dermaßen, daß er seine Frau zeitweilig dazu nötigte, ihre Arbeit aufzugeben und an seinem Bett zu wachen.

War die Ehefrau restlos erschöpft, dann reiste er zu seiner Mutter und ließ sich von ihr versorgen. Maximal erreichte er einen Blutalkoholspiegel von 4,8 Promille und erlebte mehrere bedrohliche Vergiftungszustände. Er setzte das Studium aus und ging nicht mehr aus dem Haus. Es kam zu einem ambulanten Psychotherapieversuch und schließlich zur Psychiatrieeinlieferung und zur Entgiftung, wobei er nur unter großen Widerständen zugab, Alkoholiker zu sein.

Bei Herrn Z. fallen die ausgesprochene Abhängigkeitshaltung

und die im Ansatz steckengebliebene Autonomieentwicklung auf, die brüchigen Ichgrenzen, die unreifen Objektbeziehungen passivoraler Natur sowie die Tendenz zu massiven und malignen Regressionen auf frühkindliche Zustände. Er zeigt eine zwanghafte Struktur mit starker Abwehr triebhafter und emotionaler Bedürfnisse, besonders solcher sexueller und aggressiver Natur.

Die Psychodynamik des Geschehens ist dabei außerordentlich vielseitig, ein eindeutiger Fixierungspunkt für die Sucht läßt sich nicht finden. Es bietet sich sowohl eine neurosenpsychologische Erklärung an, zentriert um die Zwangsneurose und die Sexualitätsproblematik des Patienten, als auch eine ich- und eine objektpsychologische. Zwar wurden eine Reihe von Ichleistungen entwickelt, die aber besonders im sozialen Feld erheblich gestört sind. Herr Z. scheitert auch an seinen ausgeprägten Grandiositätsphantasien. Wichtig erscheint aber auch die maligne Symbiose, in die sich Herr Z. begibt und in der er in eine autodestruktive Regression verfällt.

Anhand dieses letzten Falles sollte verdeutlicht werden: Nicht jeder Patient läßt sich hinsichtlich seiner Fixierungspunkte und der Regression unserem Modell eindeutig zuordnen. Am Rande war bei den hier geschilderten Fällen des öfteren von der Psychotherapie der Patienten die Rede. Nach diesem dianostischen Teil soll deshalb die analytische Psychotherapie des Alkoholismus ausführlicher behandelt werden; aus unserem Modell ergeben sich meines Erachtens auch differentielle Indikationen. An dieser Stelle sei aber nochmals erwähnt, daß alle hier beschriebenen Patienten dem gleichen stationären Setting unterzogen wurden.

IX Die Psychotherapie des Alkoholismus

Die psychotherapeutischen Konzepte zur Behandlung der Sucht werden hier in Anlehnung an deren historische Entwicklung dargestellt. In einem ersten Kapitel sollen die frühen psychoanalytischen Vorstellungen zur Therapie der Süchte referiert werden, die zugleich den Anspruch erheben dürfen, die ersten psychologischen Ansätze in diesem Bereich gewesen zu sein. Diese Arbeiten hatten ihre Blütezeit in den dreißiger Jahren bis Anfang der fünfziger Jahre. Parallel dazu entwickelte sich eine Richtung, die in der Folge beherrschend auf dem Felde der Suchttherapie wurde: Die Selbsthilfekonzeption der Anonymen Alkoholiker (AA). Alle neueren Formen der Suchttherapie wurden von der AA-Konzeption zumindest beeinflußt. Dies gilt ganz besonders für die in den folgenden Kapiteln dargestellte Gruppentherapie und stationär-institutionelle Therapien des Alkoholismus. Diese verbinden in der Regel AA-Vorstellungen mit psychologischen oder tiefenpsychologischen Konzepten, wobei uns hier nur die psychoanalytischen interessieren. In einem letzten Kapitel wollen wir die neueren psychoanalytischen Therapiekonzepte der Sucht darstellen und versuchen, den für die einzelnen Formen des Alkoholismus optimalen Behandlungsweg zu entwerfen.

Vernachlässigt werden hier die rein medizinischen wie die verhaltenstherapeutischen Behandlungskonzepte. Die Bedeutung der letzteren dürfte nach einer gewissen Blüte in den vergangenen Jahren wahrscheinlich zunehmend nachlassen (vgl. Burian 1983).

1 Die klassischen psychoanalytischen Ansätze der Alkoholismustherapie

»In den hoffnungsvollen Tagen, als die psychoanalytische Methode noch neu war, wurde geglaubt, daß Alkoholiker in einem Zeitraum von nur wenigen Monaten geheilt werden könnten«, schreibt Blum (1966). Fragen nach einer differentiellen Indikation und damit nach einer modifizierten Praxis der Psychoanalyse wurden damals noch nicht gestellt, und so finden sich aus jenen Jahren auch keine

Schriften zur Behandlungstechnik bei Alkoholismus bzw. bei Sucht. Eine differenziertere Sicht hinsichtlich Diagnostik und Indikation wie die Ausdifferenzierung des »Standardverfahrens« entwickelten sich in der Psychoanalyse erst später, wobei gerade hinsichtlich der Therapie des Alkoholismus Enttäuschungen und Fehlschläge einen bleibenden Einfluß hinterließen. Diese Erfahrungen beeinflußten auch die diagnostische Einschätzung des Alkoholismus. Während man das Trinken zunächst als eine neurotische Konfliktlösung ansah, wurde in der Folge diese Störung als schwerer gewertet und in der psychogenetischen Entwicklung früher angesiedelt (Blum 1966). Analytiker stellten bald fest, daß der Alkoholismus »prognostisch ernster sei als irgendeine Neurose und auch ungünstiger als etwa eine Schizophrenie« (Menninger 1938). Folglich sei, wie Bräutigam (1958) konstatiert, für einen Schizophrenen die Chance, eine analytische Therapie zu erhalten, größer als für einen Alkoholiker.

Psychoanalytiker fühlen sich oft dadurch gekränkt, daß Alkoholiker die Therapie regelrecht unterlaufen, indem sie sich scheinbar auf das Setting einlassen, nach der Therapiesitzung aber alles mit kräftigem Alkoholkonsum wegspülen, wie Bräutigam (1958) es beschreibt und wie ich es selber auch in mehreren Fällen erlebte. Wie schon mehrfach erwähnt, ist ferner auch bei Analytikern die Vorstellung, der Alkoholiker sei ungehemmt und unsublimiert triebhaft, nicht auszurotten. Der Alkoholiker ist nicht zuletzt auch Objekt von Phantasien und Neidprojektionen seitens der Gesellschaft wie auch von Psychotherapeuten. Eine Diskussion über die analytische Psychotherapie des Alkoholismus kommt daher nicht um die Frage der Gegenübertragung herum. Moore (1965) hat sich speziell mit Gegenübertragungsreaktionen auf Alkoholiker beschäftigt. Auch er stellt fest, daß der Alkoholiker Neid und Aggressionen ausgesetzt ist, weil ihm die permanente und unersättliche Befriedigung infantil-narzißtischer Bedürfnisse unterstellt wird, auf ihn projiziert wird, er sei ein Lügner usw. Antons (1976a) schreibt im Anschluß an Selzer, dieser Neid drücke sich in der Form von Verachtung für den Patienten aus. Psychotherapeuten sprechen gern von der mangelnden Willensbeherrschung des Alkoholikers und »sind nicht frei von Ressentiments, daß so viel Geld ausgegeben wird, um Alkoholiker zu verwöhnen« (Antons 1976a, S. 71; s. auch ders. 1983).

Diese Neidprojektionen und die meist unbewußte Feindseligkeit des Therapeuten führen zu sadistischen Behandlungsritualen, die als Notwendigkeit maskiert werden. Antons (1976a) bezeichnet die Forderung, das Trinken sofort aufzugeben, als ärgste Feindseligkeit, zumal das Trinken die einzige funktionierende Abwehrform des Alkoholikers sei. Auch Moore (1965) erkennt in der Alkoholismustherapie dieses strafende sadistische Verhalten. Als Abwehr dieser feindseligen Impulse könne es aber in einer Reaktionsbildung auch zu einem übermäßig verständnisvollen und freundlichen Verhalten kommen, mit dem der Therapeut die aus der Feindseligkeit resultierenden Schuldgefühle bewältigen will. Auch das kann dann zu einem verhängnisvollen Kreislauf führen: Frustriert der Patient den Therapeuten, indem er trotz dessen Bemühungen rückfällig wird, dann führt dies zu Enttäuschungen und neuer Wut.

Es sei hier darauf verwiesen, daß die negative Gegenübertragung auch mit dem negativen Selbstbild des Alkoholikers korrespondiert. Ferner inszenieren Alkoholiker auch häufig sadistische Gegenübertragungsreaktionen, wie sie sich auch – was verschiedentlich experimentalpsychologisch bestätigt werden konnte (Krypsin-Exner und Demel 1980; Antons 1976a, S. 73) – gerne bestrafen lassen. Antons (ebd.) schreibt daher: »Für den Therapeuten ist es wichtig, das Rollenangebot, das viele Patienten aus ihrer depressiv-masochistischen Strukturierung heraus anbieten, nicht anzunehmen, um nicht als strafende Instanz für den Patienten zu erscheinen.« Die Bedeutung sadistischer Rituale in der Alkoholikertherapie wird uns im folgenden noch beschäftigen.

Vorangestellt wurden diese Bemerkungen über Neidprojektionen und Gegenübertragung deshalb, weil eine unbewußte negative Gegenübertragung wahrscheinlich für eine Vielzahl mißglückter therapeutischer Versuche verantwortlich ist. Positive Therapieerfahrungen mit Alkoholikern wurden sicherlich nicht zuletzt dadurch ermöglicht, daß Therapeuten sich von dieser negativen Gegenübertragung frei machen konnten.

Die erste detailliertere Darstellung von spezifischen Problemen der Behandlung des Alkoholismus findet sich in Simmels Aufsatz: »Die psychoanalytische Behandlung in der Klinik« (1928). Simmel berichtet hier von den Mißerfolgen in der ambulanten analytischen Therapie Süchtiger. Er empfiehlt demgegenüber die stationäre

Therapie nicht nur, weil hier eher ein Ersatz für den Lustgewinn aus dem Rauschgenuß geschaffen werden könne, sondern gerade auch wegen der Autodestruktivität und Suizidalität der Süchtigen. Diese Destruktivität könne dann in der Übertragung zumindest zeitweise nach außen gerichtet werden. »Das bedeutet: Ich bin in gefährlichen Phasen der Kur damit einverstanden, daß der Patient uns vorübergehend in effigie tötet bzw. auffrißt oder kastriert« (ebd.). Diese auf den Therapeuten projizierte, kathartische Über-ich-Entspannung müsse natürlich analytisch wieder aufgelöst werden.

Simmel plädiert also dafür, Agieren in der Suchttherapie zu gestatten. Er verlangt auch keinen sofortigen Verzicht auf das Suchtmittel, sondern wartet so lange, bis sich eine hinreichend stabile therapeutische Beziehung entwickelt hat.

»Wenn wir nämlich nach genügend analytischer Vorbereitung dazu übergehen, den Süchtigen im Stadium v ö l l i g e r V e r s a g u n g zu behandeln, wird dem Patienten dauernde Bettruhe verordnet. Er bekommt eine S o n d e r s c h w e s t e r, die nur für ihn da ist und sich Tag und Nacht mit mütterlichem Zuspruch um ihn und um seine Ernährung und Körperpflege bemüht. All seinen heftigen Abstinenzerscheinungen (Exaltation, Angst oder Depression) begegnen wir nach Möglichkeit nur mit psychoanalytischer Hilfe, d. h. mit regulärer Behandlung bzw. analytischen Ansprachen, wenn nötig, mehrmals am Tage, auch des Nachts. – Durch diese so veränderte psychoanalytische Situation schaffen wir bei aller bewußten Qual doch für das Unbewußte des Süchtigen die letzte Erfüllung seiner tiefsten Sehnsucht. Denn wieder ein ganz kleines Kind zu sein, im Bett liegen und von einer freundlichen, vom Vater konzedierten Mutter gepflegt und genährt werden dürfen, von einer Mutter, die stets da ist, wenn ihm angst wird, das ist das Geheimnis letzter unbewußter Wunscherfüllung des Suchtkranken. Die von uns g e s c h a f f e n e Situation wiedergewonnener Mutternähe wandelt sich notwendigerweise zur analytischen Situation zurück dadurch, daß sie durch den Fortgang der Kur sich von selbst aufhebt« (Simmel 1928; Sperrungen im Original).

Auch wenn seitdem meines Wissens kaum wieder in die Realität umgesetzt, hat der Vorschlag Simmels, Sucht über die Ermöglichung einer vollständigen Regression zu therapieren, bis heute nicht an Faszination wie an Bedeutung verloren. Simmel hatte damals konzipiert, die Patienten nach dieser vollständigen Regression im Kliniksrahmen – der »Zauberberg-Atmosphäre«, wie es seine Patienten nannten, während heute Suchtkliniken oft als »die Käseglocke« bezeichnet werden – langsam wieder an die alltägliche Realität heranzuführen, die psychoanalytische Behandlung mit einer ambulanten Betreuung ausklingen zu lassen.

Acht Jahre später hat sich Robert Knight (deutsch: »Zur Dynamik und Therapie des chronischen Alkoholismus«, 1937) zu technischen Problemen in der Behandlung des Alkoholismus geäußert. Er verwirft eine orthodox-abstinente analytische Haltung. Da Alkoholiker sich immer als minderwertig und zurückgestoßen erleben, »muß der Analytiker viel aktiver sein und darf vor allem weder Kritik noch Verurteilung ihres früheren Trinkens noch auch der Ausschweifungen, die während der Behandlung vorkommen, merken lassen«. Eine geduldige, wohlwollende und freundliche Haltung müsse gewahrt bleiben, Kritik nur sehr gemäßigt geäußert werden, um kein Gefühl der Ablehnung entstehen zu lassen. Die ersten Gespräche sollten im Sitzen erfolgen, und insgesamt solle nicht so viel Gewicht auf das Thema des Trinkens gelegt werden.

Knight hebt die Bedeutung der positiven Übertragung hervor. Eine libidinös besetzte Beziehung zum Therapeuten dürfe nicht etwa gedeutet werden, da sie »zum Ersatz für das Trinken werden und das Bedürfnis nach Alkohol herabsetzen« könne. Knight behandelte ebenfalls unter stationären Bedingungen und hatte hier offenbar auch mit zwangseingewiesenen Alkoholikern zu tun, mit denen er im Sanatorium Tennis, Bridge oder Golf spielte und die er nicht unter Druck von der Notwendigkeit einer Therapie zu überzeugen suchte. Auch insgesamt solle der Analytiker keine Forderungen oder Einschränkungen geltend machen, auch keine Abstinenz verlangen. Man solle den Patienten lieber nahelegen, auf harmlosere Getränke umzusteigen. Auf keinen Fall dürfe die Droge einfach weggenommen werden. In späteren Arbeiten beschäftigte sich Knight besonders mit der Übertragungsspaltung des Alkoholikers (s. Rosenfeld 1964).

Relativ früh setzte sich in der Psychoanalyse die Einsicht durch, daß Alkoholiker in der Regel einer stationären Psychotherapie bedürfen. Dies vertraten Menninger (1938), Fenichel (1975) und Weyl (nach Rosenfeld 1964). Merloo (nach Rosenfeld 1964) versuchte es wohl zunächst mit einer ambulanten Psychotherapie, nach deren Mißlingen er die Patienten aber in eine stationäre Therapie überführte. Auch er strebte einen allmählichen Verzicht auf die Droge an. Die vollständige Abstinenz nach der Therapie hat zunächst wohl Weyl gefordert. Knight überließ der Entwicklung der Therapie die Entscheidung, ob es sich um einen echten Alkoholiker handelte, der nie wieder trinken könne.

Psychoanalytiker verfolgten zunächst das Ziel, Alkoholiker auf Dauer gesehen zu einem kontrollierten Trinken zu befähigen (Shea 1954). Wie Blum noch 1966 schreibt, imponiere die Möglichkeit, mit Alkohol umzugehen, angesichts der hochgesteckten psychoanalytischen Ansprüche an psychische Gesundheit als die reifere Entwicklungsform. »Das Ziel der vollständigen Abstinenz dagegen bewege den Patienten zur Ersetzung des einen Abwehrmechanismus durch den anderen, zur Reaktionsbildung anstelle des Trinkens. In diesem Licht gesehen könne die Abstinenz in der Therapie schneller erreicht werden als die Fähigkeit, gemäßigt zu trinken« (Blum 1966, S. 281). Erfahrungen der Anonymen Alkoholiker, auf die wir später zurückkommen, bestätigen dies.

Die psychoanalytische Auffassung, daß zu einer reifen und gesunden Persönlichkeit auch die Fähigkeit gehört, ein gelegentlich benutztes potentielles Suchtmittel wieder stehenzulassen, ist sicherlich nach wie vor richtig. Für die Realität der täglichen Praxis erwies sich diese Forderung jedoch als unangemessen, da das Ziel offensichtlich zu hoch gesteckt war. Analytische Arbeiten, in denen Toleranz oder Laisser-faire gegenüber dem Drogengebrauch süchtiger Patienten gefordert werden (z. B. Savitt noch 1954*), nehmen im Verlauf der fünfziger Jahre ab, während zum Beispiel Bräutigam 1958, anschließend an eine Kritik an Knight, Position für die Forderung nach vollständiger Abstinenz bezieht:

»Wenn als erste Aufgabe der Psychotherapie der Süchtigen eine tragfähige Beziehung zwischen Arzt und Patient hergestellt ist, so hat der Arzt bei einem Rückfall unbedingt Partei zu ergreifen. Es ist uns ein Fall bekannt, wo die analytische Neu-

---

* Savitt plädiert auch für die Möglichkeit der ambulanten Therapie. Bei dem von ihm beschriebenen Fall handelt es sich jedoch offensichtlich eher um eine Adoleszenzkrise als um eine typische Sucht.

tralität gegenüber einem Patienten, der immer wieder abtrieb in die Sucht, in einem beim Suizid hinterlassenen Brief als Gleichgültigkeit bitter angeklagt wurde« (ebd.).
Therapeutische Mißerfolge und die Übernahme von Erfahrungen der Anonymen Alkoholiker führten daher in der Psychoanalyse dazu, daß das »kontrollierte Trinken« als Therapieziel aufgegeben wurde. Robert Knight, der schließlich auf 10 000 bis 12 000 Analysestunden mit Alkoholikern zurückblicken konnte, zog als Fazit, daß auch nach jahrelanger Analyse die Alternative nur entweder vollständige Abstinenz oder totaler Rückfall laute (zit. nach Shea 1954). Fälle wie der von Shea (ebd.) beschriebene, wo ein Alkoholiker nach fünfjähriger Abstinenz und anschließender mehrjähriger Analyse kontrolliert trinken konnte, bleiben wohl eher die Ausnahme. Derzeit scheint die später auf den Plan getretene Verhaltenstherapie den gleichen Lernprozeß wie die Psychoanalyse zu vollziehen, nachdem zunächst das angebliche kontrollierte Trinken euphorisch als verhaltenstherapeutischer Erfolg gefeiert wurde.

Erfolge beim Erlernen des »kontrollierten Trinkens« wurden zunächst durch das Ehepaar Sobell vermeldet. Sie gaben 1970 an, mit einem Verhaltenstherapie-Programm 19 von 20 Alkoholikern zu »normalen Trinkern« gemacht zu haben. Schon diese 20 stellten allerdings bereits eine Selektion aus 70 Alkoholikern dar, die sich ursprünglich im Programm befanden. Programme zum Erlernen des »kontrollierten Trinkens« galten über Jahre als großer verhaltenstherapeutischer Erfolg, bis eine – zunächst umstrittene (vgl. Peele 1983b) – Nachuntersuchung zehn Jahre später ergab, daß von den 20 »Geheilten« vier an Alkoholfolgen verstorben waren, acht durch schweren Alkoholismus inzwischen arbeitsunfähig und weitere acht abstinent waren, allerdings nach schweren Rückfällen mit der Hilfe der Anonymen Alkoholiker bzw. anderer Therapieprogramme (Krusche 1983). Das muß nun nicht heißen, alle diese Versuche seien gescheitert. Zu Recht wurde aber schon häufiger kritisiert, daß dann oft keine wirklichen Alkoholiker therapiert wurden. Entsprechend ihrer empirischen Orientierung operationalisieren Verhaltenstherapeuten Alkoholismus gerne über die Menge des täglich getrunkenen Alkohols, was jedoch, wie hier mehrfach dargestellt wurde, sehr wenig über die wirkliche Alkoholabhängigkeit aussagt, wenn es sich beispielsweise um ein rein gewohnheitsmäßiges berufsbedingtes Trinken handelt. Eine solche Form des Alkoholmißbrauchs ließe sich wahrscheinlich tatsächlich mit einem Therapieprogramm auf ein weniger schädliches Maß reduzieren (s. Matakas u. a. 1978; Burian 1983, bes. S. 18 f.).

Die Einsicht in die Begrenztheit der psychoanalytischen Möglichkeiten bei der Sucht scheint einen Teil der gegenüber der Alkoholismustherapie Platz greifenden Resignation auszumachen. Darüber sollten jedoch die Fortschritte in der Technik nicht vergessen werden, die nicht zuletzt Resultat dieser negativen Erfahrungen waren. Es sind dies die Erkenntnisse, daß

1. Alkoholiker in der Regel einer stationären Therapie bedürfen, zumindest am Anfang der Behandlung;
2. die klassische analytische Haltung zu modifizieren ist, der Analytiker die Abstinenz teilweise aufgeben muß;
3. ein Ersatz für die Droge geschaffen werden muß, der unter Umständen auch in einer positiven Übertragung bestehen kann;
4. als Parameter auch – allerdings gehen die Ansichten hierüber auseinander – Agieren, starke Regression und ähnliches eingeführt werden können.

2 Die Psychodynamik der Selbsthilfegruppen

2.1 Die Anonymen Alkoholiker (AA)

Die am meisten verbreitete Psychotherapie bei Alkoholismus ist heute die nicht-professionalisierte Form der Selbsthilfe. Allgemein bekannt sind die Anonymen Alkoholiker, und in Deutschland sind darüber hinaus als noch stärker christlich orientierte Verbände Blaukreuz, Kreuzbund und der Guttemplerorden von Relevanz. Die Konzepte der *Anonymen Alkoholiker (AA)* haben jedoch auch in den Vorstellungen der anderen Selbsthilfeorganisationen inzwischen so starken Eingang gefunden, daß wir uns hier weitgehend auf die Darstellung der Anonymen Alkoholiker beschränken können.

Da der Selbsthilfegedanke im psychosozialen wie medizinischen Feld in den letzten Jahren zu einem ausgesprochenen Modetrend geworden ist, ist die Literaturflut über Selbsthilfegruppen im allgemeinen und über die Anonymen Alkoholiker im besonderen heute unüberschaubar. Die AA können dabei wohl zu Recht den Anspruch erheben, den Selbsthilfegedanken in die Psychotherapie eingeführt zu haben. Problematischer ist diese an sich begrüßenswerte Entwicklung dann zu sehen, wenn die Selbsthilfegruppen einen »Alleinvertretungsanspruch« hinsichtlich der Hilfe für Alkoholiker erheben, wie er diesen Gruppen sogar von einigen »Professionellen« (M. L. Moeller 1978) zugestanden wird. Kritik an dieser besonders im amerikanischen Raum verbreiteten Auffassung übte zum Beispiel Tournier (1979).

Teilweise entspringt die begeisterte Aufnahme des Selbsthilfegedankens für Alkoholiker bei Professionellen auch der eigenen Hilflosigkeit (s. Behrends 1980). Angesichts der schon oben beschriebenen negativen Gegenübertragung auf Alkoholiker und der häufigen therapeutischen Mißerfolge und Frustrationen freundeten sich viele Psychotherapeuten nur zu gern mit der Vorstellung an, Alkoholikern könne eben wirksam nur von ihresgleichen geholfen werden, befreit diese Auffassung doch von einer als unangenehm erlebten Verpflichtung und Last, und man kann den Alkoholiker jetzt guten Gewissens wegschicken.

Nichtsdestotrotz ist die AA bzw. die Selbsthilfekonzeption bis heute *der erfolgreichste Ansatz* zur Hilfe bei Alkoholismus, der in den vergangenen Jahrzehnten mit Sicherheit mehr Alkoholikern das Leben gerettet hat als alle anderen medizinischen und professionellen Verfahren zusammen. Weil dieses Konzept so gut funktioniert, haben sich auch nur wenige Psychoanalytiker die Frage gestellt, wie es funktioniert und mit welchen psychodynamischen Prinzipien es arbeitet.

Geschichte, Struktur und Dynamik. Bereits die Begründer der AA haben in ihren Selbstdarstellungen eindeutige Hinweise auf die Bedeutung der Abwehrmechanismen von Spaltung und Projektion bei der Abstinenzerlangung mittels »Hilfe durch Selbsthilfe« gegeben. Wir stützen uns hier auf Aussagen aus der sehr pathetisch geschriebenen Darstellung der AA durch J. Kessel (1982). Bill W., einer der Begründer der AA, ein – zumindest zeitweise – erfolgreicher Geschäftsmann mit ausgeprägten Grandiositätsvorstellungen, zeitweiligen Höhenflügen und tiefen Abstürzen, schloß sich zunächst der religiösen Oxford-Bewegung an. Hier versuchte er, anderen Alkoholikern zu helfen, wodurch er – wie er selber erkannte – sich selber am meisten half (ebd. S. 90).

»Er konzentrierte seine Gedanken auf einen einzigen Punkt:

Wie und warum hatte er sechs Monate lang nicht mehr das geringste Verlangen nach Alkohol empfunden? Sicherlich, vor allem war es eine religiöse Erleuchtung. Aber wie war das praktisch, täglich vor sich gegangen? Plötzlich fand er die Antwort. Die Enthaltsamkeit war ihm so leicht gefallen, weil er tagtäglich versucht hatte, Alkoholiker zur Enthaltsamkeit zu bekehren. Und bei diesem Versuch, ihnen zu helfen, arbeitete er für seine eigene Gesundung« (Kessel 1982, S. 91 f.).

Ein Gespräch mit dem ebenfalls alkoholabhängigen Arzt Bob S. führte Bill W. schließlich zu der Erkenntnis, daß diese Hilfe an anderen am besten dadurch zu leisten sei, ihnen über das eigene Leid zu erzählen, das der Alkohol bei ihm angerichtet hatte. Bob S. und Bill W. tauschten so ihre Leidensgeschichten aus: »Und Bill fühlte seinerseits mit einer bisher unbekannten Intensität, daß er bei seinem Versuch, auf Doktor Bob einzuwirken, in sich selbst die Macht des Alkohols vernichtete. ›Ich brauche ihn genauso wie er mich‹, dachte er. Diese noch ungenaue und formlose Erkenntnis enthielt bereits die ganze Zukunft, die ganze Arbeitsweise der Alcoholics Anonymous« (ebd., S. 96).

In der sehr mystifizierten Darstellung der AA-Geschichte gilt dieses am 10. Juli 1935 geführte Gespräch als der Beginn der Bewegung.

Zunächst in den USA, nach dem Krieg auch in Europa und in der übrigen Welt, verbreiteten sich die Anonymen Alkoholiker nach dem Schneeballsystem. Da Trockenheit auf dem Wege der Hilfe für andere, noch nasse Alkoholiker zu gewinnen ist, wurden immer mehr Mitglieder (nicht im Sinne einer straffen Organisation!) gewonnen, bis in den USA vor rund zehn Jahren eine Sättigung eingetreten zu sein scheint, da alle durch die AA-Ideologie ansprechbaren Alkoholiker mittlerweile erreicht worden sind.

Die Konzeption der AA wurde bereits 1938 in den »Zwölf Schritten« formuliert; diese lauten:

»1. Wir haben zugegeben, daß wir dem Alkohol gegenüber machtlos sind und unser Leben nicht mehr allein meistern konnten.
2. Wir gelangten zu der Überzeugung, daß nur eine Macht, größer als wir selbst, uns unsere geistige Gesundheit wiedergeben kann.

3. Wir faßten den Entschluß, unseren Willen und unser Leben der Sorge Gottes – wie wir ihn verstehen – anzuvertrauen.
4. Wir machten gewissenhaft und furchtlos Inventur in unserem Leben.
5. Wir gestanden Gott, uns selbst und einem anderen Menschen ehrlich unsere Verfehlungen ein.
6. Wir sind vorbehaltlos bereit, unsere Charaktermängel von Gott beseitigen zu lassen.
7. Demütig bitten wir ihn, uns von diesen Mängeln zu befreien.
8. Wir machten eine Liste aller Personen, die wir gekränkt hatten und wurden willig, sie um Verzeihung zu bitten.
9. Wenn immer möglich, entschuldigen wir uns bei ihnen, es sei denn, sie oder andere würden dadurch verletzt.
10. Wir machen täglich Gewissensinventur, und wenn wir Unrecht haben, geben wir es sofort zu.
11. Durch Gebet und Besinnung suchen wir die bewußte Bindung zu Gott – wie wir ihn verstehen – zu vertiefen und bitten ihn um die Fähigkeit, seinen Willen zu erkennen und um die Kraft, ihn auszuführen.
12. Nachdem wir durch diese Schritte ein inneres Erwachen erlebt haben, versuchen wir, diese Botschaft an andere Alkoholiker weiterzugeben – und unser ganzes Leben nach diesen Grundsätzen auszurichten.«

(Vgl. auch Neuendorff und Schiel 1982 sowie Solms 1975.)

Auch die Form der Organisation, wie sie später in den »Zwölf Traditionen« festgelegt wurde, scheint den Bedürfnissen vieler Alkoholiker zu entsprechen. Eine deutlicher strukturierende Organisation, Funktionsverteilung oder Hierarchisierung wurden vermieden, die Teilnehmer der Meetings blieben anonym, die Teilnahme ist freiwillig und unverbindlich. In den Meetings gibt es keine Leiter, die Ausbildung von Autoritäten wird möglichst vermieden; jeder kann erzählen, was ihn bewegt, wobei es – zumindest in »jungen« oder offenen Gruppen – meist um die Geschichte des Trinkens geht. In der Regel – dies kann sich aber von Gruppe zu Gruppe unterscheiden – werden diese Berichte nicht diskutiert, d. h. von den anderen wird kaum Stellung bezogen oder darauf eingegangen, außer mit einem eigenen Bericht; es gibt auch keine direkten Ratschläge oder Bewertungen (s. Zocker 1983).

In der Literatur wird häufig herausgestellt, daß die AA keine institutionalisierte Form habe. Einige Autoren scheinen die AA daher als Modellfall für eine herrschaftsfreie Bewegung oder Organisationsform zu halten. Dies gilt ohne Zweifel insoweit, als es keine personifizierte Leitung und keine Führungsfiguren (sieht man von den mystifizierten Gründern ab) gibt. Im übrigen widersprechen sich aber gerade in der Bewertung der Organisationsform der AA die einzelnen Autoren. So schreibt Mentzel (1968):

»Hierdurch ist ein Höchstmaß von Unabhängigkeit gewährleistet, was für das Erleben des Alkoholikers wegen seiner Mißtrauenshaltung von außerordentlicher Bedeutung ist... Es dürfen lediglich Spezialisten für bestimmte Aufgaben angestellt werden... es wird um jeden Preis die Anonymität gewahrt, was wiederum dem Selbständigkeits- und Unabhängigkeitsbedürfnis des Alkoholikers entgegenkommt.«

Hier befindet sich Mentzel im offensichtlichen Widerspruch zum meines Erachtens keineswegs widerlegten Abhängigkeitskonzept des Alkoholismus, wie es Blane (1968) herausarbeitete. Vielmehr scheint die Unabhängigkeit der AA-Gruppe eine Art von Reaktionsbildung auf diese Abhängigkeitswünsche zu sein, spiegelt ferner die Ambivalenz des Alkoholikers. Real ist er von der Gruppe abhängig, wie er es einst vom Alkohol war, und viele, heute trockene Alkoholiker haben daraus nie ein Hehl gemacht, wie z. B. der Schriftsteller Ernst Herhaus, der sich an jedem Wochentag ein AA-Meeting gewünscht hätte, um trocken bleiben zu können oder Erika S., die in dem Buch von Nullmeyer (1980, S. 68) sagt: »Früher war ich vom Alkohol abhängig, jetzt bin ich von der Gruppe abhängig. Nur geschadet hat mir das nichts.«

Ich glaube, der trockene Alkoholiker verleugnet gerne die Macht, die die Gruppe über ihn hat und seine Abhängigkeit von ihr, wie auch die institutionelle Macht, die die AA-Bewegung als Ganzes alleine über das Netzwerk ihrer sozialen Beziehungen hat, gerne übersehen wird. Würde diese Macht der Gruppe auch noch organisatorisch-institutionell verankert, so wäre sie für den Alkoholiker zu bedrohlich und verschlingend. Auch der Überich-Druck, den das Reglement auf den einzelnen ausübt, wird gerne übersehen. So schreibt Antons (1976 a, S. 28):

»Das wesentliche Moment liegt vielleicht darin, daß durch den Versuch eines rückhaltlosen, gegenseitigen Austausches der eigenen Probleme und Schwierigkeiten eine hohe Binnenkohäsion

in der Gruppe und damit ein starker Über-Ich-Druck geschaffen wird. Der nach außen hin konvertierte missionarische Eifer kann als ein sinnvolles und existenzerhaltendes Umgehen mit der eigenen Unsicherheit gesehen werden. Das 12-Punkte-Programm ist ein geschicktes, von intensiven, praktisch-analytischen Kenntnissen zeugendes Verhaltensraster, in dem die Alkoholiker mit ihrer Pathologie umgehen und leben können.«
Die AA üben indirekt einen starken Druck auf ihre Mitglieder aus, sich mit ihren Gruppennormen zu identifizieren. Personen, die dies nicht tun, fallen bald heraus. Die AA bilden »eine hochspezialisierte Subkultur mit sehr straffen Normen, großer Kohäsion, einem neuen Über-Ich und einer neuen Form der Abhängigkeit«, die so stark ist wie die vom Alkohol (Antons 1976a, S. 29; vgl. auch Cremerius 1960).

Auf alle Fälle ist unbestritten, daß die AA-Subkultur auf eine spezifische, oft kaum beschreibbare Art und Weise auf Alkoholiker und deren Bedürfnisse zugeschnitten ist. Wenn Nicht-Alkoholiker, wie in der Literatur mitunter beklagt wird, so selten Zugang zu diesen Gruppen finden, liegt das meines Erachtens keineswegs daran, daß die AA alle Nicht-Alkoholiker ausschließen würden, sondern eher daran, daß dem Außenstehenden der Interaktionsstil dieser Gruppen so fremd bleibt. Es läßt sich aber auch nicht übersehen, daß nur ein bestimmter Kreis von Alkoholikern durch die AA und ihre Ideologie angesprochen wird, ja, die AA ist geradezu auf eine bestimmte Gruppe von Alkoholikern zugeschnitten. Dies gilt nicht nur für die Interaktionsregeln und Gruppennormen, sondern auch für das »medizinische Modell« des Alkoholismus. Bekannt ist dieses als die »Allergietheorie« der AA, die auf der These basiert: »Man wird nicht Alkoholiker. Man wird als Alkoholiker geboren« (Kessel 1982, S. 109). Bereits Bill W. zog gern Vergleiche zu Diabetikern oder Allergikern: »Genauso ist es beim Alkoholiker: die angeborene Überempfindlichkeit, die Allergie, die erforderliche Diät. In seinem Fall ist der schädliche Stoff nicht der Zucker, sondern der Alkohol. Das ist der ganze Unterschied« (ebd., S. 110).

Schon rein medizinisch gesehen ist dieser Vergleich Unsinn. Es ist sonst kein Allergen bekannt, nach dem der Allergiker unbedingt verlangen würde, noch eines, bei dem es zu einer Toleranzsteigerung und Gewöhnung kommt. Dennoch werden — auch hier zeigt sich der Einfluß der AA-Ideologie – die Forschungen in den letzten Jahren, wie ein Überblick über die Inhaltsverzeichnisse der wichtigsten internationalen Fachzeitschrift, dem Quarterly Journal of Studies on Alcohol, zeigt, durch Arbeiten bestimmt, in denen nach einer stoffwechselbedingten Ursache des Alkoholismus gesucht wird. Hierin werden nicht nur Verleugnung und Verdrängung der psychischen Ursachen deutlich, der Rückzug der Wissenschaft vor der Komplexität dieser Faktoren; vielmehr ist die Allergiehypothese auch wichtiger Bestandteil einer Mystifikation, in der der Alkohol zu einer externen, absoluten sowie naturgegebenen (»angeborenen«) Macht überhöht wird. Vor dieser Macht gilt es zu kapitulieren. *Die Kapitulation* – Ernst Herhaus verwendet diesen Begriff sogar als Titel eines autobiographischen Buches – ist unabdingbarer Bestandteil der Geschichte jedes trockenen Alkoholikers, der von der AA beeinflußt ist. Ohne diese Kapitulation und Unterwerfung ist die Genesung des Alkoholikers für die AA undenkbar! In der Alkoholismustheorie der AA verdichten sich die christlichen Mythen des Satans und der Erbsünde. Weil angeblich angeboren, kann der Alkoholiker dieser Schuld und Versuchung auch nicht entgehen. Ernst Herhaus liefert in der Phantasie, er habe seinem Zwillingsbruder bereits im Mutterleib den Kopf abgefressen (!), ein hervorragendes Bild dieser angeborenen Schuld. Der Alkoholiker versucht, in der Form des Alkohols, gegen diese Schuld und gegen die Versuchung anzukämpfen, was vergeblich bleiben muß. Er muß in der »Kapitulation« anerkennen, daß die Macht des Satans, verkörpert durch die Droge, größer ist als seine Kraft. Schritt eins der AA: »Wir haben zugegeben, daß wir dem Alkohol gegenüber machtlos sind und unser Leben nicht mehr allein meistern können.«

Hat der Alkoholiker kapituliert, weil er anerkennt, daß er gegen die Macht des Satans, des Bösen in sich selber nicht mehr ankommt, dann muß er die Macht des Guten, muß Gott anrufen. Schritt zwei: »Wir gelangten zu der Überzeugung, daß nur eine Macht, größer als wir selbst, uns unsere geistige Gesundheit wiedergeben kann«, und Schritt drei: »Wir faßten den Entschluß, unseren Willen und unser Leben der Sorge Gottes – wie wir ihn verstehen – anzuvertrauen.«

Stehen diese ersten Schritte ganz im Dienste der Externalisierung, Projektion und Errichtung der aufgespaltenen, getrennt gehaltenen »guten« und »bösen« Objekte, geht es in den folgenden Schritten um deren Reintrojektion. Wie der Mensch der Bibel ist der Alkoholiker schuldlos schuldig geworden. Zwar war sein Weg, der »Sündenfall«, durch die angeborene, angebliche »Alkoholunverträglichkeit« vorgezeichnet, dennoch hat er sich an seiner eigenen Person wie an seinen Mitmenschen schuldig gemacht. In den darauffolgenden acht Schritten geht es daher ganz überwiegend um die Bewältigung dieser Schuld (siehe oben).

Das Thema des »schuldlos schuldig geworden sein« findet sich, wie gesagt, in der gesamten christlichen Religion, aber auch in den griechischen Sagen, zum Beispiel in dem von Freud aufgegriffenen Ödipus-Mythos. Besonders interessant an der AA-Ideologie ist aber die Externalisierung und rigide Aufspaltung des guten und des bösen Objekts. Wir schrieben in Kapitel V, daß der Alkoholiker keine echte Gut-böse-Spaltung entwickeln könne und daher sich selbst zerstören müsse. Zu dieser Aufspaltung – und das ist psychoanalytisch gesehen ein Entwicklungsfortschritt – verhilft ihm die AA, und sie kann das böse Objekt auch dingfest machen, nämlich ganz konkret im Alkohol als Inkarnation des Satanischen, der bösen Brust.

Hieran können wir die Wirkung der AA-Ideologie wie deren Grenzen verstehen. Die Kapitulation vor der Macht des Bösen gilt als ein unabdingbarer Schritt, wie es bei der AA Allgemeingut ist, daß ein Alkoholiker erst ganz tief gefallen sein muß, bevor ihm geholfen werden kann – Ernst Herhaus beschreibt dies sehr plastisch (1978). Erst wenn der Tiefpunkt erreicht ist, wenn das auf oral-kannibalistischem Wege reintrojizierte böse Objekt seine volle Destruktivität entfaltet hat, kann die eigene Ohnmacht erkannt werden (wie Faust sieht der Alkoholiker, daß es im Pakt mit dem Teufel keine Kompromisse gibt, er sich nicht heimlich davonstehlen kann), und die Stimme des Guten wird gehört.

Es läßt sich jetzt auch verstehen, warum die These des *Kontrollverlustes* unabdingbar für die AA ist, wie die Macht des Bösen immer wieder beschworen werden muß. Ich schrieb, daß die Erzählungen trockener Alkoholiker denen von »Stalingradkämpfern« ähneln. Ich meine damit, daß Anonyme Alkoholiker auf ihren Meetings von sich selbst und von ihrer Vergangenheit wahre Horrorstories abgeben, wie tief der Alkohol sie gestürzt habe und was sie alles durchmachen mußten. Solche Geschichten finden sich schon bei Bill W. und Bob S. (Kessel 1982), aber auch in der jüngeren Alkoholikerliteratur. Trockene Alkoholiker entfalten hier eine *negative Grandiosität*, was u. a. auch Blane (1968) erkannte. Zocker (1983) zitiert aus AA-Gruppen: »Ich bin glücklich, daß ich Alkoholiker bin.« Je tiefer er gesunken war, desto toller erlebt sich der trockene Alkoholiker! Die Abenteuer und Abstürze verklären sich ins Grandios-Negative, Realität, Phantasie und irgendwo Gehörtes vermischen sich, und je weiter in der Vergangenheit, desto titanischer war das Ringen mit der Macht des Bösen. Hieraus nähren sich ein Gutteil Grandiositäts- und Omnipotenzphantasien des trockenen Alkoholikers (AA-ler selber bezeichnen das auch als den »Trockenrausch«): Er hat wirklich gelebt und alle Höhen und Tiefen des Lebens durchmessen, er hat mit den Mächten des Bösen gerungen, er hat verloren, gewiß, aber wie Phönix aus der Asche ist er wiederauferstanden. AA-ler feiern den ersten Tag der bewußten Trockenheit als »Geburtstag«. Die eigene Vergangenheit wird verklärt, rückblickend zugleich mit Schauder wie mit Faszination betrachtet. Auch Süchtigen selber fällt das mitunter auf. Lair:

> »Die paar offenen Meetings, die ich in meiner Heimatstadt besucht habe, wurden von einem Haufen kleiner Kaiser geleitet, die auf dem Standpunkt stehen, daß du lügst oder kein Alkoholiker sein kannst, wenn du nicht Tag und Nacht durch das Kneipenviertel ziehst und vom Barhocker fällst oder ständig irgendwo bewußtlos herumliegst« (Lair und Lechler 1983, S. 126).

Auch das AA-Mitglied Zocker (1983) teilt diese Beobachtung mit, relativiert aber, der Tiefpunkt müsse nicht unbedingt reale Verwahrlosung und sozialen Abstieg bezeichnen, sondern beschreibe einen »inneren Zustand«.

Zumindest in den ersten Jahren der Abstinenz ist der AA-ler auf diese negative Verklärung seiner Vorgeschichte angewiesen; er muß sich ständig selber beweisen, wie tief er gefallen war – und wie grandios er ist, weil er diesen Sturz überlebt hat –, wie gewaltig und destruktiv die Macht des Bösen ist. Oft muß er sich dies auch am Elend nasser Alkoholiker vor Augen führen.

Allein im Vorstell- und Bekenntnisritual (Vorname nennen: »Alkoholiker«) schafft AA auch eine Identität (s. auch Solms 1972), die der AA-ler *positiv* wendet. Alkoholiker zu sein bedeutet dann nicht mehr eine Abwertung, einen Stempel, sondern es ist eine Auszeichnung, die ihn vor den »Normalen« mit ihrem alltäglichen Leben ohne Höhen und Tiefen als etwas Besonderes kennzeichnet.

Die Mystifikation des Alkohols und der eigenen Vergangenheit zeigt zugleich, warum die AA so wichtig und hilfreich ist: Die AA spricht gerade jene Alkoholiker an, die am tiefgreifendsten gestört sind, sich am stärksten autodestruktiv schädigen, für die die Droge ein ambivalent besetztes, aber vorwiegend böses Objekt an der Grenze zwischen Innen und Außen ist. Diesen Alkoholikern, bei denen es häufig tatsächlich um Leben oder Tod geht, vermag keine etablierte Psychotherapieform eine echte Hilfe anzubieten. Nur die Struktur und Ideologie der AA schaffen es, die Gut/böse-Spaltung im Außen zu errichten, das böse Objekt zu isolieren und zu bekämpfen.

Es liegt auf der Hand, daß der Alkoholismusbegriff der AA eingeschränkt ist; nicht jeder Alkoholiker bedient sich der Droge zur Selbstdestruktion, nicht jeder erleidet einen Kontrollverlust oder zerstört sein Leben so vollständig. Die Gruppenkultur der AA wirkt daher auf manche Alkoholiker fremd bis abstoßend. AAler kommen mit ihrer Ideologie ins Schwimmen, wenn sie mit Alkoholikern konfrontiert werden, die den Tiefpunkt, die Kapitulation nicht erreichen. Dies haben u. a. Behrends (1980) und Tournier (1979) festgestellt. Letzterer kritisiert, dadurch werde häufig ein notwendiges und auch mögliches, frühzeitiges therapeutisches Eingreifen verhindert. Viele Pegeltrinker oder die Alkoholiker, die bei uns unter das ichpsychologische Modell fallen, sind durch die AA nicht erreichbar, besonders aber auch die jüngeren Alkoholiker. Für solche, bei denen das Trinken auf einer Borderline-Struktur basiert, ist die AA oft geradezu kontraindiziert.

»Eine Schwäche der Selbsthilfegruppen liegt hier in ihrer zu geringen Flexibilität gegenüber den verschiedenen Krankheitstypen innerhalb der Alkoholabhängigkeit. Der in den letzten Jahren eingetretene Wandel der Alkoholismusformen ist kaum berücksichtigt worden. So wird ausschließlich an den — vermeintlich auf alle Kranken übertragbaren — Kontrollverlust-Thesen festgehalten, obwohl häufig jüngere Altersgruppen, die eher einen intermittierenden Trinkstil ohne Kontrollverlust zeigen, andere Behandlung erfordern« (Behrends 1980).

Die AA-Mitglieder: empirische und psychoanalytische Untersuchungen. Es gibt einige Untersuchungen zum soziologischen Hintergrund und der Persönlichkeitsstruktur der AA-Mitglieder. Behrends (1980) zitiert, daß sich vorwiegend Einzeltrinker unter den AA-Mitgliedern finden, was nach unserer Auffassung für die Schwere der Pathologie spricht. Nach Matakas u. a. (1978) finden sich unter AA-lern besonders Alkoholiker mit langer Suchtanamnese, zur Mittelschicht gehörende Einzeltrinker, die stark mit der Mutter identifiziert, sehr schuldbewußt und passiv-autoritär sind. Sehr wichtig gerade im Sinne unseres Konzeptes ist eine Untersuchung von Mathias, die Antons (1976 a) berichtet: Im Gegensatz zu anderen Alkoholikern werden bei den AA »aggressive Impulse von einer Autoaggression nach außen hin umgelenkt, was zu hypomanischen und paranoiden Verhaltensweisen in der Gruppe führe«. Dies bestätigt unsere Auffassung, daß die AA über Externalisierung und Schaffung eines bösen Objekts von autodestruktivem Druck entlasten.

Nach Solms (1975) finden sich unter AA-Mitgliedern »vorwiegend depressiv-phobische Persönlichkeiten mit strenger Selbstkritik und Neigung zu entlastender Gruppenbildung mit Leidensgenossen«. Übereinstimmend wird von den Autoren die lange Suchtanamnese mit Prestigeverlust und starken narzißtischen Kränkungen betont, wodurch ein starker Leidensdruck erzeugt werde (s. auch Edwards u. a. 1967). »Unter den erfolgreichen AA finden sich praktisch keine jungen Trinker, keine Personen, deren Alkoholpathologie vom Alkoholismusbild der AA stark abweicht, fast keine Trunksüchtigen aus den untersten sozialen Schichten und auch keine nicht-süchtigen Alkoholkranken«, resümiert Solms (1975). Im Widerspruch zur klassischen AA-Ideologie mit ihrem Alleinvertretungsanspruch dürfte auch stehen, daß eine vorherige psychiatrische Behandlung eine positive Voraussetzung für eine AA-Mitgliedschaft darstellt (Behrends 1980).

Die erfolgreiche AA-Mitgliedschaft setzt einen spontanen Selektionsprozeß voraus. Wenn man die Zahl derjenigen Alkoholiker, die die AA spontan oder infolge einer Überweisung aufsuchten, in Relation zur Zahl jener setzt, die durch die AA erfolgreich trocken wurden, wäre die AA die Therapieform mit der höchsten Abbruchquote. Bell (zitiert nach Solms 1975) meldet kritisch an, daß die AA in den USA als ihrem Ursprungsland nur jeden vierzigsten Alkoholiker hätten erreichen können, da es bei 150 000 AA-Mitgliedern noch sechs Millionen »nasse Alkoholiker« gebe. Es scheint hier seit Jahren ein Sättigungszustand eingetreten zu sein, wahrscheinlich dadurch bedingt, daß alle Alkoholiker, die für die AA-Ideologie potentiell ansprechbar sind, inzwischen auch erreicht wurden. Dies gilt jedenfalls für Nordamerika, während AA in Europa noch expandiert, wobei auch hier ebenfalls der Scheitelpunkt der Entwicklung überschritten sein dürfte.

Es soll hier nicht unterschlagen werden, daß auch die AA in ihrem Selbstbild wie in ihren Strukturen einem Wandel unterworfen sind, das »klassische Konzept« also heute nur noch mit Einschränkungen gilt. Auch wenn hier die Grenzen der AA aufgezeigt wurden, sei nochmals hervorgehoben, daß es besonders die in ihrer Struktur sehr schwer gestörten Alkoholiker mit einer langen Suchtgeschichte sind, Alkoholiker, bei denen es im wahrsten Sinne des Wortes »um Leben oder Tod« geht, die von den AA erreicht werden können; hier haben die AA wirklich eine lebensrettende und »Geburtshelferfunktion«, die durch keine andere Therapieform zu erlangen ist. Im Modell der »Neugeburt« durch die Trockenheit zeigt sich jedoch eine weitere Grenze der AA, auf die wir noch zurückkommen werden: Die AA vermögen nur die ersten »Lebensjahre« zu begleiten.

Wir wollen aber zunächst auf psychoanalytische Autoren zurückkommen, die sich mit der Psychodynamik der AA befaßt haben. Der erste Psychoanalytiker, der sich mit dieser Frage beschäftigte, war wiederum Simmel (1948). In stichwortartigen Notizen hat er kurz vor seinem Tode festgehalten:

»Die Anonymen Alkoholiker sind eine Abwehrform und eine Ersatzbildung... Sie sind eine Gesellschaft nicht nur von Nicht-Trinkern, sondern auch von Heilern.

Die Grundformel des Alkoholismus wird von Zerstören und Zerstörtwerden in Retten und Gerettetwerden modifiziert.

Die spirituelle Erfahrung dient dem Ungeschehenmachen, entlastet von Schuld. Verstärkung des Über-Ichs, äußerlich (Prohibition) und innerlich (Religion, Introjektion). Verbalisierung vorbewußten Materials (Ich-Aufbau). Die Kur strebt an, mittels Identifikation zum Heiler zu werden... Das Verschlingen wird ersetzt durch die Identifikation mit der Gruppe.«

Mit der von Simmel herausgearbeiteten neuen Grundformel »Retten und Gerettetwerden« hat sich Lindt (1959) in seinem Aufsatz »Die Rettungsphantasie in der Gruppentherapie des Alkoholismus« beschäftigt. Er stellt zunächst fest, es gebe keine andere Krankheitsform, bei der sich die Betroffenen so intensiv mit ihresgleichen beschäftigen. Er greift hier besonders das »Sponsor-(oder Paten-)System« der AA heraus, das unmittelbar an die Vorstellungen von Bill W. und Bob S. anknüpft. Jeder neue, nasse Alkoholiker erhält einen älteren Sponsor. In der »Rettungsphantasie« des Sponsors sieht Lindt das Bemühen, mit den eigenen Problemen dadurch fertig zu werden, daß er sie im anderen bekämpft; es handle sich hier um eine projektive Identifikation mit dem Objekt. Nach Moore (1965) hat es der Sponsor aber insofern leichter als der professionelle Therapeut, als er weiß, daß er primär deshalb hilft, weil er sich selbst retten will. Bei ansteigender Angst und Rückfallgefahr muß der trockene Alkoholiker ein anderes Objekt suchen – einen nassen Alkoholiker – in das er projizieren kann, was er bei sich selbst als schlecht und gefährlich erlebt, quasi ein »böses Objekt« in der Außenwelt. Er vermeidet die Konfrontation mit seinen Ängsten und Konflikten, indem er sie projektiv-identifikatorisch an einem nassen Alkoholiker abhandelt. Anna Freud bezeichnete dies als den Abwehrmechanismus des »Altruismus«. Das ist auch einer der Gründe, weshalb AA-Gruppen häufig mehr oder minder stagnieren, sich thematisch über Jahre immer auf demselben Level bewegen; wenn sich ihre Mitglieder nicht weiterentwikkeln, geht es immer wieder um Projektionen und deren Bekämpfung im nassen Alkoholiker usw. Ist die Gruppe geschlossen, d. h. findet sich kein nasser Alkoholiker, so kann ein Gruppendruck entstehen, bei dem ein Mitglied zum Rückfall genötigt wird. Mit Hilfe dieses Opfers kann die Gruppe dann wieder genesen. Dieser Mechanismus findet sich allerdings nicht nur in Abstinentengruppen, sondern häufig auch in professionellen Suchtinstitutionen. Gruppendynamisch gesehen wird hier ein Sündenbock gesucht, der das Böse auf sich nimmt und ausagiert. Beim trockenen Alkoholiker ist dieses Böse zugleich mit dem Alkohol identifiziert. Ist der Rückfall eingetreten, dann sind die diffuse Spannung und Aggression von der Gruppe genommen, der Feind ist ausgemacht, und es kann gehandelt werden. Das Problem ist, daß dies häufig zu einem sich ständig wiederholenden Kreislauf wird, so daß keine Entwicklung stattfindet. Viele trockene Alkoholiker werden bekanntlich Suchthelfer und stabilisieren sich mit Hilfe eines immerwährenden Kampfes gegen den bösen Alkohol, indem sie nassen Alkoholikern auf den rechten Weg helfen. Finden sie keinen nassen Alkoholiker, so müssen sie sich einen schaffen, da sie sonst selber rückfällig würden.

Nach Lindt (1959) verbirgt sich hinter dem Versuch, andere zu retten, auch immer der Wunsch, selber gerettet zu werden. Auch er sieht in der Abhängigkeit von der Gruppe eine Ersatzbildung für die Sucht und gebraucht das Bild, der trockene Alkoholiker sei »trunken vom Gruppengeist« (s. auch Burian 1983, S. 91).

Solms (1975) hebt ebenso wie Battegay (1973, 1977; s. auch Goertz 1972) hervor, die AA-Gruppe stelle für den Alkoholiker die »gute Mutter« dar, wobei die väterliche Autorität abgelehnt und durch die Vermeidung von Strukturen und Hierarchien umgangen werde. An die Stelle der Alkoholsucht trete »eine permissiv-regressive Welt der Geborgenheit und der allgegenwärtigen haltgebenden Hilfe (›die gute Mutter‹), die derart auf die Bedürfnisse des Trinkers eingestellt ist, daß er seine pharmakologische Prothese aufgeben und neuartige, befriedigendere mitmenschliche Beziehungen aufbauen kann« (Solms 1975). Zocker (1983): »Wenn AA-Mitglieder von ihren ersten Empfindungen in einer Gruppe erzählen, dann wird ihr Ton enthusiastisch und für Außenstehende befremdlich gefühlsbeladen.« Viele Autoren haben die Bedeutung des positiven Erstkontakt-Erlebens bei den AA betont, wobei sich dieser Überschwang nach Zocker durch »die tödliche Vorerfahrung einer durch und durch vergifteten Einsamkeit« versteht.

Solms (1975) hebt die ichstärkende, ichentwickelnde Bedeutung der AA-Gruppen hervor. Er meint,

»daß sich die Mitglieder noch stärker mit den fragmentarisch mitgeteilten Lebensgeschichten ihren Leidensgenossen identifizieren, die zum kollektiven Ich-Ideal, zum Bilde des erfolgreichen guten AA zusammengesetzt werden ... Dieses kollektive Ideal bildet mit den Leitsätzen, Traditionen und anderen AA-Aktivitäten eine haltgebende Struktur, die das schwache Ich gegen die süchtigen Triebimpulse abstützt, eine Struktur, die sich der einzelne weitgehend zu eigen macht, die aber auch gleichzeitig und fortgesetzt ihre schutzgebende und anregende Wirksamkeit in der äußeren Realität der AA-Welt entfaltet.«

Dieser ichstärkende Effekt ist zweifellos eine der zentralen Funktionen der AA; die andere ist die der Spaltung in der Außenwelt, wobei nach Solms die Gruppe die Rolle der guten Mutter einnimmt, die das Böse, den Teufel Alkohol bekämpft. Die Vorstellung von der Gruppe als »gutem Objekt« ist jedoch nicht durchgängig haltbar, weil nach Solms der Grundkonflikt lautet: »Der Kranke möchte den gefürchteten Vater erkennen und von der gehaßten, weil versagenden Mutter geliebt werden, dadurch, daß er sich mit ihr verbindet, daß er sie in sich aufnimmt und zerstört, wodurch er sich selbst zugrunde richtet« (Solms 1975).

Die Gruppe des Alkoholikers kann daher nicht frei von aggressiven und sadistischen Momenten sein. Weil die Ambivalenz zu groß ist, muß die Gruppe auch strafende und autodestruktive Elemente übernehmen, wenn sie wirksam sein soll und die Funktion des Alkohols ersetzen will. Antons (1976b) hat darauf hingewiesen, daß die AA einen Teil dieser Autoaggressivität in der Form der *Selbstbezichtigung* geschickt integrieren, der Sponsor oft sehr aggressiv mit dem Neuling umgeht, indem er ihn zum absoluten Tiefpunkt treibt.

Es ist eine alte Beobachtung, daß Alkoholiker häufig durch orthodox-religiöse Sekten mit strengem Reglement gerettet werden können (z. B. Simmel 1948). In diesen Gruppen wird ein sehr rigides, strenges und strafendes Überich externalisiert, wodurch der Druck zur Autodestruktion entschärft werden kann. Zugleich bieten solche Sekten durch ihren strengen und zeitabsorbierenden Rahmen einen perfekten Ersatz für das Suchtmittel; sie sind permanent präsent und schaffen eine Ersatzidentität. Auch AA kann zum permanenten Suchtersatz werden, wie es beispielsweise Ernst Herhaus beschreibt, der in Frankfurt allabendlich zu einem Meeting ging. Dennoch haben die AA ein insgesamt sehr liberales Reglement, externalisieren zwar ein in gewisser Hinsicht verbindliches und strenges, aber nicht sadistisches Überich. Daher erweist sich AA für gewisse Suchtformen, in denen die Autodestruktivität noch ausgeprägter und vorherrschender ist, als relativ ungeeignet. Ich meine hier vor allem Heroinabhängige, in deren Selbsthilfeorganisationen wesentlich rigidere und sadistischere Mechanismen vorherrschen als bei den AA.

2.2 Synanon und die Selbsthilfebewegung der Drogenabhängigen

Auch die Selbsthilfebewegung der Drogenabhängigen hat eine charismatische Führungspersönlichkeit vorzuweisen, die den therapeutischen Stil dieser Bewegung maßgeblich prägte. Es ist dies der Gründer der *Synanon*-Gruppen in den USA, Chuck Dederich, selbst ein abstinenter Heroinabhängiger. Er konnte zwar auf die Erfahrungen der Alkoholiker-Selbsthilfebewegung zurückgreifen, erkannte aber rasch, daß deren Reglement für das dem Fixer innewohnende autodestruktive Potential zu »lasch« war. Sein Modell ist in Deutschland über Yablonski (1975) und Casriel (1975) bekannt geworden.

Synanon läßt die Zügel nicht so locker wie AA, errichtet nicht wie diese ein nur symbolisches Überich. Wer sich Synanon anschließen will, von dem wird bedingungslose Unterwerfung verlangt; die »Kapitulation«, die auch in diesem Modell eine große Rolle spielt, ist kein Prozeß, der sich im Innern vollzieht, sondern wird von außen her durch die bewußte, gezielte und brutale Zerschlagung der bisherigen Persönlichkeit erreicht. Dederich will das Ich des Süchtigen zerschlagen und zerstören, weil es nichts wert und nur verlogen sei. Er will eine tabula rasa schaffen, auf der er ein neues Ich aufbaut, eines, das ganz in der und für die Gemeinschaft lebt.

Synanon ist streng hierarchisch-autoritär strukturiert; der Neuling hat keinerlei Rechte, auch nicht auf seine Intimsphäre; er hat sich vollständig zu unterwerfen und wird zum »Baby« deklariert. Diese Unterwerfung wird durch Beschimpfung, Erniedrigung und Lächerlichmachen erreicht. Angriffstherapie und »Kopfwäsche« haben hier ihren Platz. Demütigung und Erniedrigung werden jedoch nicht nur verbal vollzogen, sondern auch körperlich, zum Beispiel über die sogenannte »Hair-cut-Prozedur«, bei der als Sanktion nach einem Regelverstoß die Haare geschoren werden. Diese Zeremonie hat Petzold (1974) über »Daytop« auch nach Deutschland importiert (s. ebd., S. 420 ff.). Auch bei Petzold (ebd., S. 80 f.) soll die ohnedies schwache Ichabwehr mit Hilfe solcher Prozeduren oder zum Beispiel über sogenannte »Marathons« gänzlich zerschlagen werden.

Diese Prozeduren, wie allein schon die Sprache von Synanon

(Daytop unterscheidet sich hier nur graduell), stoßen einen Außenstehenden ab. Es sollte dabei aber gesehen werden, daß Synanon im Heroin gegen ein mächtiges, vorwiegend zerstörerisches, böses Objekt ankämpft. Auf dieses böse Objekt kann der Süchtige nicht einfach verzichten, sondern es muß ersetzt werden durch eine äußere Instanz, die mindestens ebenso böse und sadistisch ist wie die Droge. Dies erreicht Synanon über seine Hausordnung, das Reglement, die Erniedrigungen usw. Synanon schafft, wenn man es so will, ein Übergangsobjekt, das eher die böse als die gute Brust symbolisiert, wobei die Überlegung im Hintergrund steht, daß dieses Objekt in der Form der Synanon-Gemeinschaft noch mächtiger, böser und sadistischer sein muß als die Droge, wenn es gegen diese ankommen soll. Darüber hinaus spielen, was Projektion und projektive Identifikation betrifft, dieselben Prozesse eine Rolle wie bei den AA, nur in einer viel extremeren und maligneren Form.

Adams (1978) hat dies aus psychoanalytischer Sicht beschrieben. Er stellt das archaische, strafende Überich des Drogenabhängigen heraus. Greift der Therapeut den Süchtigen in so direkter Form an, darf ihn auch der Patient angreifen und hassen. Vor allem aber führt dies zur Externalisierung des strafenden Überichs, wodurch die masochistischen Mechanismen aufgehoben werden können und im weiteren Verlauf eine gesündere Überich-Reintrojektion möglich wird. Da die Hauptkonflikte des Fixers sich um Schuld und Aggression drehen, ist es problematisch, in der Therapie nur Liebe geben zu wollen, weil die Überich-Problematik dadurch nur noch verstärkt wird; der Patient fühlt sich nicht liebenswert, und Zuwendung verstärkt nur seine Schuldgefühle und sein Agieren. Dies hat auch Synanon erkannt und arbeitet daher *mit* den Mechanismen der Suchtdynamik, zum Beispiel dadurch, daß Schuldgefühle *bewußt* aufrechterhalten und verstärkt werden (Yablonski 1975, S. 276).

Das Problem dieser Selbsthilfegruppen liegt nach Adams (1978) vor allem darin, daß der »Ehemalige« als Therapeut den gleichen destruktiven Prozessen unterworfen ist wie seine Patienten und er sie in projektiver Form ausagieren muß. In dem besonderen – und in der Regel auch überzogenen – Sadismus, mit dem er die Droge im Patienten bekämpft, bekämpft er die abgewehrte Seite seines Selbst. Da sich Ehemalige in der Regel keiner Kontrolle oder Supervision unterziehen, führt dieser projizierte Selbsthaß zu einem außerordentlichen therapeutischen Sadismus.

Adams faßt die Funktion dieser Gemeinschaften zusammen in der These: »Die therapeutische Gemeinschaft wird die äußere Repräsentanz des Über-Ichs des Patienten« (ebd., S. 306). Sie übernimmt darüber hinaus aber als äußere Instanz auch die übrigen Ichfunktionen, da das bisherige Ich ja – so der explizite Anspruch – zerschlagen worden ist. Synanon hat dabei nicht zum Ziel, daß diese Ichfunktionen wieder internalisiert werden; die Gemeinschaft der Ehemaligen mit ihren Regeln und ihrer Hierarchie soll auch weiterhin den gesamten Lebensraum des Süchtigen umfassen; eine Rückgliederung in die Gesellschaft ist nicht vorgesehen (s. auch Petzold 1974, S. 62). Der Einsicht folgend, daß die Gemeinschaft ein perfektes Substitut für die Droge ist, erhebt Synanon nicht mehr den Anspruch, eine Gesundung, sprich: Lebensfähigkeit zu erzielen. Die Gemeinschaft fungiert vielmehr als die *perfekte Droge*, gibt Zuckerbrot und Peitsche. Sie straft und quält nicht nur, sondern gibt auch Schutz und nährt, übernimmt sämtliche Funktionen des Ichs. Da die Gemeinschaft in vielerlei Hinsicht Askese abverlangt und keine Freiheit läßt, werden auch die weiterhin vorhandenen Schuldgefühle entlastet. Solms (1975) spricht von einer »Umprogrammierung der Persönlichkeit, für die das Synanon-Ideal gewissermaßen zu einer haltgebenden Ich- und Über-Ich-Prothese wird«.

Synanon hatte vor, in den USA eine Art Gegengesellschaft aufzubauen, die ständig expandieren sollte. Wie bei allen Gemeinschaften, die auf Hierarchie, straffer Organisation und einem charismatischen Führer basieren, übersah Dederich, daß die Gemeinschaft in dem Augenblick an ihre Grenzen stoßen würde, wo er nicht mehr alles persönlich unter Kontrolle halten und mit allen Mitgliedern Kontakt pflegen konnte. Es gab daher bald eine Reihe von Abspaltungen und Neugründungen. Einige der Nachfolger haben die Strukturen und Probleme dieser Gemeinschaften besser durchschaut, so zum Beispiel Caldwell, der über Phoenix schreibt (zit. nach Petzold 1974, S. 127):

»Eine der Gefahren der Gruppenabhängigkeit von Phoenixhaus besteht darin, daß diese nach einiger Zeit destruktiven Charakter gewinnt. Phoenix wird zur einzigen ›Realität‹, die therapeutische Methode zum idealen Lebensstil, und die Außenwelt wird zum Feind ... Therapeutische Gemeinschaften können Süchtige erfolgreich von der Droge fernhalten und dabei in ihrem eigenen Rahmen einen neuen Lebensstil schaffen. Das wirkliche Problem, die Abhängigkeit des Individuums von der Gemeinschaft zu beseitigen, wurde bisher niemals wirklich gelöst.«

Petzold importierte diese sogenannte »harte Linie« der Drogentherapie nach Deutschland und gründete hier Daytop, wobei er Synanon-Gedankengut eklektizistisch mit diversen anderen Therapievorstellungen mixte. Hierarchie, Unterwerfung, Kapitulation und Neuaufbau der Persönlichkeit blieben auch hier die Grundprinzipien, durch die eine vorübergehende Abhängigkeit erzielt werden soll. In jüngerer Zeit verliert die »harte Linie« der Drogentherapie, die bis vor wenigen Jahren auch bei uns in allen einschlägigen Einrichtungen vorherrschte, offensichtlich an Bedeutung. Dies ist wiederum durch einen Wandel des Krankheitsbildes begründet bzw. dadurch, daß auch Jugendliche mit anderen Persönlichkeitsstrukturen zu harten Dorgen greifen, nämlich solche, die weniger autodestruktives Potential besitzen und eher in ihren Ich- und Anpassungsfunktionen gestört sind. Richter (1982) spricht in diesem Zusammenhang von der Zunahme eines weichen, depressiv strukturierten Klientyps mit geringem Selbstwertgefühl und Zutrauen zu sich selbst. »Der Klientyp des ›coolen Fixers‹ mit fassadenhaftem Verhalten, verfestigter Abwehrstruktur und starker Gefühlsabspaltung taucht immer seltener auf. Der Trend eines permissiveren Umgangsstils in der Drogentherapie ist daher in vielen Therapieeinrichtungen zu beobachten« (Richter 1982).

2.3 Resümee

Der hier entwickelten psychodynamischen Beschreibung des Geschehens in Selbsthilfegruppen mag an vielen Stellen ein negativer Beigeschmack anhaften. Ich möchte hier nochmals herausstellen, daß *die Selbsthilfebewegung eine lebensrettende Funktion* gerade für jene Süchtigen hat, denen auf professionellem Wege nicht geholfen werden kann. Die Selbsthilfegemeinschaften schaffen Ersatzbildungen für die Abhängigkeit, und trotz aller sadistischen Momente – etwa bei Synanon – ist diese Abhängigkeit in ihrer

Konsequenz weit weniger destruktiv als diejenige von der Droge. Psychoanalytisch gesehen könnte man davon sprechen, daß die Selbsthilfegemeinschaft zu einer Art von Übergangsobjekt wird an der Grenze zwischen dem Realobjekt und der Symbolisierungsfähigkeit. Gerade die Anonymen Alkoholiker leisten bei der Entwicklung dieser Symbolisierungsfähigkeit Beachtliches. Die Grundstruktur der Abhängigkeit bleibt dabei zwar zunächst unverändert, bewegt sich aber auf einer eher symbolischen Ebene; das Objekt muß nicht mehr oral zugeführt werden, wodurch es ja auf physiologischem Wege seine volle Destruktivität entfaltete. Während Synanon eine Extremposition einnimmt und die reale Abhängigkeit von der Gemeinschaft aufrechterhalten will, ermöglicht AA durchaus einen Entwicklungs- und Lernprozeß. Mentzel (1968): »Je weiter der Prozeß fortschreitet, um so deutlicher zeigt sich eine freiere Entfaltung der Emotionalität. Was sich vorher in Fanatismus und Sektierertum ausdrückte, findet schließlich in einer gelassenen Heiterkeit seine Form, wie ich sie bei amerikanischen AA beobachtete, die seit Jahrzehnten nüchtern sind.« Auch Solms (1975) schreibt: »Dennoch können sich aber auch bei Alkoholikern, die lediglich langfristige AA-Programme absolvieren, gewisse Reifungsprozesse vollziehen. Stimmungslabilität und Reizbarkeit, Depressivität, Angst und feindselige Reaktivität gehen zurück, die Streßtoleranz nimmt zu, im zwischenmenschlichen Bereich werden die Betreffenden aufgeschlossener, vertrauensvoller, beständiger und weniger gespannt; sie lernen, mit aggressiven Regungen besser umzugehen, und ihre Genußfähigkeit nimmt zu.« Schwierige und tabuisierte Themen sind dabei offenbar Aggressivität (Mentzel 1981) und Sexualität (Herhaus 1978).

Eine solche positive Entwicklung ist meines Erachtens am ehesten bei AA-Gruppen zu erwarten, die sich gegen Neuzugänge abschließen. Diejenigen, die ihre Sucht in der immer neuen Projektion und Identifikation mit nassen Alkoholikern bekämpfen oder allein mit Hilfe des »Helfersyndroms« bearbeiten, bleiben wohl eher auf die unmittelbare Alkoholproblematik fixiert. Eine Persönlichkeitsentwicklung findet dann nicht statt. Ein Patient von Cremerius (1960, S. 74):

»Ich bin heute dankbar, daß die Alcoholics Anonymous mir geholfen hat, aber ich weiß, daß dies nur der erste Schritt war. Manchmal will mir scheinen, daß ich nur den Käfig gewechselt hatte: Von der Gefangenschaft durch den Alkohol war ich in die schützenden Reservate einer Organisation übergewechselt, die ich dazu benützte, mir selber auszuweichen. Indem ich gegen die Sucht der anderen kämpfte, blieb ich davor beschützt, zu erkennen, wieviel in mir selber noch ungetan war. Ich war frei im Kampf gegen etwas – aber nicht frei für mich selber, nicht in der Lage zu einem eigenen konstruktiven Leben. Ich ging an einer Krücke, und die mußte ich wegwerfen lernen, um wirklich zu mir selbst zu finden.«

Wenn die Abstinenz zur Selbstverständlichkeit geworden ist, wenn der tägliche Kampf, heute das erste Glas stehenzulassen, nicht mehr so im Vordergrund steht, erleben viele trockene Alkoholiker eine neue Krise, verbunden mit Rastlosigkeit und Unzufriedenheit. Sie erkennen dann, daß die Gruppe mit ihrer Hilfsich-Funktion doch nicht alles ist, und das ständige Gerede über den Alkohol ödet sie an. Nach meinem Eindruck ist das nach fünf bis zehn Jahren Trockenheit der Fall. Auch insgesamt scheint dann eine gewisse Lockerung einzutreten. Die Abhängigkeit von der Droge wird ja nicht allein durch die Gruppe ersetzt, sondern nur zu oft auch durch eine »Arbeitssucht« und eine allgemeine Rigidität und Zwanghaftigkeit, bei der eine äußere Ordnung penibel aufrechterhalten wird, um das labile innere Gleichgewicht zu schützen. Im Extremfall »vertrocknen« die trockenen Alkoholiker auch seelisch und geistig, wie Zocker (1983) anmerkt: »Sie sind nicht trocken, um zu leben, sie leben, um trocken zu bleiben.«

Können diese Ersatzabhängigkeit und das äußere Korsett gelockert werden, so kommt es zu Krisen, die zum Bruch mit der Selbsthilfeorganisation oder auch zu einem psychosomatischen Symptomwandel führen können. Es ist hier ein Punkt in der Persönlichkeitsentwicklung erreicht, an dem die Gruppe mit ihrer Struktur und Ideologie nicht mehr helfen kann, der Alkoholiker aus ihr »herausgewachsen« ist. An dieser Stelle beginnt dann oft die Suche nach einer Psychotherapie, und hier sollten sich auch die Psychotherapeuten ihrer Verantwortung nicht entziehen.

3 Gruppenpsychotherapie

Methode der Wahl in der Psychotherapie des Alkoholismus – auch bei den in diesem Feld tätigen Psychoanlytikern – ist heute die

Gruppe. Ein Grund dafür ist sicherlich der Erfolg, den Anonyme Alkoholiker und verwandte Organisationen mit ihren Selbsthilfegruppen erzielten. Zum anderen gewannen in den vergangenen Jahrzehnten Gruppentherapien im allgemeinen und die psychoanalytische Gruppentherapie im besonderen an Boden. Gruppenanalytische Methoden gelangten gerade auch in der Psychotherapie der sogenannten nicht-klassischen Klienten, also Psychotiker, Psychosomatiker usw., zur Anwendung. Aus Raumgründen kann hier auf Einzelheiten der Methode der Gruppenanalyse nicht eingegangen werden. Meistens finden bei Alkoholikern diese Gruppen in einem stationären Setting im Rahmen einer mehrmonatigen Entwöhnungsbehandlung statt. Berichte über ambulante analytische Gruppen mit Alkoholikern finden sich in der Literatur recht selten (s. Katz 1981; Küfner 1978; Schwenk 1976).

In verschiedenen Arbeiten hat sich Raymond Battegay (1973, 1977, 1981; Battegay und Ladewig 1970) mit der Gruppentherapie von Alkoholikern, Drogenabhängigen und Polytoxikomanen beschäftigt. Battegay (1977, S. 76) erkennt bei diesen Patienten ein starkes Fusionsstreben, das zunächst nur auf den Therapeuten, später auch auf die Gruppe insgesamt gerichtet sei. Die Fusion mit dem Leiter und später mit der Gruppe vermittle den Alkoholikern Halt, wobei sie nicht nur genährt werden möchten, sondern die Verschmelzung in einer tiefen und engen Beziehung suchen. Die Gruppe werde daher als eine »Große Mutter« erlebt, die die Patienten bedingungslos annimmt. Alkoholiker geben ihre Individualität dabei vollkommen auf, um in das »Wir« einzutauchen. Battegay spricht von der Regression auf ein narzißtisches Gruppen-Selbst. »Eine solche Wir-Struktur der Gruppe bzw. eine solche Auflösung einer Gruppenstruktur in einem Wir, das Eintauchen in eine ›Große Mutter‹ deutet auf die tiefe symbiotische Beziehung der Alkoholkranken zu der (therapeutischen) Gruppe hin« (1977, S. 77).

Hierin sieht Battegay Chance wie Gefahr der Gruppentherapie mit Alkoholikern. Die Chance liege darin begründet, daß ein Einzeltherapeut nie zu einem so idealisierten Selbst-Objekt werden und auch nicht jene Grandiositätsgefühle vermitteln könne wie die Gruppe.

»Die Süchtigen können in der Gruppe der gleicherweise Betroffenen ein stärkendes Gemeinsamkeits-, Gleichheits- und Grö-

ßengefühl erleben, wie es in der individuellen Psychoanalyse nicht im gleichen Maße möglich ist. Jeder einzelne entwickelt eine narzißtische Phantasie der gesamten Gruppe. Er kann stolz sein auf das ihm durch die Gesamtgruppe verliehene Ansehen. Es ergibt sich, wie bereits dargelegt, in jedem einzelnen ein (grandioses) narzißtisches Gruppenselbst, das das mangelnde Selbstwerterleben kompensiert« (ebd., S. 77).
Die Gefahr sieht Battegay darin, daß die Gruppe nur das Suchtmittel ersetzt, das Selbst der Patienten nur äußerlich stützt und die Gruppe oft nicht internalisiert wird. Der Süchtige bleibt dann auf sie angewiesen, und Battegay schreibt, daß in einer von ihm geleiteten Gruppe von alkohol- und medikamentabhängigen Frauen alle bis auf eine rückfällig wurden, als er diese Gruppe nach zehn Jahren (!) Laufzeit beendete.

Weiter oben hatten wir bereits Kritik an der Auffassung geübt, der Alkoholiker sehe in der Gruppe nur eine gute, bedingungslos annehmende Mutter, da eher eine recht ambivalente Besetzung der Gruppe vorzuliegen scheint. Unbestritten ist jedoch, daß Alkoholiker sich in Gruppen insgesamt recht wohl fühlen, eine vom Krankheitsbild her gemischte Gruppe in der Psychiatrie zum Beispiel verbal weitgehend bestreiten. Wie auch Battegay beobachtete, kann dabei von einer Gruppenstruktur im herkömmlichen Sinne nicht gesprochen werden, d. h. Strukturen, Rollen, Themen verschwinden unter einem diffusen Gemeinsamkeitsgefühl. Der Stil ist oft »kumpelhaft«, worin auch der Therapeut gern einbezogen wird. Es wirkt manchmal so, als würde jeder an jedem bzw. an der Atmosphäre insgesamt saugen. Wie schon erwähnt, schafft dieses Saugen nicht unbedingt ein Gefühl des Wohlbehagens, sondern eher der Diffusion. Wenn Battegay also von einer tiefen und engen Beziehung des Alkoholikers zur Gruppe spricht, steht das nicht unbedingt im Widerspruch zu anderen Autoren, die von einer »prägruppalen Bezogenheit« sprechen wie Schwenk (1976). Vollbehr (1980) spricht von einem »Pseudo-Gruppenverhalten«, weil keine wirkliche Auseinandersetzung mit der Gruppe wie mit den Einzelnen stattfinde, sondern nur eine oberflächliche symbiotische Erfahrung gesucht werde (s. auch Lindt 1959).

Schwenk (1976) hat dankenswerterweise das weitgehende Scheitern eines ambulanten Gruppentherapieversuchs mit Alkoholikern beschrieben. Diese Gruppe wurde im Rahmen einer Beratungsstelle über einen Zeitraum von zweieinhalb Jahren geführt. In diesem Berichtszeitraum hatten insgesamt 47 Patienten an dieser Gruppe teilgenommen, d. h. Fluktuation und Fehlen von Teilnehmern waren extrem groß, und die meisten Patienten brachen bald ab. Die Sitzungen verliefen oft schweigend; es gab viele Schuldprojektionen und eine latente, kaum bearbeitbare Aggressivität. Die Patienten nahmen auch keinen Kontakt zueinander auf und kannten einander kaum mit Namen. Schwenk führt dies zum einen auf die unbearbeitete Aggressivität, zum andern auf die Angst vor Vereinnahmung zurück. All diese Faktoren lassen ihn von einer »prägruppalen Bezogenheit« sprechen, da es sich hier »nicht um eine Gruppe, sondern um das kontaktlose Nebeneinander einer Menge« handle.

Diese Angst vor Nähe und Verschmelzung findet sich bei Alkoholikern häufiger, da es sich bei der Gruppe eben nicht um eine nur gute, sondern eher um eine ambivalente, auch bedrohende und verschlingende Mutter handelt, ebenso wie es die reale Mutter war. Dieses Problem mit der Nähe scheint der Alkoholiker ganz besonders in einem ambulanten Setting zu haben, und auch die AA mit ihrer Freiwilligkeit hinsichtlich der Gruppenteilnahme tragen diesen Ängsten ja Rechnung; im stationären Setting scheinen diese Konflikte eine andere Form anzunehmen, vielleicht weil die »Käseglocken-Atmosphäre« mehr Gratifikation für regressives Verhalten bereithält.

Schwenk (1976) jedenfalls resümiert, ein im klassischen Sinne gruppenanalytisches Setting sei für Alkoholiker ungeeignet, da für diese Patienten zu frustrierend und angststimulierend. Wird eine Gruppe mit Alkoholikern therapeutisch so geleitet, kritisierte Antons (1976 b), dann büßt sie ihre Vorteile gegenüber dem einzeltherapeutischen Setting ein. Die Gruppe soll ja gerade vor Affekten schützen (Matakas und Spahn 1980), da die Frustrationstoleranz und Konfrontationsfähigkeit des Alkoholikers für eine Einzeltherapie zu gering sind (Rieth 1971). Die Gruppe müsse das Gefühl von Geborgenheit und Angenommensein schaffen – so diffus das zunächst einmal sei –, um Abwehr, Angst und Aggression zu reduzieren. Feibel (1960) hat darauf hingewiesen, daß die Übertragung in der Einzeltherapie zu beängstigend und überwältigend ist und in der Gruppe besser verteilt werden kann. Auch das gilt wiederum besonders für aggressive Übertragungen, mit denen der Alkoholiker in der Einzeltherapie das Objekt sonst vollständig zu vernichten drohte. Feibel fordert daher vom Gruppenleiter, er solle in der Alkoholikertherapie mehr stützend und direktiv arbeiten, eine positive Übertragung herstellen und nutzen, mit seinen Interventionen Angst vermeiden helfen, deutend Zusammenhänge herstellen und Verständnis schaffen. Die Gruppe solle helfen, die Verleugnung des Alkoholikers zu überwinden, und ihm ermöglichen, Spannung und Gefühle im Sinne einer Ich-Reifung zu ertragen. Das ist ein längerer Prozeß, in dessen Verlauf auch viel Aggression gegen den Leiter freigesetzt wird. Gerade die Arbeit mit den aggressiven Affekten − auf der Basis eines internalisierten guten Objekts − nimmt im weiteren Verlauf einer Alkoholiker-Gruppentherapie eine wichtige Rolle ein (Antons 1976 b).

Burian, der sich in einem längeren Kapitel (1983, S. 118 ff.) mit der analytischen Gruppenpsychotherapie des Alkoholismus befaßt, schreibt:

»Besonders die primitiven Objektbeziehungen des Alkoholikers, seine ausgeprägte Ambivalenz und seine niedrige Frustrationstoleranz sowie seine depressiven und paranoiden Persönlichkeitsanteile führen zu einer spannungsreichen Übertragungssituation in der Einzeltherapie, die besonders nach traditionellen psychoanalytischen Maßstäben die Aufgabe des Therapeuten äußerst erschwert. In der Gruppenpsychotherapie sind die Ambivalenz und die daraus resultierenden feindlichen und aggressiven Spannungen aus der Übertragung gegenüber dem Therapeuten deutlich reduziert, sie treten ›verdünnt‹ auf« (ebd., S. 139 f.).

In der Gruppe kann der Therapeut eher tolerant und permissiv wirken und dadurch zum Idealobjekt werden, während die Gruppe durch wechselseitige Identifikationen zentrale Ich- und Überich-Funktionen übernimmt.

Lindt (1959) vertritt den Standpunkt, gerade bei der Freisetzung von feindseligen Affekten und in der Bearbeitung von Konflikten spiele eine *analytische* Gruppentherapie eine große Rolle. Ein gewisser Konsens scheint darüber zu bestehen, daß der Gruppenleiter bei Alkoholikern aktiver und direktiver sein muß, zumindest in der Anfangsphase der Gruppe (Antons 1976 b; Brunner-Orne und Orne 1954; Feibel 1960; Fox 1966; Heigl-Evers 1977; Küfner 1978). Auch sind die Patienten selber in der Regel zunächst sehr leiterorientiert und autoritätsgläubig (man müßte dies eventuell im Sinne der Typen von Blane differenzieren). Der Therapeut bekommt oft Überich-Funktionen zugewiesen – besonders im stationären Setting (Aßfalg 1980) – oder übernimmt Hilfsich-Funktionen, wie dies die ichpsychologisch orientierten Autoren beschreiben (Heigl-Evers 1977; Heigl-Evers und Schultze-Dierbach 1981; Krystal und Raskin 1983). Problematisch ist dabei oft, daß sich die Alkoholiker ihren Therapeuten und deren Bedürfnisse anpassen, wie dies Matakas und Spahn (1980) beschrieben haben. Sie verhalten sich brav und machen lehrbuchhaft therapeutische Fortschritte; der in der Alkoholismustherapie unerfahrene Gruppenleiter läßt sich dadurch gern in die Irre führen und ist enttäuscht, wenn der Patient in einem schweren Rückfall den gesamten »Therapieerfolg« wegspült. Diese Fähigkeit zur äußeren Anpassung und Benutzung des Therapeuten als Ersatzdroge (s. auch Krystal und Raskin 1983) bei fehlender Bereitschaft zur Auseinandersetzung und Konfliktbearbeitung stellt meines Erachtens überhaupt eines der größten Probleme bei der Gruppentherapie von Alkoholikern dar, was diesen Patienten auch ihre Unbeliebtheit bei vielen Psychotherapeuten einträgt. Dabei scheint es oft schwierig zu sein, den Punkt zu finden, an dem der Therapeut aufhören muß, Vorbild, Ichideal oder Ichstütze zu sein, um über Internalisierung und Auseinandersetzung zur Autonomie zu befähigen. Unterbleibt diese Phase der Konfliktbearbeitung – gerade diese ist die Möglichkeit, die die analytische Gruppentherapie den AA voraushat –, so kann es auch nach jahrelanger Therapie zu jenen schweren Rückfällen kommen, wie sie Battegay (1977) beschrieben hat.

Ein differenziertes Konzept für eine *ambulante* analytische Gruppenpsychotherapie mit Alkoholikern hat Küfner (1978) vorgelegt. Er arbeitet mit homogenen Gruppen (ausschließlich Alkoholiker) und sieht den Vorteil einer Entlastung des negativen Selbstwertgefühls, weil alle Gruppenmitglieder ähnliche Probleme haben, der Vielzahl der Identifikationsmöglichkeiten und der normativen Macht der Gruppe. In seinem Konzept knüpft Küfner an Ruth Fox an (1966), die eine ambulante Gruppenpsychotherapie für Alkoholiker nach einem Dreistufenschema anbot. Dieses umfaßt eine vom Therapeuten sehr aktiv gestaltete Einleitungsphase (in der der Therapeut didaktisch-informativ arbeitet, über den Alkoholismus aufklärt), eine Durcharbeitungsphase von ein bis vier

Jahren, in der die Widerstände und Abwehrmechanismen (Fox nennt als alkoholiker-typisch Regression, Verleugnung, Introjektion, Projektion und Rationalisierung) auf der intrapsychischen wie auf der interaktionellen Ebene durchgearbeitet werden, sowie eine Beendigungsphase .

Die ambulante Gruppentherapie von Küfner (1978) ist auf ein Jahr, bei zwei Sitzungen wöchentlich, limitiert. In einem gemeinsamen Vorgespräch werden den Patienten die Grundregeln der analytischen Gruppentherapie erläutert. Ansonsten entspricht das Vorgehen von Küfner den gängigen Prinzipien der analytischen Gruppenpsychotherapie, sieht man davon ab, daß er auf Kontrollen, wie zum Beispiel Alkoholtests, während der ersten drei Monate nicht verzichten möchte. Die Einhaltung der Abstinenz gilt als Voraussetzung für den therapeutischen Vertrag. Als Therapieziele nennt Küfner eine erhöhte Sensibilität für eigene und fremde Gefühle, eine bessere Affekt- und Frustrationstoleranz, ein besseres Selbstwertgefühl und realistischere Objektrepräsentanzen mit integrierten guten und bösen Objekten. Besonders bei der Bearbeitung von Rückfällen sollte der Therapeut eine aktiv-steuernde Rolle einnehmen.

Die Therapieausfallsquote betrug in der Gruppe von Küfner ca. 50 Prozent, meist in Verbindung mit schweren Rückfällen. Diejenigen Patienten, die die Gruppentherapie absolvierten, blieben zum überwiegenden Teil auch trocken. Als Anschlußbehandlung empfiehlt Küfner eine offene Gruppe mit 14tägigen Sitzungen.

Aufgrund meiner eigenen Erfahrungen möchte ich durchaus problematisieren, ob die Gruppentherapie für Alkoholabhängige die Methode der Wahl sein muß. Ich denke, ihre Verordnung folgt in vielen Fällen einfach ökonomischen Prinzipien – zehn Patienten auf einmal zu behandeln ist kostengünstiger, als sich nur einem einzigen zu widmen –, schützt ferner Therapeut wie Patient vor zuviel Verwicklungen und Nähe. Auch wenn die Gruppentherapie oft dem Bedürfnis des Patienten entgegenkommt, sollte hier doch ein besonderes Augenmerk auf die *Gegenübertragung* gerichtet werden. Ich denke, daß es oft der Therapeut ist, der sich vor zuviel Ansprüchen von seiten des alkoholabhängigen Patienten zu schützen sucht, so daß er zwischen sich und ihn die Gruppe setzt, die den Therapeuten entlasten soll.

Wir würden demgegenüber empfehlen, stets eine *differentielle* und *individuelle Indikation* für eine Gruppen- oder Einzeltherapie zu stellen, wozu auch unser psychoanalytisches Modell herangezogen werden kann. Danach wäre eine Gruppentherapie für Patienten mit einer Alkoholproblematik auf dem Hintergrund einer neurotischen Struktur nicht unbedingt indiziert, zumindest nicht in einer homogenen Gruppe von Alkoholikern. Der Grund: Nach meinen Erfahrungen werden diese Patienten dann zu »Hilfstherapeuten« und erhalten zuwenig Unterstützung für ihre Bedürfnisse (s. auch Patientin L.). Eine Behandlung in einer heterogenen Gruppe könnte durchaus sinnvoll sein. Indiziert ist eine Gruppentherapie wohl bei den in ihrer Ichstruktur gestörten Alkoholikern; die Indikationsstellung sollte jedoch im Therapieverlauf überdacht werden, das heißt, wenn die Bedeutung der Gruppe als Ersatzbildung für die Droge nachläßt, sollte die Konfliktbearbeitung in den Vordergrund treten. Dies kann in einer Einzeltherapie erfolgen oder in einer symptomheterogenen Gruppe, aber auch in einer Alkoholikergruppe, sofern die Patienten weiter fortgeschritten sind und die unmittelbaren Probleme, die sich aus dem Trinken ergeben, bei allen in den Hintergrund getreten sind. Von Fall zu Fall und von Therapiephase zu Therapiephase unterschiedlich sollte die Indikation bei besonders früh gestörten Alkoholikern gestellt werden; gerade hier sind auch Kombinationen von Einzel- und Gruppentherapie sinnvoll. Kontraindiziert ist die Alkoholiker-Gruppentherapie bei Patienten, bei denen die Alkoholproblematik auf dem Hintergrund einer Borderline-Struktur steht.

Von Heigl-Evers und Schultze-Dierbach (1983) liegt eine Arbeit vor, die sich ganz explizit mit der Differenzierung von Einzel- und Gruppentherapie bei Alkoholikern befaßt. Diese Autoren stützen sich dabei auf ein Modell, in dem sie die Süchtigen in vier Gruppen differenzieren, je nachdem ob eine präpsychotische, eine Borderline-, eine narzißtische oder eine reifere depressive Struktur vorliegt. Eine eindeutige Zuordnung von Einzel- oder Gruppentherapie aufgrund allgemeiner diagnostischer Kriterien ist jedoch nicht möglich, da es, wie die Autoren resümieren, an eindeutigen Indikationskriterien mangelt. Die Autoren nennen jedoch einige Variablen, die bei der Zuordnung zur Einzel- oder zur Gruppentherapie herangezogen werden können.

Eine Einzeltherapie ist demnach zu empfehlen,
wenn es um die Nachentwicklung schwerer Ichfunktionsdefizite

geht, bei Vorliegen einer sehr niedrigen Schamschranke, wenn es also gilt, die narzißtische Verwundbarkeit besonders zu beachten und allmählich zu mindern;

wenn es sich darum handelt, dem Patienten die auslösenden Ursachen seines Trinkens näherzubringen, um ihm so auch die Funktion seines Trinkens deutlicher werden zu lassen evtl. im Sinne einer der Gruppentherapie vorgeschalteten Einzeltherapie;

wenn zunächst die Anbahnung einer Arbeitsbeziehung erreicht und mit der psychotherapeutischen Arbeitsmethode vertraut gemacht werden soll, also als vorgeschaltete Einzeltherapie bei einer Indikation zur Gruppentherapie;

wenn es im Verlauf einer längeren Therapie geboten erscheint, daß der Patient von einer apersonalen Objektbeziehung zu einer mehr personalen Objektbeziehung findet;

wenn es um die Entwicklung einer differenzierten Binnenwahrnehmung geht bei solchen Patienten, die bis dahin wenig Zugang zu ihrem Innern hatten;

Ferner ist eine Einzeltherapie aus Schutzgründen indiziert:

zum Schutz des Patienten vor eigenen oder fremden Impulsdurchbrüchen; der Therapeut kann sich evtl. dadurch schützen, daß ein Kollege im Nebenzimmer zum Eingreifen bereitsteht;

zum Schutz vor eigener stärkerer Entwertung anderer oder stärkerer Entwertung durch andere.

Eine Gruppentherapie ist indiziert:
wenn die Überich-entlastende und Ich-stützende Funktion der Gruppe nötig ist; das ist zum Beispiel der Fall, wenn der Therapeut in der Einzelsituation deswegen als abwertend gefürchtet würde, weil der Patient sein archaisches Überich auf ihn projiziert hat;
bei Ichfunktionsdefiziten, die zu Störungen im Kontakt mit anderen führen, zum Beispiel wegen einer mangelhaften Antizipationsfunktion, also einer nicht ausreichenden Wahrnehmung der Wirkung des eigenen Verhaltens auf andere wie wegen einer eingeschränkten Außenwahrnehmung überhaupt;
zur Aufhebung schwerer Wahrnehmungsverleugnungen, was im allgemeinen in der Gruppe besser als in einer Einzeltherapie gelingt;
wenn Ichfunktionen ausreichend ausgebildet sind bzw. wenn

eine teilweise Nachreifung dieser Funktionen im Rahmen einer vorgeschalteten Einzeltherapie erreicht worden ist;
wenn eine angemessene Schamtoleranz vorliegt oder sie über Einzelsitzungen verbessert werden konnte;
wenn eine Arbeitsbeziehung vorhanden oder angebahnt worden ist.

4 Stationäre Psychotherapie (»Entwöhnung«)

Wie schon erwähnt, stellen die ambulanten gruppentherapeutischen Ansätze eher die Ausnahme dar, während in der Regel stationäre Behandlungen durchgeführt werden, bei denen das Schwergewicht aber ebenfalls auf der Gruppentherapie bzw. der therapeutischen Gemeinschaft liegt. Die ersten stationären psychoanalytischen Alkoholikerbehandlungen wurden schon in den zwanziger Jahren in Berlin-Tegel durchgeführt (Simmel 1928). Heute findet die Mehrzahl der stationären Behandlungen in psychiatrischen Kliniken (besonders den Landeskrankenhäusern) und den sogenannten »Fachkliniken« statt. Die psychiatrischen Kliniken haben meist kein eigenes Konzept oder nicht einmal eigene Stationen zur Behandlung Alkoholabhängiger – es gibt hier natürlich Ausnahmen –, so daß das Schwergewicht der Behandlungen bei den »Fachkliniken« liegt. Diese sind speziell auf die Therapie Süchtiger eingestellt, wobei in der Regel *entweder* Alkohol- und Medikamentenabhängige *oder* jugendliche Drogenabhängige behandelt werden. Eine gemeinsame Therapie dieser beiden Patientengruppen hat sich nur in den seltensten Fällen bewährt.

Die Entwöhnungsbehandlungen in den Fachkliniken sind in der Mehrzahl von den Rentenversicherungsträgern bezahlte Kuren, die zunächst auf drei bis neun Monate für Alkoholiker und auf ein bis zwei Jahre für Drogenabhängige veranschlagt waren. Im Sinne einer meines Erachtens mißverstandenen Kostendämpfung gehen die Rentenversicherungsträger in jüngerer Zeit dazu über, diese Kuren erheblich zu verkürzen.

Träger dieser Fachkliniken sind meist gemeinnützige Vereine oder Privatpersonen. Religiös orientierte Abstinenzverbände wie der Blaukreuzbund oder der Guttemplerorden haben ihre eigenen Häuser, und die Inhaber oder Leiter vieler Fachkliniken sind »Ehemalige«. Leider finden sich in diesem Bereich auch viele rein profitorientierte Abschreibungsgesellschaften.

Die therapeutische Ausrichtung dieser Institutionen ist sehr unterschiedlich; sie reicht von christlich-religiösen über verhaltenstherapeutisch und psychoanalytisch orientierten bis hin zu Anleihen aus den verschiedensten Schulen der »humanistischen Psychologie«. Am treffendsten würde man die meisten Ansätze wohl als »eklektische« bezeichnen. Das Interessante dabei ist, daß diese Häuser – unabhängig von ihrer therapeutischen Orientierung – in Therapieplan, Hausordnung, Therapieverlauf, Reglement usw. einander erstaunlich ähneln. Unterschiede liegen allenfalls in der Terminologie, in der die ablaufenden therapeutischen Prozesse beschrieben werden.

Uns interessieren in diesem Kontext besonders die psychoanalytisch orientierten Fachkliniken, wobei hervorgehoben werden muß, daß es in der Bundesrepublik keine Fachklinik gibt, die sich ganz explizit als eine psychoanalytische verstehen würde, wohl aber einige, die auf dem Hintergrund eines psychoanalytischen Verständnisses arbeiten, durch Psychoanalytiker supervisioniert werden und die Persönlichkeit ihrer Patienten sowie die ablaufenden therapeutischen Prozesse psychodynamisch begreifen. Hausordnung und Therapieplan einer solchen auf einem analytischen Hintergrund arbeitenden Fachklinik sollen im folgenden in den wichtigsten Zügen dargestellt werden.

4.1 Hausordnung und Therapieplan

Der Patient unterzeichnet bei der Ankunft einen Therapievertrag, mit dem er auf viele seiner persönlichen Rechte verzichtet. Es ist allgemein bekannt, daß die in Fachkliniken betriebene Beschneidung persönlicher Rechte häufig über die von staatlichen Gefängnissen hinausgeht. Moniert dies der Patient, so wird er darauf hingewiesen, daß dies ja alles »freiwillig« und in seinem Sinne geschehe, für seine Genesung unumgänglich sei und er ja gehen könne, wenn ihm das nicht passe.

Bei der Ankunft werden zunächst Gepäck und Kleidung nach mitgebrachtem Alkohol oder Drogen untersucht, ebenso die später erhaltene Post. Diese Maßnahme ist verständlich, da das Fernhalten von Drogen für die Arbeitsfähigkeit dieser Institutionen ein unabdingbares Muß bedeutet. Darüber hinaus werden die Kontaktmöglichkeiten des Patienten erheblich beschränkt. In den ersten drei Wochen sind keine Telefonate und keine Besuche gestattet, auch nicht mit engsten Angehörigen; lediglich Briefeschreiben ist erlaubt. Das Verlassen des Hauses ist nicht gestattet, nur mittags gibt es einen Spaziergang in einer von »älteren« Patienten geführten Gruppe. Fernsehen gibt es während der gesamten Dauer der Therapie nicht. Mit diesem Unterbrechen der Außenkontakte und mit dem Entziehen von Ablenkungsmöglichkeiten soll der Patient auf sich und seine Konflikte zurückgeworfen und in eine Regression gezwungen werden.

Die ersten drei bis vier Wochen verbringt der Patient auf der Aufnahmestation. Hier steht die medizinische Behandlung im Vordergrund; das psychotherapeutische Angebot beschränkt sich in der Regel auf die Stationsgruppe, die täglich stattfindet. Diese dient primär der Motivierung, der Information über den Alkoholismus und der Psychotherapievorbereitung. Der Patient soll sich dazu bekennen, Alkoholiker zu sein, wobei »Ehemalige« als Gruppenleiter häufig eine »Kapitulation« zu erreichen suchen.

Nach dieser Zeit wird der Patient auf eine Psychotherapiestation verlegt. Dies bedeutet, mehr Freiheiten zu erhalten: die Möglichkeit, zu festgesetzten Zeiten zu telefonieren, sowie zwischen 18 und 21 Uhr und am Wochenende in Dreiergruppen auszugehen. Montags bis freitags sind die Tage praktisch durchgehend mit therapeutischen Veranstaltungen ausgefüllt, beginnend mit Frühsport, Zimmerreinigung und abwechselnd Gruppentherapie, Arbeitstherapie, Beschäftigungstherapie, Sport, Wanderungen und gegebenenfalls Einzeltherapiesitzungen. All dies muß auf einer Therapiekarte eingetragen und vom jeweiligen Therapeuten abgezeichnet werden. Auch abends finden oft noch Veranstaltungen statt, zum Beispiel mit Abstinentengruppen, an denen ebenfalls teilgenommen werden muß. Erst nach einem zehnwöchigen Aufenthalt wird zu den obengenannten Zeiten auch Einzelausgang gestattet.

Verstöße gegen die Hausordnung oder gegen therapeutische Regeln werden mit Sanktionen geahndet, deren bekannteste die »rote Karte« ist. Sie kommt in der Pforte der Klinik ans Schwarze Brett und wirft den betreffenden Patienten für eine festgelegte Zeit auf den Aufnahmestatus zurück, d. h. Ausgangs- und Telefonverbot. Das Regelsystem schafft eine große Abhängigkeit vom zuständigen Gruppentherapeuten, weil er Ausgang genehmigen und verweigern, die »rote Karte« verhängen kann, über eventuelle Privilegien und Freiheiten entscheidet usw.

Den schwersten Regelverstoß stellt verständlicherweise der Rückfall dar. Er wird mit einer wenigstens einwöchigen Rückverlegung auf die Aufnahmestation und drei Wochen roter Karte geahndet. Ein neuerlicher Rückfall führt in der Regel zur Entlassung aus der Klinik. Diese schwerste Sanktion – die ja den Abbruch der therapeutischen Beziehung bedeutet – wird auch bei anderen Verstößen gegen die Therapieregeln oder die Hausordnung angewendet, zum Beispiel bei aggressiven Auseinandersetzungen oder auch sexuellen Beziehungen zu Mitpatienten (»Pairing«).

Dies sind nur die wichtigsten Grundregeln, wie sie sich in fast allen Fachkliniken finden, die mit Alkoholikern arbeiten; in Institutionen für Drogenabhängige sind die Regeln noch wesentlich strenger. Wie erwähnt, stammt das vorstehende Beispiel aus einer psychoanalytisch orientierten Klinik. Von verhaltenstherapeutischer Seite liegt eine fast identische Schilderung einer Hausordnung und des Therapieplans vor (s. Schneider 1982). Antons (in: Antons und Schulz 1977, S. 159 ff.) hat eine soziodynamische Untersuchung dieser institutionellen Bedingungen vorgenommen, auf die wir weiter unten noch ausführlich zurückkommen werden.

Mich hat es immer wieder in Erstaunen versetzt, in welchem Ausmaß sich die meisten Patienten der geforderten Unterwerfung unterziehen. Mit Kollegen habe ich oft diskutiert, ob dies auf Alkoholiker-typische Persönlichkeitsstrukturen zurückzuführen ist oder ob sich jeder Mensch in einer solchen Situation vergleichbar verhält. Diesen Institutionen gegenüber sehr kritisch eingestellte Therapeuten meinten, es handle sich hier um eine »Lagermentalität«, eine Art von Überlebensstrategie in einer feindlichen Umwelt. Tatsächlich ist es ja so, daß derjenige, der sich freiwillig einer sechsmonatigen stationären Behandlung unterzieht, physisch wie psychisch gänzlich am Ende ist und bereit, beinahe alles mitzumachen. Die besagte »Lagermentalität« zeigt sich zum Beispiel darin, daß der Neuankommende von seinen Mitpatienten sehr schnell das überaus komplizierte Geflecht der expliziten und impliziten Regeln, vor allem auch die Schlupflöcher vermittelt bekommt. Wessels (1984) spricht hier von einer Gegen- und Unterwelt der »outlaws« mit dem entsprechenden Moral- und Ehrenkodex. Die Infantilisierung, die die Klinik mit den Alkoholikern betreibt, zeigt die vorhersehbaren Resultate: Die Patienten benehmen sich, wie es jeder aus seiner Schulzeit kennt: Sie »tricksen« den Therapeuten aus, wo sie nur können, und das um so mehr, je autoritärer er sich darstellt.

Eine andere Seite scheint mir aber doch Alkoholiker-typisch zu sein, und zwar gerade für jene in ihrer Ichstruktur gestörten Patienten, die Blane (1968) als die »abhängigen« Alkoholiker beschrieben hat: Sie fühlen sich in der zugleich einschränkenden wie Geborgenheit vermittelnden Atmosphäre der Suchtklinik pudelwohl und passen sich voll darin ein. Wir kommen auf die »Käseglockenatmosphäre« der Klinik noch häufiger zu sprechen; vorab jedoch einige Beobachtungen, die jeder Suchttherapeut kennt, obwohl sie nach meinem Wissen in der Literatur kaum beschrieben werden.

Die erste ist die einer irgendwie zusammengehörigen Gemeinschaft der Patienten, die aber sprachlos bleibt. Sie verschafft Wohlbehagen, und obwohl man konkret wenig zusammen tut, sitzt man oft den ganzen Tag beieinander. Eine andere Beobachtung sind der verbreitete Stumpfsinn und die Eigenart der Patienten, sich strukturierte, monotone Beschäftigungen zu verschaffen. Man könnte ein ganzes Buch über den spezifischen Charakter der Beschäftigungs- bzw. Gestaltungstherapie mit Alkoholikern schreiben. Vielleicht 90 Prozent der Patienten geben sich mit einer außerordentlichen Ausdauer, bis in die Nacht hinein, monotonen, stumpfsinnigen Arbeiten hin. An erster Stelle ist hier das *Kupferdrücken* zu nennen. Streng nach Vorlage werden auf Kupferfolien Bilder abgepaust und dann herausgedrückt, oft in Serienfertigung (der in der Kasuistik beschriebene Patient D. zog mit seinen in der Klinik gedrückten Bildern zu Hause einen regelrechten Handel auf). An zweiter Stelle der Beliebtheit folgen Fadenbilder (streng geometrische Formen) und Makrameearbeiten (»Ampeln«). Einige Patienten geben sich auch dem Zusammensetzen von Puzzles hin. Eine Motivation zu anderen Betätigungen gelingt den Beschäftigungstherapeutinnen selten, und jede kreative Tätigkeit (z. B. Arbeiten mit Ton) ist den meisten Alkoholikern ein Greuel.

Eine weitere, randständige Beobachtung betrifft die des *Suchtersatzes*. Die durch Zigarettenrauch gebildeten Schwaden sind in allen Räumen, in denen das Rauchen nicht verboten ist, beinahe undurchdringlich, und der Kaffeekonsum ist beachtlich. Anstelle der verbotenen Alkoholika dient Kaffee dabei als der beliebteste Schlaftrunk. In meinen Spätdiensten verblüffte mich immer wieder, mit welchen Riesenhumpen voll Kaffee die Patienten abends ins Bett zogen, mir auf erstauntes Fragen immer versicherten, darauf hervorragend zu schlafen (Hans Fallada gibt in »Heute bei uns zu Haus« eine leicht humoristische Beschreibung seiner nächtlichen Kaffeeorgien).

4.2 Die Psychodynamik der Institution »Suchtklinik«

Lassen sich diese Hausordnungen und Regelsysteme aus einem verhaltenstherapeutischen Denken noch relativ schlüssig ableiten, so stellt sich dagegen die Frage, wie Psychoanalytiker dieses Vorgehen mit ihren Prinzipien vereinbaren. Die Psychoanalyse legt ja gerade ein großes Gewicht auf die Abstinenz des Therapeuten, auf die Freiwilligkeit der Behandlung, die Freiheit des Patienten usw. Zunächst muß vorangestellt werden, daß keines dieser stationären Therapiekonzepte eine genuin psychoanalytische Schöpfung darstellt. Vielmehr haben sich diese Konzepte und Regeln unabhängig von der – und oft genug auch in feindseliger Abgrenzung gegen die – Psychoanalyse entwickelt, meistens unter der Federführung von »Ehemaligen«, oder sie sind aus den autokratischen Systemen ursprünglich christlicher Häuser hervorgegangen. Abgesehen von der medizinischen Betreuung wurden diese Häuser ursprünglich von Ehemaligen geleitet und organisiert, waren meist vom »Hausvater« beherrscht.

Erst seit wenig mehr als zehn Jahren hat in diesem Bereich eine Professionalisierung eingesetzt, in deren Verlauf auch psychoanalytisch orientierte und ausgebildete Psychologen, Pädagogen und Soziologen anfingen, in diesen Kliniken zu arbeiten. Der reale Einfluß dieser »Professionellen« war in den ersten Jahren außerordentlich gering, gerade was ihre Möglichkeiten zur Änderung der institutionellen Bedingungen betraf. Die Macht dieser institutionellen Widerstände ist zum Beispiel an Verlauf und Scheitern der Psychiatriereform hinlänglich deutlich geworden. Noch viel weniger hatten die in Suchtkliniken arbeitenden Psychoanalytiker die

Macht oder die Kraft, die von ihnen vorgefundenen Bedingungen zu ändern. Im Gegensatz zur staatlichen Psychiatrie sind sie hier nicht nur mit den verfestigten Strukturen konfrontiert, sondern in aller Regel zusätzlich noch mit den alles beherrschenden geschäftlichen Interessen der Kliniksverwaltungen. Daher mußten sich die psychoanalytisch orientierten Therapeuten mit den vorgefundenen Verhältnissen arrangieren, zumal sie aufgrund des hier hinlänglich beschriebenen Versagens der klassischen Analyse in der Suchttherapie ohnedies keine Alternativen anzubieten hatten.

Ich möchte annehmen, daß die Motivation für die Entwicklung der heute gängigen psychoanalytischen Konzepte zur stationären Suchttherapie durch den inneren Druck motiviert war, das reale therapeutische Handeln in der Klinik vor sich selbst und vor den psychoanalytischen Kollegen zu legitimieren. Diese Legitimationsmöglichkeit ließ sich in der Freudschen Psychoanalyse zwar nicht finden, wohl aber in den Konzepten der amerikanischen Ichpsychologie, vor allem in jenen, in denen sich ein besonders mechanistisches und rigides Verständnis von Ich-Anpassung, Ich-Struktur, Ich-Leistung usw. finden läßt (vgl. hier z. B. die Kritik von Bettelheim, 1984, an der amerikanischen Psychoanalyse). Die strenge Hausordnung wird dann flugs zum Ersatz der fehlenden Ichgrenze, das therapeutische Reglement ersetzt die fehlende Struktur, die Sanktionen ersetzen das Überich, der Therapeut fungiert als Hilfs-Ich, usw. Das Ganze muß der Patient in der Therapie nur noch internalisieren (dies alles im Verlauf weniger Monate!), die äußere Struktur wird zu einer inneren, durch die gestärkt der Alkoholiker dann ins rauhe Leben zurückkehren kann.

So holzschnittartig und scheinbar polemisch überspitzt wie hier beschrieben, wird es leider in der alltäglichen psychoanalytisch orientierten Suchttherapie oft genug verstanden. Die Reflexion der Interaktionen, des psychodynamischen Hintergrundes und besonders des Übertragungs-Gegenübertragungsgeschehens wird dann meist vernachlässigt, was häufig allerdings auch eine Folge des realen Arbeitsdrucks und der ungeheuren Komplexität der institutionellen Prozesse ist, denen gegenüber die Einzelanalyse als eine idealtypische Laborsituation erscheinen muß. In den psychoanalytischen Arbeiten, die über die analytische Suchttherapie geschrieben worden sind, werden die Prozesse natürlich wesentlich differenzierter gesehen als hier dargestellt, aber ich möchte es noch einmal hervorheben: Ich glaube, daß kein einziges dieser Konzepte aus der psychoanalytischen Theorie oder Methode heraus entwickelt worden ist, sondern alle einzig und allein aus der Notwendigkeit heraus, sich mit einer vorgefundenen Praxis der Suchttherapie zu arrangieren und diese mit Hilfe psychoanalytischer Terminologie zu legitimieren.

Reinhold Aßfalg (1980) hat das psychoanalytische Verständnis der stationären Suchttherapie relativ eng an der Praxis orientiert beschrieben. Zur Hausordnung meint er:

»Der Therapeut muß, vor allem am Anfang der Behandlung, auch tatsächlich Über-Ich-Funktionen übernehmen. Unser ganzer Behandlungsplan und in erster Linie die Hausordnung sind in dieser Absicht konzipiert. Es soll zunächst ein fester Rahmen gelegt werden, der den Patienten helfen soll, sich vom Suchtmittel zu distanzieren. Zum Beispiel gilt die strenge Regel, daß ein Patient in den ersten Wochen keinen Ausgang haben darf. Der ichschwache Abhängige ist gerade am Anfang der Behandlung – trotz bester Vorsätze – oft nicht in der Lage, von sich aus ›Nein‹ zu sagen« (ebd., S. 24 f.).

Aßfalg stellt fest, daß eine solche Atmosphäre regressionsfördernd wirkt:

»Die Patienten fühlen sich nach kürzester Zeit ›wie kleine Kinder‹; sie empfinden eine Atmosphäre der Geborgenheit und sehen in der Fachklinik eine Schutzzone (›Käseglocke‹); andererseits klagen sie über die Abhängigkeit vom Therapeuten, kämpfen um Sonderrechte...« (ebd., S. 25).

Für den Therapeuten sieht Aßfalg zwei Möglichkeiten, mit dieser Rolle umzugehen. Die eine ist die, die Rolle des Überichs zu genießen, was dazu führen kann, daß die Patienten versuchen, den Therapeuten »auszutricksen«. Die andere Möglichkeit wären Permissivität und das Sichzurückziehen auf »Teambeschlüsse«, was von den Patienten als Schwäche erlebt wird.

Aßfalg meint, im weiteren Therapieverlauf werde die Gruppe bzw. der Patient die Rolle des Überich selbst übernehmen:

»In dem Maße, in dem der Patient oder die Gruppe die Über-Ich-Rolle selbst entwickelt, kann der Therapeut diese Funktion abgeben; durch verständnisvolles Eingehen auf die sich manifestierenden Konflikte wird er dann versuchen, auf eine Milderung der Spannung zwischen Ich und Über-Ich hinzuwirken« (ebd., S. 26).

Es bleibt unklar, wie dieser Prozeß der Überich-Übernahme vor sich gehen soll, immer auch vorausgesetzt, daß die gesamte Behandlung höchstens sechs Monate dauert. Allenfalls könnte hier von einer Identifikation mit dem Aggressor, nicht aber von einer Internalisierung gesprochen werden. Ich habe selber oft genug erlebt, mit welchem Übereifer mit kleinen Posten betraute Patienten ihre Mitpatienten zu drangsalieren suchten. (Ausspruch eines Patienten: »Wenn ich hier die Sportstunde zu organisieren hätte, würde ich alle Patienten mit der Peitsche so lange um das Haus jagen, bis einer nach dem anderen zusammenklappt«).

Eine wichtige Beobachtung von Aßfalg ist die, daß die Suchtklinik eine *Käseglockenatmosphäre* schafft. Hier können tatsächlich Verantwortung, Schuldgefühl, Autoaggression usw. externalisiert und projiziert werden, wobei das Problem in der Reinternalisierung liegt. Die Suchtklinik schafft mit ihrem Reglement einen ungemein regressiven Sog und zwingt den Patienten dazu, in die Rolle des kleinen Kindes zurückzufallen, nimmt ihm alle Verantwortung ab bis hin zur körperlichen und alltäglichen Fürsorge für sich selbst. In dieser Situation ist es dann auch leicht, trocken zu bleiben. Tatsächlich haben die meisten Patienten, wie es auch Aßfalg (ebd., S. 8) beschrieb, in der Klinik keinerlei Bedürfnis nach Alkohol mehr. Die Suchtklinik gebärdet sich als eine Mutter, die gute (versorgende, beschützende, nährende) und böse (strafende, bevormundende, sadistische) Elemente vereint. Nur: diese »Mutter« schafft eine klassische Double-bind-Situation. Sie verlangt vom Alkoholiker zum einen, ein kleines Kind zu sein, seine Rechte und Freiheiten aufzugeben, sich ganz der Klinik und den Therapeuten auszuliefern, zum andern verlangt sie von ihm Stärke, Reife und Erwachsensein. Der Alkoholiker soll »Nein« sagen können zum ersten Glas, soll Stärke zeigen und reif sein, soll seine »Triebe« und Impulse kontrollieren.

Die Double-bind-Formel würde hier etwa lauten: Du bist Alkoholiker, und das beweist, wie schwach und gescheitert du bist; du mußt dich uns ganz ausliefern und schwach sein, damit wir dich neu aufbauen können; aber: Du mußt stark und erwachsen sein; wenn du mit Alkohol konfrontiert wirst, darfst du nicht schwach werden und mußt deine Impulse beherrschen. Sowohl beim Verstoß gegen die erste wie gegen die zweite Regel drohen »Liebesentzug« und Verstoß aus der Klinik.

Auch Antons (in: Antons und Schulz 1977, S. 171) hat das Fachkliniksarrangement als eine typische Double-bind-Situation begriffen, weshalb wir an dieser Stelle der ausführlichen Darstellung der Sozioanalyse von Antons vorgreifen. Antons schreibt:

»Die Kommunikation beinhaltet gleichzeitig eine digitale, laut ausgesprochene Aufforderung und eine analoge, aus der therapeutischen Konzeption her verständliche Aufforderung, die nur latent signalisiert wird. – Digital wird vermittelt: ›Halte Dich an die gesetzten Regeln, dann bist Du ein angenehmer Patient für uns, und wir lieben Dich. Wir fühlen uns selbst sicherer, wenn hier alles geordnet verläuft; die Regeln sind zu Deinem eigenen Schutz bestimmt.‹

Der analoge Kommunikationsinhalt lautet:

›Übertrete die gesetzten Regeln, denn dadurch beweist Du, daß ein Reifungsprozeß Deiner abhängigen Struktur erfolgt ist, und dann schätzen wir Dich als einen prognostisch günstigen Patienten. Wenn Du immer nur die Regeln befolgst, sind wir enttäuscht von Dir.‹

Es wird also indirekt versprochen, zwei konträre Verhaltensweisen mit affektiver Zuwendung zu belohnen. Dies ist gewissermaßen die Umkehrung der als schizophrenogen erachteten Doppelbindungs-Situation. – Es besteht also eine Paradoxie zwischen den institutionsbedingten Anforderungen und den psychotherapeutisch bedingten. Sie beinhaltet ein Wechselspiel zwischen Zuwendung des Therapeuten und Frustration, zwischen menschlicher Sympathie und methodischer Distanzierung.«

Antons meint nun, gerade diese erlebte Paradoxie setze beim Patienten einen wichtigen Reifungsprozeß in Gang, zu dem auch gehöre, daß er seinen Therapeuten nicht mehr ganz ernst nehmen kann, ihn dadurch auch entidealisiert. Der eigentliche Lernfortschritt beim Patienten liege daher weniger in der Auseinandersetzung mit der Hausordnung, wie es die Kliniken gerne behaupten – Antons spricht in diesem Zusammenhang von »Sandkastenfrustrationen« (ebd., S. 172) –, sondern im Erleben umfassender, realistischer und mitmenschlicher Beziehungen, die eben widersprüchlich und inkonsistent seien. Es ist jedoch nur zu verständlich, daß viele Alkoholiker mit der Überich-Forderung, die Hausordnung und therapeutisches Reglement an sie stellen, nicht fertig werden, weil sie zu einer realistischen Auseinandersetzung mit ihren Therapeuten noch nicht in der Lage sind. Die Macht der Klinik bleibt dann eine äußere und reicht nur so weit, wie die Augen der Therapeuten reichen. Der Rückfall kommt auf der Wochenendheimfahrt oder kurz nach der Entlassung, wenn der Patient sich wieder an sich selbst orientieren muß, also die Regression, die in der Klinik verlangt und gratifiziert wird, plötzlich aufgegeben werden soll.

Die forcierte Regression ist eines der wichtigsten Elemente der stationären Suchttherapie. Hierbei handelt es sich oft genug um eine »*maligne Regression*«, ein Aspekt, den Wessels (1984) in Anschluß an Balint herausgearbeitet hat; diese Gefahr sei um so größer, je stärker sich die Therapeuten um Allwissenheit und Allmacht bemühten. Den ichpsychologisch orientierten Autoren geht es dabei interessanterweise nicht um eine Wiederbelebung und Aufarbeitung von Konflikten, sondern um eine *Neusozialisation*. Feuerlein (nach Aßfalg 1980, S. 15):

»Soziologisch gesehen bedeutet die Wiederherstellung der Alkoholiker eine Rekulturation. Sie läuft oft auf die Adaption neuer Sitten und Gebräuche und auf die Anerkennung neuer Rollen mit einem neuen Statussystem und neuen Kontrollsystemen hinaus. Der Alkoholiker schließt sich einer neuen Subkultur an, internalisiert deren Wertsysteme, die stärker realitätsbezogen sind als die der Subkultur, der er bisher angehört hat.«

Auch die hier arbeitenden Psychoanalytiker maßen sich häufig an, eher als Erzieher mit einem festumrissenen Menschenbild zu arbeiten, denn als Psychotherapeuten. Dies versteht sich aus der Auffassung, das Ich des Alkoholikers sei ohnedies kaum vorhanden, sei fassadenhaft oder defekt. Böswillig formuliert: Die stationäre Regression soll das Rest-Ich auslöschen, das der Alkohol übriggelassen hat, um mit einem Neuaufbau der Persönlichkeit à la Kochbuch beginnen zu können. Gerade in der Therapie von Drogenabhängigen werden solche Auffassungen offenherzig und allen Ernstes vertreten. Wenn das »Haus« ohnedies abgerissen werden soll, um neu zu bauen, dann interessieren tatsächlich die individuellen Konfliktstrukturen, Beziehungsmuster, Widerstände und Abwehrmechanismen nicht mehr sonderlich.

4.3 Ein psychoanalytisches Modell der Suchttherapie in der Institution

Fast allen psychoanalytischen Ansätzen zur Suchttherapie liegt ein an Krystal und Raskin (1970, deutsch 1983) orientiertes Therapiemodell von A. Heigl-Evers zugrunde, das diese Autorin besonders in ihrer Arbeit von 1977 ausführte. In dieser Therapie geht es Heigl-Evers um die »Rücknahme der Objekt-Externalisierung, die Bildung einer Übertragung auf den Therapeuten und eine Fusion von Objekt- und Selbst-Repräsentanz« (ebd., S. 16; vgl. Kapitel IV). In einer ersten Phase dieser Therapie verzichtet Heigl-Evers bewußt auf die Konfliktbearbeitung; im Vordergrung steht hier die »Nachreifung unterentwickelter oder gestörter Ich-Funktionen«.

»Das alleinige Ziel besteht vielmehr im Versuch, die Selbstwahrnehmung von Affekten, d. h. die Subfunktion der Binnenwahrnehmung, als einer Unterfunktion der Realitätsprüfung, anzuregen und zu fördern. Das kann so aussehen, daß der Therapeut als Hilfs-Ich die Signalfunktionen von Affekten des Patienten übernimmt« (ebd.).

Der Therapeut soll diese Signale, die der Patient bei sich selber nicht wahrnehmen oder begreifen kann, verbalisieren.

»Damit soll dreierlei erreicht werden:
- Der Therapeut stellt sich durch Übernahme der Signalfunktion als Hilfs-Ich zur Verfügung; der Patient kann sich mit dieser Hilfe auf das Auftauchen seiner Affekte vorbereiten; er wird dadurch nicht mehr völlig überrascht.
- Es wird vom Therapeuten ein Modell dafür angeboten (Imitations- oder identifikatorisches Lernen), wie man mit andrängenden Affekten umgehen kann.
- Es wird das Angebot einer Identifikation mit einem wohlwollenden (benignen) Objekt gemacht« (ebd., S. 17).

Als weitere Ich-Funktion sollen die Affekt- und Frustrationstoleranz des Patienten verbessert werden, wozu Heigl-Evers tägliche kurze Sitzungen vorschlägt, den Patienten bei Bedarf auch zusätzliche Termine angeboten werden. Dem Patienten wird geraten, das zur Sprache zu bringen, was ihn bedrückt oder ängstigt. Bei der Bearbeitung dieser affektiven Themen verhält sich der Therapeut erklärend bzw. »unterstützend und didaktisch«. Heigl-

Evers möchte davon absehen, dem Patienten in der Anfangsphase der Therapie die Droge abrupt zu nehmen; damit befindet sie sich in offensichtlichem Gegensatz zu allen geläufigen stationären Therapiesettings. Sie fordert Objektkonstanz, d. h. den regelmäßigen Kontakt mit ein und demselben Therapeuten, der sich als Modell wie als benignes Objekt anzubieten hat. In einer einleitenden Phase ist die klassische analytische Haltung des Schweigens zu vermeiden, und der Patient sollte statt dessen mit Kontakt und Worten »gefüttert« werden. Das ist ein unentbehrliches Element der Beziehung, und das aktiv zugewandte Verhalten des Therapeuten soll die Introjektion des guten Objekts erleichtern.

Zu dieser ersten Phase gehört auch eine Externalisierung der Destruktion, die durch eine Übertragungsspaltung bearbeitbar gemacht werden soll. Während der Therapeut sich als gutes Objekt anbietet, sollte er zugleich negative Übertragungen auf sonstige Bezugspersonen in der Klinik aufmerksam wahrnehmen, sie nicht stören, sondern sogar fördern. Versagungen, Sanktionen, Restriktionen wie Fragen der Hausordnung überhaupt sollten nicht vom »guten« Therapeuten, sondern von anderen Mitgliedern des Teams vertreten werden.

Diese Empfehlung zur Entwicklung einer Übertragungsspaltung erinnert an die Konzeption der AA, die ebenfalls die Spaltungsfähigkeit des Alkoholikers vorantreibt (ohne sich dessen bewußt zu sein). Dieser Vorschlag von Heigl-Evers wurde häufig aufgegriffen, allerdings auch kritisiert, wie von Rieth (1978):

»Dieses Vorgehen führt nach unserer Erfahrung bei Suchtkranken zum Sistieren regressiver Tendenzen, die pathogene Abwehr wird verstärkt. Bewährt hat sich dagegen in unserer Klinik der Versuch, die fragmentarischen Übertragungen von Anfang an auf dieselbe Bezugsperson, nämlich auf den zuständigen Therapeuten, zusammenzufassen. Das ermöglicht es dem Patienten, das gute und böse Objekt in derselben Person zu erleben und beide miteinander zu verbinden, sie zu fusionieren. Die dazu notwendige Trauerarbeit stellt einen wesentlichen Schritt zur Nachreifung der Gesamtpersönlichkeit dar.«

Allemal verschafft diese − in den meisten Suchtkliniken auch tatsächlich ablaufende − Spaltung dem Stationstherapeuten die dankbarere und dem Cotherapeuten (Beschäftigungs- und Arbeitstherapeut, evtl. leitender Arzt oder Verwaltung) die undankbarere Rolle, womit ein Nährboden für permanente Teamkonflikte geschaffen ist.

Die Bearbeitung dieser Übertragungsspaltung siedelt Heigl-Evers in der zweiten, mehr konfliktorientierten Therapiephase an. In dieser soll der Therapeut vorsichtig und dosiert die Aggressionen des Patienten aufdecken und ihn »Vorstellungen eines adäquaten und realitätsgerechten Vorgehens gegenüber der aggressiv besetzten Person entwickeln« lassen (Heigl-Evers 1977, S. 20).

Dabei soll der Therapeut darauf achten, keine Schuldgefühle zu mobilisieren, sich nicht verschlingen zu lassen und Grenzen zu setzen. »Damit bietet der Therapeut dem Patienten gleichzeitig ein Modell für abgrenzendes Verhalten an und ermöglicht ihm, seinerseits Ich-Grenzen zu entwickeln« (ebd.). Ziel wäre es, die fragmentierten Übertragungen auf den Therapeuten zu zentrieren, damit der Patient einheitliche Objektrepräsentanzen bilden, »gutes« und »böses« Objekt miteinander fusionieren kann.

4.4 Kritik des stationären Settings

Ich glaube, daß die meisten stationär-analytischen Suchttherapien auf der ersten Phase stehenbleiben, in der es weniger um die Konfliktbearbeitung als um die Bildung von Ich-Funktionen über Setzung äußerer Grenzen, Lernen am Modell usw. geht. Es ist hier ersichtlich, wie stark die psychoanalytischen Modelle zur Suchttherapie verhaltenstherapeutische Elemente integrieren, den gleichen Prozessen nur andere Namen geben. Von daher läßt sich auch verstehen, warum psychoanalytische und verhaltenstherapeutische Modelle sich hier in der klinischen Praxis so gleichen. Das wäre auch nicht weiter schlimm, wenn nicht oft der Eindruck entstehen müßte, daß entscheidende psychoanalytische Prinzipien aufgegeben werden; neben der Konfliktbearbeitung ist das vor allem das Spannungsfeld von Übertragung und Gegenübertragung. Die Gegenübertragung taucht in diesen Beschreibungen kaum je auf; vielmehr entsteht oft der Eindruck, das Modell solle das unreflektierte Mitagieren der Therapeuten in der Institution legitimieren, da es ja für alles eine Erklärung parat hat: Die Regel ist ein Stück der äußeren Realität, die zur inneren Struktur werden muß, also ist die Regel strikt einzuhalten. Der Begriff der Gegenübertragung findet hier kaum noch Platz, was allerdings keineswegs Heigl-Evers anzulasten ist, die diese gar wohl berücksichtigte (z. B. in Heigl-Evers und Schultze-Dierbach 1981).

Die strukturstiftenden, ichstützenden Maßnahmen der Institution werden nicht genügend reflektiert, betonte auch Wessels (1984), der in diesem Zusammenhang die Gefahr der malignen Regression des Patienten hervorhob. Er kritisiert die ichpsychologischen Konzepte der Fachkliniken jedoch noch schärfer: Der Verzicht auf die Konflikt- und die Bevorzugung der Traumatheorie legitimiere den therapeutischen Pragmatismus der Suchtkliniken, da die Traumatheorie die Konsequenz bringe, »daß entsprechend der Defektdefinitionen psychischer Störungen verschiedene Formen von Training- und Nacherziehung angewandt werden oder auch Rettungs- und Erlösungsphantasien für den Schwachen entwickelt und agiert werden«. Dies begünstige die Anwendung von manipulativen therapeutischen Techniken, wobei sich der Therapeut als »Macher« im Sinne einer naturwissenschaftlichen Ideologie der unbegrenzten Machbarkeit erlebt. Damit will der Therapeut über seine Ohnmachtsgefühle hinwegtäuschen. Er respektiert den Patienten nicht, sieht nicht dessen Konflikte, sondern vergegenständlicht ihn, will ihn formen und verändern, wobei Wessels schließlich den Suchttherapeuten ein Zitat von Klaus Horn entgegenhält, das nach seiner Auffassung treffend die Praxis der stationären Suchttherapie kennzeichne: »Kern des Widerstandes gegen die Psychoanalyse scheint mir unverändert die Angst vor der Selbstbestimmung zu sein.« Dabei versuche auch der Therapeut selber, sich aus Angst vor der Individuation und vor dem Erkanntwerden dem Wagnis der Selbstbestimmung zu entziehen.

In der Suchttherapie wird das ichpsychologische Modell gerne zu einem Strickmuster gemacht, das allen Patienten übergestülpt wird, mit dem sich besonders der Therapeut schützt und der Bewußtwerdung seiner Gegenübertragungsreaktionen ausweicht. Das zeigt sich immer wieder in dem Verhalten von Therapeuten zum *Rückfall*. Zwar wies Heigl-Evers darauf hin, daß einem Rückfall »regelhaft ein realer oder symbolischer Objekt-Verlust zugrunde liegt« (Wessels 1984, S. 20), der im Urlaub des Therapeuten, in frustrierten Erwartungen des Patienten usw. begründet sein kann. Der Patient agiert diesen Objektverlust mit einem Rückfall, aber ebenso agiert die Institution durch Liebesentzug oder Entlassung des Patienten. Die Therapeuten schützen sich so vor ihren eigenen Gefühlen der Kränkung und der Enttäuschung; außerdem muß das böse Objekt, das im Rückfall wieder zum Vorschein gekommen ist, in Schach gehalten werden, wie es in der Teambesprechung von Rückfällen besonders die Ehemaligen vehement vertreten.

Röhling (1975, 1977) und Bühling (1978) fordern, auf den Rückfall verständnisvoll und *nicht strafend* zu reagieren, im Gegensatz zu der vom Patienten erwarteten Vorwurfshaltung, die seine Schuld und seine Minderwertigkeitskomplexe neuerlich bestätigen müßten. Der Therapeut befindet sich in dem Dilemma, dem Patienten zum einen eine Grenze zu setzen, zum andern aber dabei nicht sadistisch handeln zu dürfen, weil er sich sonst auf die vom Alkoholiker inszenierte Wiederholung früherer Erfahrungen einließe und sich genauso verhielte wie die Mutter oder die Droge. Der Patient wird dann leicht rückfällig, d. h. seine Aggressivität wendet sich nach innen. Leider reagieren heute noch viele Kliniken in dieser Situation mit der Entlassung, stärken also das böse Introjekt. Dies ist institutionell gesehen zwar gut verständlich, für den Patienten aber wenig sinnvoll, da es auf der Linie einer sadomasochistischen Selbstzerstörung liegt und eingefahrene Mechanismen verstärkt. Dabei ist das Zustandekommen des Rückfalls dem Therapeuten theoretisch klar. Aufgrund der schwachen Ichgrenzen, fehlender guter Objekte und Verarbeitungsmöglichkeiten kann der Alkoholiker Enttäuschungen eben nicht anders verarbeiten als dadurch, daß er das freiwerdende destruktive Potential gegen sich selbst richtet. Der Rückfall ist sein Scheitern, zugleich aber auch das des Therapeuten, für den der Rückfall stets Enttäuschung und Kränkung, das Scheitern seiner Bemühungen bedeutet. Mit der Entlassung des Patienten spaltet er auch eigene Schuldgefühle ab, bearbeitet das Geschehen nicht. Streng analytisch gesehen ist die Reaktion der Entlassung auf den Rückfall ein Agieren des Therapeuten bzw. der Institution, die keine andere Möglichkeit der Bearbeitung des Übertragungs-Gegenübertragungsgeschehens besitzen. Damit schützen sich natürlich Therapeut und Institution zugleich davor, von dem destruktiven Geschehen der Sucht überwältigt und über kurz oder lang ihrer therapeutischen Potenz beraubt zu werden.

Das Zulassen des Agierens im institutionellen Rahmen ist außerordentlich aufwendig und personalintensiv, läßt sich oft auch mit dem massiven projektiven Haß der Mitpatienten und Ehemaligen auf den Rückfälligen schwerlich vereinbaren. Simmel, der wie oben beschrieben schon 1928 die Bedeutung der Übertragungsspaltung für die stationäre Therapie Süchtiger hervorhob und ihnen besonders zu Beginn der Therapie die Möglichkeit gab, destruktive Impulse massiv nach außen zu richten, um einer Suizid- oder Rückfallgefährdung vorzubeugen, leistete sich den Luxus, jedem Süchtigen für den Entzug unter Verordnung dauernder Bettruhe eine Sonderschwester zuzuordnen, was angesichts der Realität der heutigen psychotherapeutischen Versorgung eine Utopie bleiben wird.

In der gesamten psychoanalytischen Literatur zur Suchttherapie macht sich das Fehlen einer Analyse der institutionellen Bedingungen, der Interaktionen und der Dynamik in psychotherapeutischen Teams sowie deren Verankerung in Übertragungs- und Gegenübertragungsprozessen in oft verhängnisvoller Weise bemerkbar. Ohne eine Berücksichtigung der in den Teams insgesamt ablaufenden Gegenübertragungsdynamik und der institutionellen Rahmenbedingungen scheint mir eine sinnvolle, stationäre analytische Suchttherapie nicht möglich. Wie schon erwähnt, nahmen die Analytiker die Struktur der Institutionen hin, wie sie sie vorfanden, anstatt sie zu reflektieren und zu kritisieren. Die einzige mir bekannte, aber hervorragende Institutionsanalyse einer Suchtklinik stammt von einem Autor, der der Psychoanalyse eher kritisch gegenübersteht. Klaus Antons beschrieb 1977 die Organisationsstruktur der bekannten schwäbischen Fachklinik Ringgenhof (in: Antons und Schulz 1977, S. 159 ff.) aus dem Blickwinkel einer tiefenpsychologisch-organisationssoziologischen Betrachtungsweise. Wir halten uns hier eng und relativ ausführlich an seine Darstellung, die er in sieben Thesen gliedert.

Exkurs: Die Sozioanalyse der Suchtklinik von Klaus Antons
»These 1: Die Interdependenz therapeutischer Vollzüge
Die Fachklinik ist ein System, in dem alle Lebensvollzüge des Patienten überschaubar sind und prinzipiell unter therapeutischer Kontrollmöglichkeit stehen. Die Verhaltensweisen, die im Rahmen des reichhaltigen und vielschichtigen Angebotes möglich sind, unterliegen direkt oder indirekt der Rückmeldung im therapeutischen Team. Durch diese Interdependenz gewinnt

die Qualität der einzelnen therapeutischen Maßnahmen sekundäre Bedeutung gegenüber der gesamtheitlichen Einbindung aller Maßnahmen.«
Dies gilt uneingeschränkt auch für alle anderen Fachkliniken. Der Nachteil dieser Struktur ist, daß alle Lebensvollzüge des Patienten durch das therapeutische System erfaßt werden, sei es bei der Arbeit, in der Freizeit, sogar beim Essen; alles wird in die Therapie einbezogen, es gibt praktisch keine Privatsphäre mehr, der Patient kann sich oder auch nur Teile seiner Persönlichkeit nicht mehr verbergen. Auch daran läßt sich wieder der Allmachtsanspruch der Suchtklinik erkennen. Die Chance dieses Settings liegt für den Patienten darin, daß die Klinik über viele Kanäle therapeutisch zu wirken vermag, so daß ein Therapieerfolg unter Umständen auch bei einer schlechten Beziehung zum Stationstherapeuten eintreten kann. Durch diese Verteilung der therapeutischen Wirkfaktoren kommt es dann weniger auf die Kompetenz des einzelnen Mitarbeiters an, da »von dem vielen, was therapeutisch unternommen wird, im individuellen Fall nur einiges wirklich zu glücken braucht, anderes ›danebengehen‹ darf« (Antons ebd., S. 161).
»These 2: Der Prozeß der Strukturveränderung
Die Klinik ist ein soziales System, das sich in einer Phase der Umstrukturierung von einer traditionell gewachsenen, hierarchischen Struktur zu einer kollegial-kooperativen Leitungsstruktur befindet. Neben allgemeinen Problemen, die mit einer solchen Strukturänderung verbunden sind, tritt hier eine Reihe spezieller, aus der Soziodynamik dieses Systems abzuleitender Schwierigkeiten auf.«
Die von Antons untersuchte Einrichtung war bestimmt durch eine personalistisch-patriarchalische Führungsform mit einer zentralen Leiterfigur. Es gibt einige Fachkliniken, die ganz auf eine charismatische Leiterperson ausgerichtet sind. Bekanntestes Beispiel: Walther Lechler in Bad Herrenalb (s. Lair und Lechler 1983). Besonders »Ehemalige« nehmen gerne diese Rolle ein. Allerdings finden sich nicht in allen Kliniken solche Führerpersönlichkeiten. Häufiger – und dies besonders in großen Institutionen – findet sich das von Antons beschriebene hierarchische System mit einem halbformalisierten und informellen Gefüge von Über- und Unterordnungen, im konkreten Falle (Ringgenhof) bestehend aus dem Leitungsteam, dem engeren therapeutischen Team der Stations-

therapeuten, dem gesamten therapeutischen Team, inklusive Arbeits- und Beschäftigungstherapeuten, und schließlich den Gruppen Verwaltungs-, Küchen- und Hauspersonal. Kompliziert wird das Ganze durch den fließenden Übergang zwischen Personal und Patienten, d. h. ehemalige Patienten finden sich in fast allen Personalgruppen, zum Teil auch in Schlüsselfunktionen (Therapeuten oder besonders häufig Verwaltungsleiter u. ä.). Wir können hier Prozesse wiedererkennen, wie wir sie auch für die AA beschrieben haben: Der erfolgreich »trockengelegte« Alkoholiker wird am liebsten selber Therapeut für Alkoholiker, zumindest aber möchte er mit anderen Alkoholikern zusammen- oder aber unter dem Dach der Institution bleiben, die ihm geholfen hat. Gerade für die in der Suchttherapie tätigen »Ehemaligen« möchte ich kritisch anmerken, daß es sich häufig um Alkoholiker handelt, die in keiner Weise »geheilt« sind, sondern sich mit Hilfe des Rahmens der Institution aufrechterhalten, was zu nicht unerheblichen Problemen führen kann, wie auch Antons schreibt: »Diese Patienten-Mitarbeiter stehen notwendigerweise in einer Rollenambivalenz zwischen identifizierender Solidarität mit den Bedürfnissen der Patienten und den Forderungen des Systems, die teilweise zu Überidentifikationen führen« (ebd., S. 163). Wir kommen auf dieses Problem zurück.

Im übrigen schaffen die unterschiedlichen »Teams« eine diffuse Hierarchie, auf deren unterster Stufe – praktisch ohne Rechte oder mit einer »Patientenmitverwaltung« versehen, die an den Klassensprecher in der Schule erinnert – die Patienten stehen. Jeder ist mißtrauisch (bis paranoid) gegenüber Entscheidungen der höheren Instanzen – oder mißtraut umgekehrt der Kompetenz der »rangniederen« Therapeuten; zugleich können sich aber schwache Therapeuten hinter den Entscheidungen von oben verstecken. Arbeits- und Beschäftigungstherapeuten erleben sich gegenüber den Gruppentherapeuten als disqualifiziert, da diese letztlich die Entscheidungsgewalt über Disziplinarmaßnahmen, Therapieverlauf usw. haben. In der Regel genießen Gruppen- und Einzeltherapie immer das Primat vor anderen therapeutischen Maßnahmen. Je tiefer in der Hierarchie, desto »normal-menschlicher« ist die Kommunikation mit den Patienten, desto weniger Distanz wird zwischengeschoben. Ein weiteres Moment der Differenzierung ist, daß auch die Stationstherapeuten bei gleicher Arbeit unterschiedliche Vorqualifikationen haben: »Ehemalige«, Sozialarbeiter, Pädagogen, Soziologen, Psychologen, Ärzte. Hier verdrängen in jüngerer Zeit allerdings zunehmend die »akademisch höher qualifizierten« Mitarbeiter die anderen, zum Beispiel die Sozialarbeiter.

Die Unüberschaubarkeit der Institution, ihrer Hierarchie und Regeln führt nach meinen Erfahrungen zu einem Übermaß von Teamsitzungen, um den nötigen Informationsaustausch herzustellen, wobei dieser letztlich nie zustande kommt. In der Regel finden tägliche Teamsitzungen statt; in einer Klinik, in der ich arbeitete, verbrachten die Stationstherapeuten pro Woche 13 Stunden in unterschiedlichen Teamsitzungen. Die Eigendynamik des Teams überlagert oft alle anderen Prozesse (vgl. auch Renartz 1984). Dies leitet über zu

»These 3: Die Spiegelung von Patientenproblemen im Therapeutenteam

Konflikte der Patienten untereinander und mit den Therapeuten bilden sich in den Interaktionen zwischen den Therapeuten ab. – Diese, auf Balint fußende These (Heigl-Evers und Hering 1970) läßt sich auch hier aufweisen. Gründe dafür sind teilweise zu sehen in einer Ähnlichkeit der kollektiven Struktursymptomatik beider Gruppen, die aber lediglich dem Patienten zugeschrieben werden und als Grundlage für Behandlungsnormen dienen. Diese Dynamik dient unter anderem der Aufrechterhaltung und Stabilisierung des therapeutischen Systems und den darin investierten Bedürfnissen ihrer Träger« (Antons ebd., S. 165).

Antons betont in diesem Zusammenhang die *Strukturähnlichkeit* zwischen Patienten und Therapeuten. Er vermutet, der Suchttherapeut gehe gerne auf passiv-abhängige Patienten ein, da ihm dies Macht und Überlegenheit verschaffe. Die Aufrechterhaltung des Ordnungsgefüges diene der kollektiven Abwehr von Triebansprüchen, wobei das Ordnungssystem nicht nur den Patienten, sondern auch den Mitarbeitern Sicherheit bietet. Eine Lockerung der Regeln und Strukturen müsse auch bei den Mitarbeitern ungelöste Konflikte im Abhängigkeits- und Bindungsbereich aktualisieren, weshalb die Autonomie des Patienten nur ungern gefördert werde. Im übrigen regelt die Hausordnung aber auch die Beziehung der Therapeuten untereinander.

»Die Haus- und Kurordnung mit ihren Verhaltensregeln stellt im übrigen einen nicht unbedeutenden Machtfaktor dar: Gegenüber dem Patienten ermöglichen sie Kontrolle und Sanktion, in der Interaktion der Therapeuten untereinander sind sie ein geeignetes Instrument, um daran Auseinandersetzungen über Macht und Einfluß auszutragen. Sie kontrollieren im gewissen Sinne den einzelnen Therapeuten: Therapiebedingte Privatregelungen mit dem Patienten sind nur in einem gewissen Rahmen möglich, anderenfalls werden sie von den Mitpatienten als Ungerechtigkeit angesehen und führen zu Konflikten. Schließlich sind sie ein Instrument, um bei neuhinzukommenden Mitarbeitern Identifikationen und Konformität zu erzielen« (ebd., S. 166).

»These 4: Therapiebedingte Alkoholismustheorien
Die aus der klinischen Tätigkeit abgeleiteten und auf die Therapie angewendeten Theorien über die Genese des Alkoholismus sind nicht deckungsgleich mit den wissenschaftlichen Theorien der Genese. Dennoch sind sie für einen Behandlungsansatz brauchbarer und sinnvoller als die wissenschaftlichen Theorien« (ebd., S. 167).

In diesem Zusammenhang setzt sich Antons besonders mit der *Abhängigkeitshypothese* auseinander. Er vermutet, daß die Abhängigkeit des Alkoholikers nicht zuletzt auch ein Artefakt der Struktur der Suchtinstitutionen sein könne, wo diese Patienten ja real in die Abhängigkeit gezwungen werden. Wir haben diese Aspekte bereits weiter oben diskutiert. Antons meint jedoch, es sei nicht relevant, ob die Abhängigkeit des Alkoholikers »primär« oder »sekundär« sei, also von der Institution erst geschaffen werde, da sie für die therapeutische Arbeit wichtig und erfolgreich sei.

»These 5: Reifung durch Dissonanzverarbeitung
Das Postulat der »provokativen Reiztherapie« (Rieth) ist realitätsgerecht. Als Reize für eine Auseinandersetzung mit dem Ziel der Persönlichkeitsreifung und -harmonisierung dienen weniger die absichtlich und gezielt gesetzten, sondern überwiegend diejenigen Reize, die aus einer erlebten Dissonanz zwischen digitalem und analogem Kommunikationsinhalt (Watzlawick et al. 1969) entstehen« (ebd., S. 170).

Die Regeln der Hausordnung und die Widerstände gegen sie wer-

den als ein Aufeinandertreffen von Lust- und Realitätsprinzip verstanden, die Konfrontation soll zu einer Ich-Reifung führen. Antons meldet an dieser Begründung Zweifel an und gibt zu bedenken, ob hier nicht eher das Prinzip einer paradoxen Kommunikation wirke, wodurch letztendlich die Bedeutung des Therapeuten und seiner Regeln relativiert werde. Wir haben diese Überlegungen bereits weiter oben dargestellt und wollen sie hier nicht wiederholen (Stichwort: Double-bind-Situation).
»These 6: Kollektive Überichbildung
Die Geschlossenheit und auch der Erfolg des Therapiesystems sind mitbedingt durch eine kollektive, auf Triebkontrolle hin angelegte Überichbildung« (ebd., S. 173).
In dieser These findet sich die meines Erachtens überholte Auffassung von der übermäßigen Triebhaftigkeit des Alkoholikers wieder, dem ein kollektives, externalisiertes Überich entgegengesetzt werden müsse. Auch Antons problematisiert diese Überich-Externalisierung. In der Klinik personalisiere sich das Überich in den Therapeuten und ihrer Sanktionsgewalt, wobei die Konzeption die Therapeuten von den Schuldgefühlen wie von persönlicher Verantwortung entlaste. »Bestrafende Verhaltensweisen fördern sogar kollegiale und professionelle Anerkennung. Der neu hinzukommende Therapeut lernt im Zuge eines Anpassungsprozesses dieselben Verhaltensweisen, die er zunächst streng und lieblos findet, als notwendig anzuerkennen« (ebd., S. 176). Antons spricht hier sehr vorsichtig von einem »latenten Sadismus«, der in solchen Therapiesystemen herrsche, und von den Ängsten und Projektionen, die zum Beispiel der Rückfall auslöse, weshalb dieser selten angemessen und im Sinne des Patienten bearbeitet werden könne.
Wichtig ist ferner, daß vom Patienten erwartet wird, er solle Leistungen erbringen, zu denen der Therapeut und das Team selber nicht in der Lage sind:
»Am deutlichsten wird das in den von Therapeuten an Patienten gestellten Forderungen nach der Fähigkeit zum offenen Angehen, Austragen und Bewältigen von Konflikten; zur offenen und mutigen Konfrontation mit eigenem Versagen; zur Annahme von Provokationen; zum Wehren gegen Verodnungen und Zwänge und zum Demonstrieren aggressiver Verhaltensweisen sowie zum Neinsagen gegenüber inadäquaten Anforderungen. Der Patient soll also etwas leisten, was im therapeutischen

Team nicht sein kann und aus funktionalen Gründen zum Teil nicht sein darf. Patienten werden damit unbewußt dazu benutzt, eigene, nicht zugestandene Triebe und Triebansprüche zu bewältigen. Hier und in anderen therapeutischen Systemen geschieht – auch im Sinne der Spiegelungshypothese etwas, das eigentlich nicht Sinn der Therapie ist: Patienten und Patientengruppen agieren in ihrem Verhalten die ungelösten Konflikte und Probleme des therapeutischen Teams« (ebd., S. 177).
Adams (1978) hat aus psychoanalytischer Sicht hervorgehoben, wie besonders in der Drogentherapie das sadistische, strafende Überich externalisiert wird und der Therapieerfolg oft von der Strenge und vom Charisma der Leitung abhängig sei, wobei es den Patienten dann aber schwerfalle, sich nachher wieder in der Alltagswelt zurechtzufinden.

»These 7: Alternative Möglichkeiten der Triebbefriedigung
Rieth postuliert, daß dem Süchtigen für den Entzug des Wertes Alkohol ein adäquater Ersatz geboten werden muß. Dieser sinngemäß zuzustimmenden Forderung wird in der Praxis nur unvollkommen gefolgt. Das therapeutische Angebot betont in der Wertigkeit (nicht notwendigerweise in der Quantität) den Verzicht in einem stärkeren Maße als die alternativen Möglichkeiten der Triebbefriedigung« (ebd., S. 178).

Für diesen Suchtersatz gibt es verschiedene Möglichkeiten. Die sadistischen, bestrafenden Elemente der Sucht werden durch Hausordnung und Therapierituale ersetzt, für die rauschhaften Elemente springen die religiösen Ersatzbildungen ein, die jedoch nicht alle Patienten erreichen können. Wir möchten an dieser Stelle einen anderen Autor – George Greaves (1983) – heranziehen, der an den gängigen Suchtprogrammen heftig kritisiert, sie böten keine Möglichkeit zur Schaffung einer »natürlichen Euphorie«: »Wenn wir die Drogenabhängigkeit tatsächlich auf ein Defizit natürlicher Euphorie zurückführen können, so müssen wir drogenabhängigen Personen beibringen, sich selbst anzuturnen als Ersatz für die euphorisierenden Wirkungen der Droge. Sie müssen lernen, sich zu entspannen, um dadurch die angstvermindernden Effekte von Drogen zu ersetzen« (ebd.). Daher bezeichnet Greaves sich als ausgesprochenen »Kritiker von Suchtbehandlungsprogrammen, die auf Askese, Entbehrungen und einer rauhen, verhaltensorientierten Behandlung beruhen« (ebd.). Solche Programme seien für eine wirkliche Heilung geradezu kontraindiziert, da sie die Abhängigkeit von einer passiv geschaffenen Euphorie verstärken und den Weg zu einem glücklichen und erfüllten Leben verstellen.

Antons hat in seiner kritischen Sozioanalyse beschrieben, wie und warum das therapeutische System der Suchtkliniken funktioniert. Funktionieren wird von ihm verstanden als Erfolg hinsichtlich der Erzielung einer Abstinenz bei einem relativ großen Teil der behandelten Patienten. Es stellt sich hier neuerlich die Frage, wieweit Abstinenz alleiniges Kriterium des therapeutischen Erfolges sein kann; sie ist allerdings eine notwendige und unabdingbare Voraussetzung für diesen Erfolg.

Insgesamt finden wir bezüglich der kurativen Faktoren in der stationären Alkoholismustherapie erstaunlich viele Parallelen zu den AA-Konzepten; dies sicherlich allein deshalb, weil viele dieser Kliniken von »Ehemaligen« geprägt werden und eine »Professionalisierung« der Suchttherapie eigentlich erst eine jüngere Entwicklung darstellt. Dagegen spricht an sich überhaupt nichts, solange diese Arbeit positiv und erfolgreich für Patienten wie Therapeuten ist. Problematisch wird es meines Erachtens da, wo vorgefundene therapeutische Modelle in unangemessener Weise in psychoanalytischer Begrifflichkeit untermauert werden sollen, wobei diese Versuche dann oft eher der Rationalisierung als der Erklärung dienen. Zur Hinterfragung dieser Rationalisierungen hat Antons wertvolle Beiträge geliefert.

Ferner sind gerade Suchtkliniken das Feld eines massiven Gegenübertragungsagierens. Die Suchtklinik ist nicht zuletzt auch die totale Institution. Sie greift in die Lebensvollzüge des Patienten ein, wie dies vergleichsweise nur noch in Gefängnissen der Fall ist, wobei aber in der Suchtklinik ein ganz ungeheurer Anspruch dazukommt, der auch die Therapeuten stark involviert. Patienten und Therapeuten sind dermaßen vielfältig und eng miteinander verbunden – auch der Therapeut ist unter Umständen (wenn er gerade Dienst hat) rund um die Uhr in der Klinik und einer Vielzahl von Anforderungen seitens der Patienten, der Leitung und anderer Therapeuten ausgesetzt –, daß ein dichtes Geflecht entsteht, welches angemessenerweise nur noch als eine totale psychosoziale Streßsituation bezeichnet werden kann. Eine (externe) Supervisorin über ihre Erfahrungen:

»Das Therapeutenteam rauchte süchtig. Es war keine Ausnahme, daß ich zu Beginn der Sitzung zehn frisch angezündete Zigaretten nebeneinander zählte ... Das Arbeitsverhalten der Therapeuten hatte ebenfalls eindeutigen Suchtcharakter. Sie waren ununterbrochen überlastet. Eine berufserfahrene Teilnehmerin sagte mir, sie hätte noch keine Institution erlebt, in der so viel gearbeitet würde wie hier. In der Supervision wurde ständig über die Überlastung geklagt, es durfte aber zunächst lange überhaupt nicht an dieser Überlastung gerüttelt werden« (Renartz 1984).

Renartz erlebte permanente Gereiztheit und Aggressivität im Team, die die Therapeuten oft gegen sich selbst richten, was sich zum Beispiel in einer mangelnden Fürsorge für die eigenen Bedürfnisse zeigt (Verzicht auf das Mittagessen, ständiges Überziehen der Zeit, Überstunden, Aufgabenüberlastung usw.). »Dabei bestand gleichzeitig ein entsprechender riesiger Bedarf an oraler Zuwendung, der sich einerseits im süchtigen Rauchen, andererseits in der ungeheuren Aufopferung für die Patienten im Sinne der altruistischen Abtretung ausdrückt« (ebd.).

Bekanntermaßen sind Suchtkliniken die therapeutischen Einrichtungen mit der größten Fluktuation von Mitarbeitern; teilweise gilt als eine Art »Faustregel«, ein Therapeut sei in der Arbeit mit Süchtigen nach zwei oder drei Jahren verschlissen. Man führt das darauf zurück, daß die Patienten eben so aussaugend und absorbierend seien. Ich glaube dagegen, daß dieser reale Verschleiß weit weniger Resultat der Arbeit mit den Alkoholiker-Patienten ist als vielmehr der permanenten Auseinandersetzung mit den unterschiedlichen Anforderungen der »totalen Institution«. Hierbei machen die Anforderungen der Patienten nur einen Teil aus und beileibe nicht den größten; eher wirkt die Belastung durch die Patienten über die durch sie ausgelöste Gegenübertragungsdynamik. Die Strukturen von Team, Therapie und Klinik sind ja auf die Bedürfnisse und Erfordernisse der Patienten zugeschnitten – so zumindest die Legitimation. Matakas und Spahn (1980) vermuten, der Alkoholiker projiziere seine Wünsche nach Ordnung und Sicherheit auf die Therapeuten und die Institution, fühle sich durch sein inneres Chaos bedroht, weshalb er nach der äußeren Struktur verlange. Ich meine jedoch, das Gegenübertragungsgeschehen gestalte sich noch viel komplexer. Wie schon Antons andeutete, basiert die Struktur der Klinik unter Umständen weniger auf den tatsächlichen Erfordernissen der Suchttherapie als auf den Projektionen, Ängsten und Phantasien der Therapeuten.

Diese Diskussion hat sich stets an der Abhängigkeitstheorie Blanes (1968) festgemacht. Wie so oft endet diese Diskussion dann in der Frage nach dem Ursprung, bei »Henne oder Ei«. Natürlich – das arbeitet zum Beispiel Wessels (1984) ganz klar heraus – fördert die Klinik die Abhängigkeit ganz massiv, indem sie vom Ideal der Omnipräsenz und Omnipotenz des Therapeuten ausgeht und dem Patienten oft einen wahren »Supermarkt« von Therapien anbietet, damit ja auch für alle Bedürfnisse und Ansprüche das Richtige dabei ist. Dahinter steht die Vorstellung vom Patienten als einem unersättlichen, nie zufriedenzustellenden Kind ebenso wie die Illusion, mit einem erschöpfenden therapeutischen Angebot und einer permanenten Präsenz und umfassenden Kontrolle alles Unvorhersehbare und Überraschende in den Griff bekommen zu können. Wieder einmal muß hier darauf hingewiesen werden, wie eng Übertragung und Gegenübertragung miteinander verflochten sind, so daß das Verhalten des Patienten nicht zuletzt auch Folge davon ist, wie man ihn behandelt und was man von ihm erwartet.

Der Anspruch der Klinik nach Omnipräsenz und Omnipotenz überfordert natürlich auch die Therapeuten maßlos und führt zu deren Verschleiß, resultiert schließlich wieder in der bekannten Mitarbeiterfluktuation. Wie schon weiter oben erwähnt, schützen sich die Therapeuten zugleich vor dem Erkanntwerden, der Individuation und dem Wagnis der Selbstbestimmung, wahren ihre eigene Struktur und bekämpfen im Patienten ihre projizierten Phantasien von Triebhaftigkeit und Kontrollverlust, halten die Alkoholiker daher lieber in einer kindlichen Abhängigkeit und Unselbständigkeit.

Dies gilt in erster Linie für die Ehemaligen (s. Adams 1978). Diese vermögen es ganz besonders, eine regelrecht paranoide Atmosphäre im Haus zu schaffen, besonders wenn es um Rückfall oder um einen vermeintlichen Rückfall geht. Fast immer findet sich dann ein Patient, der zum Träger des Bösen und rückfällig wird, oder es wird irgendwo eine versteckte Schnapsflasche entdeckt. Dies ist nur zu verständlich, wenn man berücksichtigt, daß gerade diejenigen trockenen Alkoholiker Suchttherapeuten werden, die am wenigsten Souveränität im Umgang mit der Droge besitzen und auf die permanente Bekämpfung des externalisierten bösen Objekts angewiesen sind. Häufig entwickeln sich in der Klinik Situationen, die des Rückfalls ebenso bedürfen wie der schwüle Sommerabend eines Gewitters. Es entsteht dann eine diffuse, angespannte, gereizte, schließlich paranoide Stimmung im Team. Ich möchte im Gegensatz zur »Spiegelüngshypothese« sogar annehmen, daß dafür häufiger das Team und seine Konflikte Ursache sind als die Probleme der Patienten. Diese Stimmung überträgt sich auf die Patienten, wobei Alkoholiker dafür ohnedies überaus sensibel sind. Außerdem kommt es in einer solchen Phase zu unberechtigten Sanktionen gegenüber Patienten, einer Verschärfung der Hausordnung oder ähnlichem. Ein schwacher Patient nimmt schließlich die Rolle des Opfers an (»Omega«), wird rückfällig oder agiert anderweitig. Das böse Objekt ist damit dingfest gemacht und kann bekämpft werden (in der Regel durch Entlassung), das Team hat sich gerettet – bis zum nächsten Konflikt.

Die Institution Suchtklinik schafft ein unentwirrbares Netzwerk von Hierarchien, privaten, therapeutischen und dienstlichen Beziehungen, Phantasien, Projektionen, Ängsten und Konflikten. Wie schon erwähnt, wird dies den »schwierigen« Patienten angelastet. Tatsächlich kennt wohl jeder, der mit Süchtigen arbeitet, das Gefühl, regelrecht »ausgesaugt«, benutzt zu werden wie eine Flasche. Aufgrund eigener Erfahrungen möchte ich jedoch behaupten, daß süchtige Patienten keineswegs anstrengender oder schwieriger sind als zum Beispiel Psychosomatiker. Das Feindbild Droge erfordert jedoch ein Reglement, das auch den gesamten Mitarbeiterstab einengt. Besonders die Therapeuten stehen dabei zwischen den Fronten, sind nicht nur den Patienten, sondern auch dem Druck von Seiten der Leitung ausgesetzt. Ihr gegenüber haben sie für die Durchsetzung der Hausordnung geradezustehen, sollen zugleich erfolgreich arbeiten und – aus ökonomischen Gründen – dafür sorgen, daß die Betten ihrer Station vollbelegt sind, das heißt möglichst wenige Patienten dürfen die Kur abbrechen. Massive Konflikte zwischen Leitung und therapeutischem Team bestimmen – kontinuierlich oder in regelmäßigen Abständen – fast alle mir bekannten Fachkliniken, führen oft dazu, daß Teams teilweise oder komplett kündigen oder gekündigt werden. Diese

Konflikte werden nicht zuletzt auf dem Rücken der Patienten ausgetragen, die nur in den seltensten Fällen auch die Ursache dieser Auseinandersetzungen sind. Auch in nach außen hin ruhigen Zeiten gibt es in jeder Klinik Auseinandersetzungen zwischen der »weichen« und der »harten Linie«, wobei jede Fraktion je nach Stimmungslage im Haus Erfolge erzielt oder Rückschläge hinnehmen muß.

Die Patienten sind bei diesen Aktionen Opfer und nur in den wenigsten Fällen Handelnde. Allerdings gibt es Patienten mit der nicht seltenen Kombination von Sucht und kriminellen Tendenzen, die, ähnlich wie Viren das Zellsystem des Körpers überlisten und für ihre Zwecke nutzen, eine ganze Klinik unter Aufspürung schwacher Stellen regelrecht unterwandern und damit im ganzen Haus eine vergiftete, paranoide Atmosphäre schaffen können.

Eine paranoide Atmosphäre, in der jeder jedem mißtraut, ist häufiges Kennzeichen dieser Institutionen (s. Renartz 1984). Viele Therapeuten haben Schwierigkeiten mit der ihnen zugedachten »Polizistenrolle«, werden dann ob ihrer »zu liberalen Haltung« gegenüber den Patienten von Mittherapeuten und Leitung argwöhnisch beobachtet. In Krisensituationen werden sie dann ebenfalls zu Sündenböcken gemacht, und die Leitung greift dirigistisch und therapieschädigend in ihre Station ein. Manche Therapeuten suchen in solchen Situationen Schutz bei ihren Patienten und verbünden sich heimlich mit ihnen gegen die Leitung, andere reagieren mit einer Identifikation mit dem Aggressor und starten Strafaktionen gegen die Patienten, wozu eine vorschriftsmäßige Auslegung der Hausordnung, die ja beinahe alles verbietet, jederzeit Handhabe gibt. Die Polizisten- und Aufseherrolle kann dann die Therapeutenrolle gänzlich in den Hintergrund drängen, wenn man beispielsweise beginnt, systematisch Zimmerkontrollen durchzuführen, alle Patienten ins Röhrchen blasen läßt, ihnen den Aufenthalt im Tagesraum über 22.30 Uhr hinaus verbietet usw.

Projektive Phantasien spielen bei den Regelkatalogen eine große Rolle. In vielen Kliniken ist nächst dem Rückfall das »sexuelle Agieren« das schwerste Vergehen. »Pairing« ist ein in der Suchttherapie allgemein bekannter Begriff und bezeichnet jede – meist heterosexuelle – Verbindung zwischen zwei Patienten, die über einen alltäglichen Umgang miteinander hinausgeht. Begründet wird das Pairingsverbot damit, daß jede private Beziehung zu einem Sich-Entziehen aus der Therapie führe. Gefordert ist demgegenüber ja, daß sich der Patient ganz auf die Therapie einläßt und sich von der Institution abhängig macht; deshalb auch das Verbot von Außenkontakten und potentiellen Ablenkungen. Die Aufnahme von Beziehungen zwischen Mitpatienten scheint in Therapeut und Institution die Befürchtung auszulösen, der therapeutischen Omnipotenz beraubt zu werden, da der Patient ja nun weniger allein und ausgeliefert ist. Diese Befürchtung verknüpft sich mit Phantasien von der Triebhaftigkeit des Alkoholikers, weshalb seine Sexualität unterbunden werden soll. Ist der zuständige Therapeut dennoch der Auffassung, sein Patient brauche zu diesem Zeitpunkt vielleicht gerade die Erfahrung einer heterosexuellen Beziehung, dann ist er genötigt, dies vor den Kollegen geheimzuhalten.

Tatsächlich führen »Pairings« häufig zum Rückzug aus der Therapie, aber auch oft zu stabilen, langjährigen Beziehungen (s. Nullmeyer 1980). Auch das letztere wird dann aber von der Institution mit der Behauptung disqualifiziert, die beiden würden sich eben nur aneinander stabilisieren und hätten nichts gelernt. Hierbei wird gänzlich übersehen, daß die von den Therapeuten empfohlenen Abstinentengruppen ebenfalls in der Regel nichts weiter leisten als eine äußere Stabilisierung. Der triebfeindliche Charakter, Askese und ein erzieherischer Stil, wobei sich die Institution sehr viel Macht und Gewalt anmaßt, bestimmen die Atmosphäre der meisten Fachkliniken.

Zusammenfassend möchte ich festhalten, daß die Fachklinik weniger Ichstrukturen als vielmehr Ersatzbildungen schafft, die aber brüchig sind und oft die Entlassung nicht überdauern können. Damit laufen in Suchtkliniken ähnliche Mechanismen ab wie in den AA-Gruppen, was zunächst einmal (zumindest bei einem großen Anteil von Patienten) Abstinenz gewährleistet und damit positiv zu werten ist. Abstinenz als alleiniges Ziel muß unter Umständen aber auch Verschlechterung auf anderen Sektoren bedeuten, wie zum Beispiel Hill und Blane (zit. nach Berger 1980) feststellen. Psychoanalytische Konzeptionen, die die strukturbildende Funktion der stationären Arbeit belegen sollen, werden den tatsächlich ablaufenden psychodynamischen Prozessen meines Erachtens nicht gerecht und stellen häufig genug Rationalisierungen dar. Besonders wichtig für den Therapieerfolg ist ferner die Beziehung, sei es zur Gruppe und zu Mitpatienten oder zu einem Therapeuten (meist der Stationstherapeut). Die Fachkliniksbehandlung legt allenfalls den Grundstock für eine Persönlichkeitsentwicklung bzw. Psychotherapie. Nach der Entlassung müssen neue Ersatzbildungen einspringen oder ein langfristiger therapeutischer Prozeß einsetzen.

5 Entwurf einer psychoanalytischen Behandlungskonzeption

In diesem letzten Abschnitt soll es darum gehen, aus dem derzeitigen Stand der psychoanalytischen Theoriebildung und auf der Grundlage der bisherigen therapeutischen Erfahrungen eine psychoanalytische Therapie des Alkoholismus zu entwerfen und auf unser diagnostisches Modell zu beziehen. Allerdings wird derjenige, der hier konkrete Anweisungen für seine Therapien erwartet, enttäuscht sein; kochbuchartige Rezepte für die Behandlung von Alkoholikern kann es nicht geben, wie auch die psychoanalytische Therapie des Alkoholismus insgesamt längst keine endgültige und vollständige Form erreicht hat.

Zunächst einmal stellt die Psychoanalyse einen höheren Anspruch als die bloße Erlangung von Abstinenz, nämlich den, eine umfassende Lebens- und Genußfähigkeit zu erreichen (s. auch Lindner 1980). Das heißt auf der anderen Seite nicht, daß der Psychoanalytiker das »kontrollierte Trinken« anstreben sollte. Wie mehrfach dargestellt, waren diese Versuche stets zum Scheitern verurteilt, zumindest dann, wenn es sich um »echte« Alkoholiker mit einer schweren Grundstörung handelte. Außerdem ist die Droge aufgrund ihrer Funktion, die sie für den Alkoholiker wahrnimmt, stärker als der Therapeut.

Die Erreichung der Abstinenz muß daher immer fester Bestandteil einer psychoanalytischen Psychotherapie des Alkoholismus sein. Das heißt andererseits nicht, daß die Abstinenz unabdingbar schon die Voraussetzung zum Beginn einer Therapie sein muß, bedeutet auch nicht, daß mit deren Erreichung die Therapie erfolgreich beendet wäre. Die Abstinenz ist *eine Etappe* auf einem langen Weg, dessen Ziel beim einen Patienten früher, beim anderen später erreicht wird.

Ein großer Teil der therapeutischen Arbeit muß und kann auch mit dem »nassen« Alkoholiker geleistet werden. Die Sucht sollte zunächst als eine Ichleistung akzeptiert werden. Entschließt sich der Alkoholiker, das Trinken aufzugeben oder eine Kur anzutreten, haben seine gesunden Ichanteile ja bereits einen wichtigen Sieg errungen. Dieser Teil des Weges wird normalerweise als die Motivierungsarbeit bezeichnet und von vielen Beratungsstellen und Abstinentengruppen begleitet. Häufig wird hier versucht, mit Druck zu arbeiten, d. h. mit der Androhung des Beziehungsabbruchs, wenn der Patient das Trinken nicht aufgibt. Dieses harte Vorgehen ist meines Erachtens nicht bei allen Alkoholikern gerechtfertigt, und die permanente Androhung des Beziehungsabbruchs widerspricht den Prinzipien des analytischen Denkens.

Eine solche tolerante Haltung gegenüber dem Trinken wird von eingefleischten Suchttherapeuten gerne als »Co-Alkoholismus« bezeichnet. Ich denke, daß hier eine Begriffsverwirrung vorliegt. Im Gegensatz zu den sogenannten Co-Alkoholikern aus dem Angehörigenbereich zieht der Therapeut keinerlei Gewinn aus dem Trinken des Patienten – es sei denn, er ist ein Ehemaliger oder bekämpft projektiv seine eigenen Suchtbedürfnisse. Die Geduld des Therapeuten mit dem Alkoholiker besitzt daher eine andere Qualität; sie kann – muß allerdings nicht – für den Patienten bedeuten, erstmals Erfahrungen mit einem stabilen, zuverlässigen Objekt zu machen, das ihn nicht funktionalisiert und mißbraucht und das er durch sein Agieren nicht verschrecken und zerstören kann.

Gerade diese Phase kann für den Therapeuten ausgesprochen undankbar sein. Er muß immer wieder damit rechnen, daß ihn der Patient versetzt oder ihn in volltrunkenem Zustand aufsucht, der ein Gespräch unmöglich macht. Zum andern muß er davon ausgehen, vom Patienten auch außerhalb seiner Sprechzeiten oder der vereinbarten Termine zu den unmöglichsten Zeiten angerufen oder aufgesucht zu werden, wobei er in der Regel mit einem betrunkenen Patienten konfrontiert wird. Für den in freier Praxis arbeitenden und an feste Termine gebundenen Psychoanalytiker ist der nasse Alkoholiker daher kaum tragbar. Die Bedingungen der Beratungsstelle oder einer anderen Institution gewähren dem Therapeuten einen weit besseren Schutz. Auch hier kann jedoch eine wenigstens in Ansätzen analytische Arbeit geleistet werden. Zentrale Bedingung ist aus analytischer Sicht hier die *Objektkonstanz*. Eine wirkliche therapeutische Indikation für einen Beziehungsabbruch gibt es meines Erachtens nicht. Eine solche Maßnahme läßt sich allenfalls aus dem berechtigten Eingeständnis des Schutzbedürfnisses des Therapeuten und seines Scheiterns rechtfertigen.

Die Objektkonstanz konfrontiert den Alkoholiker mit der Situation, die er am wenigsten erlebt hat, der er am meisten mißtraut und die er oft nicht aushalten kann — letzteres gilt ganz besonders für die früh gestörten Alkoholiker. Aufgrund ihrer zerstörerischen Introjekte fürchten sie die Nähe des Objekts, das sie zerstören müssen wie ihr eigenes Selbst, wenn es ihnen zu nahe kommt. Aufgrund ihres negativen Selbstwertgefühls können sie Zuwendung und Verständnis nicht aushalten und müssen den Therapeuten dann wütend angreifen und zerstören. Psychoanalytisch gesehen wäre der Idealfall hier, daß sich der Therapeut als unzerstörbar erweist und die Angriffe des Patienten aushält. Mit dieser Forderung sind sowohl Therapeut wie Patient aber des öfteren überfordert. Es sollte daher relativ frühzeitig abgeklärt werden, wie mächtig das destruktive Potential des Patienten ist und ob es eine andere therapeutische Strategie notwendig macht.

Adams (1978), der ein objektpsychoanalytisch orientiertes therapeutisches Konzept der Sucht — vorwiegend der Drogenabhängigkeit — verfolgt, hat herausgearbeitet, daß viele Drogenabhängige durch eine nur liebevolle Zuwendung des Therapeuten überfordert werden. Der Süchtige erlebt sich aufgrund seiner malignen inneren Objekte als nicht liebenswert, und die Zuwendung, die er nicht verdient zu haben glaubt, führt zu einer Überschwemmung mit Schuldgefühlen und Haß, was zu einem destruktiven Agieren bis hin zu Mord und Selbstmord führen kann. Dieser Süchtige hat eine große Angst vor der Nähe der Objekte, weil er ein gutes Objekt abspalten, in der Außenwelt isolieren und vor seiner eigenen Destruktivität schützen muß. Kommt ihm das gute Objekt zu nahe, so muß es ja — in der Phantasie des Alkoholikers — durch den inneren Haß zerstört werden. Da aber Bestandteil einer erfolgreichen Therapie ist, daß der Therapeut als Objekt an die Stelle des Selbst des Patienten tritt, wird er auch Opfer des Hasses auf das Selbst.

Adams vertritt, es sei bei diesen Patienten notwendig, daß der Therapeut durch aggressives, unter Umständen sogar vulgäres Verhalten die Autodestruktivität aufhebt und den Druck des sadistischen Überichs entlastet. Andere Konzepte empfehlen die Aufspaltung guter und böser Objekte innerhalb eines stationären Settings. Wichtig ist es auf alle Fälle, die Aggressivität in der Übertragung des Patienten wahrzunehmen und nicht zu verleugnen, da sonst ein Scheitern der Psychotherapie die Folge sein müßte (Krystal und Raskin 1970, deutsch 1983; Heigl-Evers und Schultze-Dierbach 1981), weil sich der Patient als nicht ernst genommen erleben müßte und seine Schuldgefühle verstärkt würden.

Nun haben viele Therapeuten einfach große Schwierigkeiten, die Rolle des bösen Objekts zu übernehmen. Gewollt, aber mit innerem Widerstreben die strafende Instanz spielen zu sollen, wird allenfalls zu einem inkonsistenten und durchschaubaren »Theater« führen. Hier kann tatsächlich die Möglichkeit zur Übertragungsspaltung den Therapeuten in der Klinik entlasten. Problematisch wird es beim ambulanten Setting. Hier wäre der Punkt erreicht, an dem der Therapeut den Patienten wenigstens zeitweilig einer stationären Therapie übergeben sollte, und unter dem Schutz der Klinik sollte auch der Entzug durchgeführt werden. Die Entwöhnung in meist wohnortfernen Fachkliniken macht es heute in der Regel schwer, einen therapeutischen Kontakt über diese Entfernung aufrechtzuerhalten, der außerdem von manchen Kliniken nicht gerne gesehen wird. Die Überweisung in die Fachklinik sollte aber nicht den Abbruch der therapeutischen Beziehung bedeuten, sondern mit dem Angebot verbunden sein, die Therapie nach Kurende wiederaufzunehmen.

In den gängigen Drei-Phasen-Konzepten der Therapie schwergestörter Patienten (s. Lürßen 1976; Heigl u. a. 1980) wäre damit die zweite Behandlungsphase eingeleitet. Ich möchte zuvor jedoch nochmals auf das Problem zurückkommen, als Therapeut die Rolle eines externalisierten, sadistischen Überichs spielen zu sollen. Viele Therapeuten wollen und können diese Rolle nicht ausfüllen, geraten deshalb häufig auch durch eingefleischte Suchttherapeuten unter Druck und entwickeln Insuffizienzgefühle. Ich möchte daher hier herausstellen, daß eine geduldige, verständnisvolle Haltung auch bei Patienten mit malignen Introjekten hilfreich sein kann, wenn sie nicht erdrückend, bedrängend und fordernd ist, was eine Wiederholung der mütterlichen »Liebe« bedeuten würde. Eine solche geduldige, nicht vereinnahmende Konstanz des Therapeuten kann für den Patienten eine zentrale Erfahrung bedeuten; ich erinnere hier an die Falldarstellung von Frau F. (s. Kapitel

VIII), für die die Geduld und Zuverlässigkeit ihrer Hausärztin sicherlich einen Wendepunkt in ihrer Suchtkarriere bedeuteten (vgl. hierzu die Falldarstellung in: Krystal und Raskin 1983, S. 106 ff.).

Bei einigen Patienten mit besonders negativen Erfahrungen und destruktiven Introjekten werden Verständnis und Zuwendung nichts zu verändern vermögen, aber bei diesen Fällen gilt in der Regel, daß wohl fast jeder Psychotherapeut hier an die Grenzen seiner Möglichkeit gelangt. Um sich als Therapeut ein Übermaß negativer Erfahrungen und Mißerfolge zu ersparen, ist es wichtig, bei den zu behandelnden Alkoholikern die Schwere der zugrundeliegenden Störung und das destruktive Potential frühzeitig zu erfassen.

Gerade der Psychoanalytiker sollte eine differenzierte Sicht der Funktion der Drogenverwendung entwickeln. Die Forderung, die Droge ersatzlos aufzugeben, kann auch ein sadistisches Gegenübertragungsagieren bedeuten. »Der erzwungene Verlust des Ersatzobjektes ... bringt den Patienten in eine Lage, in der er reif für den Suizid ist« (Krystal und Raskin 1983, S. 105). Den besten Schutz bietet hier die stationäre Entwöhnung; sie gibt einen Rahmen, in dem auch reichlich Ersatzmöglichkeiten für die Funktion der Droge bereitgestellt werden.

Wir haben uns mit den Möglichkeiten und Grenzen der stationären Psychotherapie bereits ausführlich beschäftigt. Das Problem ist, daß eine Strukturveränderung aus psychoanalytischer Sicht weit mehr Zeit benötigt als nur vier oder sechs Monate, so daß eine stationäre Behandlung unseres Erachtens vor allem dazu dient, wichtige Impulse für die weitere Entwicklung zu setzen. Sie bietet aber einen Schutz für die schwierigen ersten Monate der Abstinenz und ermöglicht es, Ersatzbildungen für die Droge zu schaffen. Der regressive Sog der Fachklinik, das Erleben der »totalen Institution« erlauben es, die Droge loszulassen und Ersatzobjekte und Ersatzidentitäten zu gewinnen. Um einen im engeren Sinne psychoanalytischen Prozeß handelt es sich dabei nicht.

Ein längerfristiges analytisches Konzept einer Drogentherapie entwickelte Adams (1978). Er geht davon aus, daß allein die Entfaltung einer »narzißtischen Übertragung« auf den Therapeuten zirka zwei Jahre benötigt. Als narzißtische Übertragung bezeichnet Adams die Konstellation, in der der Patient den Analytiker wie die Droge benutzt, als einen Teil seiner Selbst ansieht, »aber als einen Teil, der nicht zerstört ist oder zerstört« (ebd., S. 39). In dieser narzißtischen Übertragung projiziert er seine pathologischen inneren Objekte auf den Analytiker. Der Patient verliert dabei oft seine Identität, und der Analytiker sollte ihn dadurch stabilisieren, daß er eine Art »kontrollierter Symbiose« mit ihm eingeht.

Die eigentliche psychoanalytische, durcharbeitende Behandlung benötigt weitere zwei bis drei Jahre. In dieser Phase – der Patient bewegt sich weiterhin auf der Ebene der narzißtischen Übertragung – muß der Therapeut zurückspiegeln, dem Patienten ein emotionaleres Erleben ermöglichen und die projizierten Introjekte reintegrieren und synthetisieren. Neben dem »Spiegeln« verwendet Adams hier die Technik des »Joining«, d. h. er nimmt stellvertretend für den Patienten emotionale Positionen ein, um seinen Widerstand zu überwinden. Zentral ist hier die Angst des Patienten vor seiner eigenen Destruktivität, vor der er auch den Therapeuten zu schützen versucht. Auch in dieser Phase geht es praktisch ausschließlich um präödipales Material.

In der dritten Phase wird das Durcharbeiten fortgesetzt, werden reifere Abwehrmechanismen erworben. Der Patient beginnt, sich zu individuieren, Ichgrenzen aufzubauen und den Therapeuten als getrenntes Objekt zu sehen. Erst hier beginnt die eigentliche Objektübertragung im Sinne der depressiven Position Melanie Kleins, das heißt der Patient kann sich und den Therapeuten als getrennte Objekte wahrnehmen. Erst hier tritt auch ödipales Material zutage.

Adams hebt die Rolle des Therapeuten als eines stabilen Objekts heraus, der in der narzißtischen Übertragung für den Patienten die regulierenden Funktionen übernimmt; der Patient muß sich hier sicher und geschützt fühlen. Auch Adams sieht, daß der Alkoholiker in seiner Affektivität nicht angemessen entwickelt ist, ihm oft die Möglichkeit fehlt, sein Erleben zu benennen. Hier spricht Adams von einer »emotionalen Reedukation«, wobei der Analytiker sich von seinen Gegenübertragungsgefühlen leiten läßt, dem Patienten seine Gefühle widerspiegelt.

Der Schwerpunkt der analytischen Psychotherapie von Adams liegt auf der Entwicklung der Objektbeziehungen und der Objektliebe; die »bösen« inneren Objekte müssen in einem langwierigen therapeutischen Prozeß in bessere Objekte umgewandelt werden. »Um das zu erreichen, muß der Patient die Möglichkeit haben, auf die spezielle Form seiner Objektbeziehung zu regredieren, in welcher der ursprüngliche Mangelzustand aufgetreten war... Erst dann kann er ›neu beginnen‹, d. h. neue Weisen der Objektbeziehungen entwickeln« (Balint 1970, S. 201f.). Rahmen und Angelpunkt dieser Arbeit ist die Übertragungs-Gegenübertragungsbeziehung.

Nach Adams dauert es wenigstens fünf Jahre, bis der Analytiker in der Therapie mit dem Süchtigen an dem Punkt angelangt ist, wo er in seiner Arbeit mit Neurotikern normalerweise anfängt. Die Therapie dauert damit insgesamt sieben oder acht Jahre. Das mag zunächst einmal abschrecken, aber: es *muß* ja *nicht* jeder Alkoholiker eine Psychoanalyse bekommen. Wichtig scheint es mir jedoch, die Möglichkeiten und Grenzen realistisch zu sehen, und das heißt, daß eine wirklich persönlichkeitsverändernde Therapie, die von der Droge unabhängig macht, fünf bis zehn Jahre benötigt. Eine Möglichkeit, diesen Prozeß mit Hilfe eines Schnellverfahrens abzukürzen, gibt es nicht. Das schon oben formulierte Unbehagen an solchen Kurzverfahren ist, daß sie dem Alkoholiker unter Umständen ein »falsches Selbst« aufdrängen; auch dieses kann vor einer weiteren Selbstzerstörung schützen, allerdings im Sinne einer »Krücke« oder eines Ersatzobjekts, wie es zuvor die Droge war.

Die eigentliche psychoanalytische Arbeit mit dem Alkoholiker wird also nachstationär, in einer dritten Therapiephase erfolgen. Sie wird nur von wenigen Alkoholikern angestrebt, wobei hier eingeschränkt werden muß, daß auch nur einige Analytiker dazu bereit sind, diese Patienten zu behandeln; die meisten sind es selbst dann nicht, wenn der Patient schon eine Weile trocken ist. Nicht wenige Alkoholiker entwickeln jedoch das Bedürfnis nach Veränderung und Therapie, wenn sie nach einigen Jahren Unzufriedenheit mit ihren Ersatzbildungen empfinden; sie sind dann an einer analytischen Psychotherapie oder einer Analyse interessiert.

Aus der Sicht einer psychoanalytischen Diagnostik bedürfen die unterschiedlichen Formen des Alkoholismus verschiedener *Behandlungsindikationen.*

1. Der von uns als der »klassisch neurotisch« beschriebene Alkoholiker mit einer weniger schweren Grundstörung benötigt in der Regel keine stationäre Behandlung und oft nicht einmal einen Entzug. Indiziert wäre hier eine normale analytische Psychotherapie, wobei darauf geachtet werden sollte, daß sich der Patient nicht durch Trinken der Therapie entzieht.

In der Praxis wird uns dieser Patient in der Regel folgendermaßen begegnen: Bereits bei der Anmeldung gibt er an, ein Problem im Umgang mit dem Alkohol zu haben, oder definiert sich selber als Alkoholiker. Damit löst er leider oft schon eine negative Gegenübertragung aus, die dazu führt, daß ihn der niedergelassene Psychoanalytiker bereits am Telefon abwimmelt. Kommt es dennoch zum Erstinterview, dann zeigt sich ein eher farbiger, offener Patient (meistens weiblichen Geschlechts), der lebendige Objektbeziehungen mit aktuellen und früheren Konflikten einbringt, wobei Schuldgefühle eine Rolle spielen, die sich am Trinken festmachen. In der Regel geht dieser Patient (die Patientin) schon im Erstinterview eine lebhafte Übertragung zum Therapeuten ein, entfaltet eine »Szene«, wie es Argelander (1967) für das klassische psychoanalytische Erstinterview beschrieben hat. Wenn man nun die Anamnese des Patienten erfragt, findet sich in dieser häufig ein Elternteil – meist der Vater –, der tatsächlich chronischer Alkoholiker war.

Der Therapeut kann, wenn er in der Diagnose deutlich das Vorherrschen einer neurotischen Struktur erkennt, diesem Patienten getrost einen Therapieplatz anbieten, sei es in Einzeltherapie oder in einer analytisch geleiteten Gruppe, aber *nicht* in einer Alkoholikergruppe. Der Patient würde dort nur in eine Coleiter-Rolle schlüpfen, einfach deshalb, weil er gesünder als die anderen ist; natürlich verschafft diese Coleiter-Rolle auch eine erhebliche Gratifikation, wie die Möglichkeit zur Wiedergutmachung, aber der eher neurotische Patient wird in einer solchen Gruppe nie seine Konflikte bearbeiten können.

In von mir geleiteten stationären Alkoholikergruppen waren mir diese neurotischen Patientinnen in den Sitzungen stets eine sehr hilfreiche Stütze und dienten oft auch als Vermittlerinnen zu den anderen Patienten, da sie die Prozesse der Gruppe, die Situation und Geschichte ihrer einzelnen Mitglieder emotional ähnlich erlebten wie ich. Sie standen dadurch irgendwo zwischen dem Leiter und der Gruppe und hatten durch ihre implizite Coleiter-Rolle natürlich auch eine ganz spezifische Beziehung zu mir, die ihnen recht gut gefiel. Dennoch hinterließen solche Gruppenstunden bei mir immer ein ungutes Gefühl: Ich wurde den Eindruck nicht los, daß sich in der Gruppentherapie die Situation dieser Patienten aus ihrer Ursprungsfamilie wiederholte und aufs neue konstituiert hatte. Auch zu Hause mußten sie ja über ihr Alter hinaus entwikkelte selbständige und verantwortungsbewußte Kinder sein, zwischen Vater und Mutter vermitteln, deren Konflikte aushalten und oft genug die Aufgaben eines Erwachsenen übernehmen. Sie durften nie Kind sein, und ihre Probleme und Ängste wurden nicht ernst genommen, oder es waren gar nicht der Platz und die Zeit dazu da, sie anzuhören. In der Gruppe nun kommen sie wieder in eine ähnliche Situation. Ich versuchte, dies dadurch auszugleichen, daß ich die eigentliche therapeutische Arbeit in eine Vielzahl zusätzlicher Einzelgespräche verlegte, die von diesen Patienten auch in stärkerem Maße gewünscht und in Anspruch genommen wurden als von den anderen. Das ungute Gefühl, daß diese Patienten in der Alkoholikerklinik fehl am Platz sind und ich ihnen nicht das bieten kann, was sie eigentlich brauchen, blieb bei mir dennoch stets erhalten.

Eine längerfristige Entwöhnungsbehandlung ist hier nicht indiziert. Eine kürzere stationäre Aufnahme vermag jedoch Schuldgefühle zu entlasten. Überhaupt sollte das Angebot des Patienten, sich selbst als alkoholabhängig zu definieren, unbedingt *ernst genommen werden*. Das bedeutet zum Beispiel, den Patienten ausführlich zu seinem Trinkverhalten zu befragen und mit ihm darüber zu reden, situative und lebensgeschichtliche Zusammenhänge offenzulegen und zu klären und Schuldgefühle zu nehmen. Auf keinen Fall sollte der Therapeut versuchen, dem Patienten seine Eigendefinition, Alkoholiker zu sein, auszureden, noch sollte er ihn gar zu Trinkversuchen motivieren. Der Patient müßte sich dann als nicht verstanden und nicht ernst genommen erleben.

Ohnedies wird es in dieser Therapie keinen Mangel an Themen und Einfällen von seiten des Patienten geben, und hinsichtlich der Alkoholfrage gibt es zwei mögliche Entwicklungen. Die erste ist die, daß der Patient seine Definition, Alkoholiker zu sein, aufrechterhält und keinen Alkohol mehr anrührt. Das hat der Therapeut unbedingt zu respektieren und bedeutet für den Patienten neben einer Identitätsfindung auch eine wichtige Überich-Entlastung. Der zweite mögliche Ausgang ist der, daß der Patient immer seltener, weniger exzeßhaft und weniger mit Schuldgefühl beladen trinkt und eines Tages überrascht feststellt, daß der Alkohol aufgehört hat, ein Problem für ihn zu sein.

2. Der primär in seiner Ichstruktur und in seinen Ichfunktionen gestörte Alkoholiker bedarf der stationären Behandlung. Wenn er abstinent werden soll, ist es wichtig, daß er einen Ersatz für die von der Droge wahrgenommenen Ichfunktionen erhält. Therapeut, Gruppe oder Klinik nehmen diese Aufgaben wahr. Besonders im Blick auf diese Patienten hat Heigl-Evers das »interaktionelle Prinzip der Psychotherapie« herausgearbeitet. Es dient dazu, Ichfähigkeiten und Ichfunktionen zu entwickeln.

»In einer ersten Phase wird eine stationäre psychotherapeutische Behandlung durchgeführt, die sich in der Regel über mehrere Monate erstreckt; in dieser Behandlung wird von uns eine interaktionelle Vorgehensweise verwandt, d. h. ein von uns aus der Psychoanalyse abgeleitetes Prinzip, bei dessen Anwendung auf Spiegeleinstellung, Einhaltung des Abstinenzprinzips und der Neutralitätshaltung sowie auf Deutungen unbewußter Inhalte verzichtet wird (. . .). Der so vorgehende Therapeut antwortet auf die Äußerungen und Mitteilungen des Patienten, im Sinne einer selektiven Expressivität, mit eigenen Gefühlen und Assoziationen, und zwar mit dem Ziel, die Aufmerksamkeit des Patienten auf seine Ich-Funktionsdefizite oder auch deren Kompensation auszurichten. Auf diese Weise will er dem Patienten helfen, seine Ich-Funktionsmängel zu identifizieren und die interpersonellen Auswirkungen dieser Mängel zu verstehen. Er möchte ferner dem Patienten helfen, eine Motivation zur Nachentwicklung und Einübung der defizitären Funktionen zu entwickeln, und er möchte ihn anregen, sich mit dem Problem der Ungeduld auseinanderzusetzen, das bei solchem Einüben regelhaft auftaucht« (Heigl. u. a. 1980, S. 21 f.).

Der Therapeut muß sich im klaren darüber sein, daß dieser Patient auch nach der Entlassung aus der Klinik einer Prothese bedarf. Von daher wäre es wünschenswert, die gestörten Ichfunktionsbereiche diagnostisch genauer zu erfassen. Davon wird es abhängen, welches Ausmaß an äußerer Strukturierung dieser Patient benötigt, wie eng er sich später an seinen Ersatzbildungen festhalten muß. Für diese Alkoholiker sind häufig Abstinentengruppen wichtig; andere wählen eine »Arbeitssucht« oder den zwanghaften Umgang mit Regeln und Ordnungen als Ersatz. Aufdeckendes und konfrontierendes therapeutisches Verhalten ist bei diesen Patienten oft indiziert, ein Arbeiten an konflikthaftem Material durchaus möglich, gerade in der Klinik, da deren Rahmen diesen Patienten genügend Schutz bietet, Konfrontationen einigermaßen auszuhalten. Wird das versäumt, so ist der Patient nach seiner Entlassung unter Umständen stark rückfallgefährdet und klammert sich zu fest an seine Ersatzbildungen.

Während der stationären Therapie ist in eingeschränktem Maße eine analytische Arbeit mit diesen Patienten durchaus möglich. Allerdings sollte sich der Therapeut nicht der Illusion hingeben, er könne während der Kur die Ichentwicklung des Patienten so weit fördern, daß er nach der Entlassung ohne Ersatzbildungen auskommt. Dies würde einer längerfristigen Psychotherapie bedürfen, bei der es zeitweise zu einer starken Übertragung auf den Therapeuten kommt. Allerdings habe ich den Eindruck, daß diese große Gruppe von Alkoholikern einer analytischen Behandlung erheblichen Widerstand entgegensetzt und sie selten aus eigener Motivation aufsucht. Schon der Verzicht auf die Droge ist ja in der Regel fremdmotiviert bzw. Ergebnis der Nebenwirkungen. Diese Patienten suchen dann einen Ersatz für die Funktionen der Droge, und wenn sie einen solchen finden, ist der Leidensdruck, der den Motor der Therapie bildet, wieder weg.

Der Behandlungsverlauf muß hier mehrphasig angesetzt werden. Die wichtigste und schwierigste der Phasen ist die über mehrere Jahre gehende *Motivationsphase* bis zu dem Punkt, an dem sich der Alkoholiker wirklich auf eine Therapie einlassen kann und will. Der niedergelassene Psychotherapeut empfindet sich als für diese Patienten nicht kompetent, was in der Regel auch stimmt. Ein Psychiater dagegen oder ein im Rahmen einer Beratungsstelle arbeitender Therapeut sollte zumindest den *Kontakt zum Patienten aufrechterhalten* und sensibel dafür sein, wo dieser vielleicht die Bereitschaft zeigt, sich auf eine Therapie einzulassen. Innerhalb dieser breiten Gruppe von Alkoholikern finden sich recht unterschiedliche Typen und Formen des Trinkverhaltens; daher sollte auf keinen Fall der klassische AA-Stil angewendet werden, erst den Zeitpunkt der »Kapitulation« abzuwarten oder den Patienten so lange weitertrinken zu lassen, bis er ein für allemal genug hat. Hier zeigt sich ohnedies ein Wandel des Krankheitsbildes, der von allen einschlägigen Institutionen berichtet wird: Bevor die Patienten Hilfe suchen, haben sie weniger lange getrunken, das heißt sie kommen in jüngerem Lebensalter in Behandlung, weshalb das Durchschnittsalter der Patienten in allen Fachkliniken beträchtlich gesunken ist. Das macht die Therapie insgesamt allerdings nicht leichter, sondern wirft für Kliniken, die rigide an überkommenen Konzepten festhalten, neue Probleme bei der Umstellung auf eine sich ändernde Klientel auf.

Es soll hier der Therapieweg eines »idealtypischen«, ichschwachen Alkoholikers skizziert werden. Der Patient sucht zuerst die Beratungsstelle auf, wobei er mehr oder minder stark alkoholisiert ist. Der Barater versucht zunächst – soweit es der Zustand des Klienten erlaubt –, einen Kontakt herzustellen und Berührungsangst zu nehmen, bittet ihn schließlich, zu einem weiteren Termin nüchtern wiederzukommen. Bei zwei, drei folgenden Terminen zeigt sich dann, daß dies dem Patienten nicht gelingt und alles Besprochene »weggetrunken wird«. Auch die Empfehlung zum Besuch einer Selbsthilfegruppe ist fehlgeschlagen: Der Klient war zwar hingegangen, konnte aber mit dem »Geschwätz« dort nichts anfangen. Der Therapeut wird dem Klienten nun – zunächst noch vorsichtig – eine längerfristige Entwöhnungsbehandlung vorschlagen. Der Patient lehnt das strikt ab und verweist auf seine Arbeitsstelle, seine Familie und überhaupt: So etwas habe *er* nicht nötig. Der Berater sucht einen Kontaktabbruch zu vermeiden und empfiehlt dem Klienten, später einmal wiederzukommen; er reagiert also auf die Ablehnung seines Angebots nicht negativ. Nach Monaten oder auch erst nach ein oder zwei Jahren kommt der Klient wieder, und der Kreislauf wiederholt sich. Irgendwann wird die Ehefrau den Berater verzweifelt angerufen haben, geht vielleicht auch schon zur Angehörigengruppe, und wenn sein Betrieb schließlich unmißverständlich mit Kündigung droht, wird der Klient sich schließlich zu einer Entwöhnungsbehandlung bereit erklären. Der Berater wird sich nun mit der Fachklinik in Verbindung setzen. Optimal wäre hier eine enge Kooperation zwischen ambulanter Beratung und Fachklinik, in der Realität aber konkurrieren beide oft um den Patienten und entwerten die Arbeit des anderen.

Der weitere Therapieverlauf sollte folgendermaßen aussehen: Der Patient wird entgiftet, körperlich und psychodiagnostisch gründlich untersucht. Die Ermittlung der gestörten Ichfunktionsbereiche, der Beziehungsstrukturen und die Anamnese führen zu einem differenzierten Therapieplan, den man mit einem ansprechbaren Patienten auch unbedingt bereden sollte. An erster Stelle müßte dann in der Klinik ein für diesen Patienten geeigneter Therapeut gewählt werden; das Setting ist möglichst flexibel zu gestalten, die Frage nach Einzel- und/oder Gruppentherapie und deren Relation zueinander ist zu klären. Auch Gestaltungs-, Arbeits- und Körpertherapien gehören in den Therapieplan, und auch hier wird zu prüfen sein, wo der Patient eine spezifische Unterstützung und Förderung braucht. Die Angehörigen sollten intensiv mit in die Arbeit einbezogen werden. Auf Rückfälle oder vergleichbares Agieren sollte man flexibel antworten, dies also auch als Angebot, an spezifischen Konflikten zu arbeiten, verstehen und aufgreifen.

Es wäre günstig, wenn der Therapeut den Patienten nach Therapieende weiter betreuen könnte; aufgrund der Kostenregelung – die stationäre Entwöhnung wird als Rehabilitationsmaßnahme von der Rentenversicherung getragen – ist das leider nicht möglich. So sollte aber mit dem Patienten zusammen wenigstens die Frage der Ersatzbildungen nach der Kur und ein weiterer Therapieplan erarbeitet werden. Dazu gehört: Ist die familiäre, die soziale und die berufliche Situation stabil? Mehr noch: Kann der Patient überhaupt dorthin zurück, wo er herkommt, oder ist für ihn ein anderer Ort, eine weitere Institution erforderlich? Sind Umschulung oder Berufswechsel erforderlich? Kann der Patient Halt in einer Selbsthilfegruppe finden? Kann er sich vielleicht über seine Arbeit, ein Hobby, über bestimmte soziale Aktivitäten stabilisieren? Schließlich: Braucht er eine weitere Therapie, und wo kann er sie erhalten?

Spätestens jetzt sollte der Stationstherapeut den Berater, der den Patienten in die Klinik gebracht hat, wieder intensiv kontaktieren. Es ist wünschenswert, daß dieser die weitere Betreuung wieder in die Hand nimmt. Eine »normal günstige« Entwicklung vorausgesetzt, bei der der Patient mit vielleicht ein oder zwei Rückfällen trocken bleibt, wird er sich die nächsten Jahre über eine Selbsthilfegruppe oder über eine »Arbeitssucht« stabilisieren. Der Berater wie der stationäre Therapeut sollten ihm für den Notfall weiterhin zur Verfügung stehen. Nach fünf bis zehn Jahren ist die Abstinenz zur Selbstverständlichkeit geworden, und der Patient beginnt, wieder unruhig und unzufrieden zu werden. Die Selbsthilfegruppe kann seine Wünsche nach weiterem Wachstum nicht mehr erfüllen. Hier sollte dann eine Psychotherapie angeschlossen werden, die nochmals über mehrere Jahre gehen wird.

3. Die besonders schwer gestörten Patienten der dritten Gruppe, die wir nach dem objektpsychologischen Konzept beschrieben haben, können einen solchen Leidensdruck aufgrund ihrer selbstzerstörerischen Tendenzen eher entwickeln. Sie sind für eine analytische Therapie oft zugänglicher, die hier aber mitunter kontraindiziert ist, da ein aufdeckendes Vorgehen – zumindest zu einem zu frühen Zeitpunkt – oft eine verschärfte Autodestruktion auslöst. Psychoanalytisch gesehen sind sie die am stärksten faszinierende Gruppe, wo die therapeutischen Bemühungen aber leider meistens scheitern. Die Schwere der Grundstörung und das Ausmaß der Autodestruktivität sollten unbedingt eruiert werden, und die therapeutische Arbeit wird sich unter Umständen auf das Anbieten von Ersatzbildungen beschränken müssen, wobei hier besonders Abstinentengruppen eine große Rolle spielen. Die Gruppentherapie ist meist Methode der Wahl, nicht zuletzt deshalb, damit sich der Therapeut auch besser entlasten und schützen kann.

Es finden sich in dieser Gruppe auch Patienten – das muß hier in aller Offenheit gesagt werden –, denen man den Alkohol am besten lassen sollte, da er für sie die einzige Möglichkeit darstellt, überhaupt weiterzuleben. Ohne Alkohol erfolgt hier eine noch massivere, tödliche Autodestruktion, und der Therapeut sollte die Begrenzung seiner Möglichkeiten erkennen und respektieren. Läßt der Patient sich auf einen therapeutischen Prozeß ein, dann muß mit destruktivem und autodestruktivem Agieren gerechnet, das Scheitern der Therapie stets kalkuliert werden. Es ist hier wichtig, daß sich der Therapeut dagegen schützt, ein solches Scheitern als eine persönliche Niederlage zu erleben, da er gerade von diesen Patienten oft dazu verführt oder genötigt wird, sich auf eine therapeutische Beziehung einzulassen, in der ein Übermaß an aggressivem Potential freigesetzt wird. Dann kommt es darauf an, daß der Therapeut die Angriffe aushält, sich als unzerstörbar und als zuverlässiges Objekt erweist. Der therapeutische Prozeß wird auf alle Fälle einige Jahre benötigen – wir verweisen hier auf die oben dargestellte Konzeption von Adams – und nie geradlinig verlaufen. Rückfälle, psychosomatische Erkrankungen, Unfälle, Suizidversuche u. ä. müssen einkalkuliert werden. In der Regel ist der Therapeut daher dankbar, wenn der Patient eine Ersatzbildung findet, mit der er irgendwie leben kann. Einigen – wenn auch wenigen – dieser Patienten gelingt es auch, ihr destruktives Potential kreativ zu wenden, was in diesem Buch leider nicht hinreichend berücksichtigt werden konnte. Nicht wenige Künstler – Schriftsteller wie Eugene O'Neill, Jack London, Hans Fallada, Ernst Herhaus und viele andere, Maler, Musiker, Filmemacher (z. B. Rainer Werner Faßbinder) – schöpften ihre Leistungen aus einem Reservoir, das sie vorher oder in Zwischenphasen nur zu einer süchtigen Autodestruktion gebrauchten. Eine Psychotherapie stößt bei diesen Menschen oft an eine Grenze, kann aber andererseits eine dankbare, wenn auch schwierige und langwierige Aufgabe sein.

Außerdem kommen wir gerade bei diesen Patienten oft an gesellschaftliche und soziale Grenzen. Wir haben die sozialen Dimensionen des Alkoholismus in diesem Buch vernachlässigt, und es muß an dieser Stelle gesagt werden, daß die »Helfer« nicht selten mit Patienten konfrontiert werden, denen sie gar keine Alternative zum Alkohol bieten können und die schon aus diesem Grunde therapieresistent sind. Ein älterer Alkoholiker aus der unteren Einkommensschicht bzw. aus sozialen Randgruppen, seit Jahren arbeitslos, ohne Berufsausbildung und ohne soziale Bindungen ist in einer Situation, in der der Anspruch, eine Therapie oder eine Nachsozialisation durchführen zu wollen, ad absurdum geführt wird. Der Psychotherapeut kann hier letztlich keine Perspektive für ein anderes, ein besseres Leben anbieten, und die zunehmende Dauerarbeitslosigkeit vergrößert diese Gruppe der letztlich nicht mehr resozialisierbaren unter den chronischen Alkoholikern ständig.

Einen idealtypischen Therapieverlauf für die schwerstgestörten Alkoholiker mit einer autodestruktiven Psychodynamik zu skizzieren, erscheint fast unmöglich. Zu schillernd ist hier das Bild, zu vielseitig sind die möglichen Symptomwechsel. Genannt sei hier nochmals das oben referierte Modell von Adams (1978). Wir können aber auch auf eine unserer Falldarstellungen zurückgreifen, nämlich auf Frau F., deren Therapie trotz ungünstiger Voraussetzungen einen letztendlich doch recht positiven Verlauf genommen hat. Augenfällig ist hier der diskontinuierliche Verlauf mit dem häufigen Suchtmittelwechsel und den wiederholten Entwöhnungsbehandlungen. Diese Behandlungen mögen für sich genommen jeweils gescheitert sein, da Frau F. immer wieder rückfällig wurde. Sie sind zugleich aber notwendige Bestandteile und Erfahrungen in einer langfristig angelegten Therapieperspektive, was bedeutet, daß auch die »gescheiterten« Behandlungen dazu beigetragen haben, daß Frau F. schließlich doch abstinent bleiben und eine neue Lebensperspektive entwickeln konnte. Es sind Meilensteine auf einem sehr langen Weg. Einen ganz besonderen Platz nimmt dabei die letzte Hausärztin von Frau F. ein, die sie über Monate hinweg Tag für Tag – oft auch an den Wochenenden – anhörte und betreute. Sie verschaffte ihr die Erfahrung eines konstanten, zuverlässigen Objekts, das sie aushält und nicht im Stich läßt. Aufgrund dieser Erfahrung hat sich Frau F. auf die nächste stationäre Behandlung einlassen können. Hier war es dann neuerlich wichtig, daß sich der Therapeut als ein stabiles Objekt erwiesen hat, das Reglement des Hauses – hinsichtlich ihres »Pairings« – nicht zu streng gehandhabt wurde und einer malignen Regression entgegengesteuert wurde. Schließlich kam Frau F. in eine therapeutische Wohngemeinschaft, die ihr weiteren Halt gab.

In diesem Sinne hat hier das Prinzip einer *Therapiekette* funktioniert. Ermutigend ist der Verlauf dieser Therapie vor allem insofern, als er belegen kann, daß das Scheitern einzelner therapeutischer Maßnahmen nicht als das Scheitern einer therapeutischen Entwicklung in einem größeren Zeitrahmen gesehen werden muß, sondern gerade zum Gelingen einer längerfristigen Therapie beitragen kann!

Abschließend sei hier hervorgehoben, daß die Voraussetzungen, die erforderlich sind, um eine effektive und persönlichkeitsentwickelnde Therapie von Alkoholabhängigen zu gewährleisten, in der Bundesrepublik Deutschland fast völlig fehlen. Hier macht sich besonders der Mangel an integrierten Therapieketten bemerkbar, wie sie bei der Behandlung jugendlicher Drogenabhängiger weit häufiger eingesetzt werden. Lindner (1980) hat in Bezugnahme auf die »Enquete zur Lage der Psychiatrie in der BRD« herausgearbeitet, daß gemeindenahe Fachambulanzen weitgehend fehlen. Die stationäre Behandlung kann nur Sonderfall bzw. Teil in einem längeren psychotherapeutischen Prozeß sein, der stärker in das soziale Umfeld eingebettet sein und mehr Konstanz bei den therapeutischen Bezugspersonen aufweisen sollte. Gefordert wären hier kleine, wohnortnahe Einrichtungen mit stationärer und ambulanter Abteilung, wo, wenn notwendig, sowohl eine zeitweilige stationäre als auch die weitere ambulante Therapie, auch zusammen mit den Angehörigen, durchgeführt werden könnte.

Auf einen weiteren Mangel im therapeutischen Angebot der BRD möchte ich hier hinweisen, obwohl das wahrscheinlich einen Tabu-Bereich berührt: Ich beziehe mich hier auf einen Mangel an *dauerstationären* Einrichtungen, die Wohn- und Arbeitsmöglichkeiten für *nicht mehr rehabilitierbare*, chronische Alkoholiker bieten. Ein Tabu stellt diese Forderung deshalb dar, weil derartige Einrichtungen fatal an die Arbeitslager des Dritten Reichs erinnern mögen. Ich denke, es gibt aber Beispiele – hier besonders die anthroposophischen Bauernhöfe oder Werkstätten –, mit denen sich belegen läßt, daß solche Einrichtungen nichts mit einer faschistischen Ideologie zu tun haben müssen. Die heutige Alternative, Patienten entweder jahrelang in psychiatrischen Kliniken zu verwahren oder sie in die »Freiheit«, in ihr sicheres Unglück zu schikken, scheint mir keinesfalls humaner zu sein.

Ich glaube, es gibt in unserer Gesellschaft eine nicht unbedeutende Gruppe von Alkoholikern, die zu ichschwach sind, um auch nur den allereinfachsten Lebensanforderungen gewachsen zu sein, andererseits therapieresistent oder einfach schon zu schwer durch den Alkohol körperlich geschädigt sind. Viele Bewohner eines therapeutischen Heims von Nichtseßhaften, dessen Team ich supervisioniere, gehören zu dieser Gruppe, aber auch nicht wenige Patienten, die sich in psychiatrischen Abteilungen oder Fachkliniken befinden.

Herr H., 44 Jahre alt, weist einen leichten, alkoholbedingten Hirnschaden auf. Er ist in der Klinik willig und freundlich; seine Anamnese bleibt allerdings teilweise unklar. Wunsch und Wirklichkeit vermischen sich stets; so erzählt er von seinem Arbeitsplatz, auf den er nach der Kur zurückkehren könne, obwohl er dort, wie sich dann herausstellte, schon seit drei Jahren nicht mehr gearbeitet hat. Nach dem Entzug verfällt er zeitweise in schwere

Depressionen, erleidet außerdem epileptische Anfälle. Er ist in der Therapie bemüht und macht alles mit, ist jedoch in keiner Weise einsichtsfähig. Nach und nach blüht er in der Klinik auf; Wochenendheimfahrten in seine Wohnung 400 Kilometer nördlich, die er alleine bewohnt, enden in Katastrophen. Er ist orientierungsunfähig und erreicht seine Wohnung nie nüchtern, vom Zustand bei seiner Rückkehr in die Klinik ganz zu schweigen. Schließlich bittet er selber darum, ihn vor weiteren Heimfahrten und damit vor dem Alkohol zu schützen, nach dem er in der Klinik kein Bedürfnis verspürt und der bei seinem Zustand den baldigen Tod bedeuten müßte. Dabei wird er in der Klinik zunehmend gewandter und sicherer, ohne daß er sich auf die Therapie wirklich einlassen würde.

Bis zuletzt war nicht einmal seine Anamnese klar zu bekommen, da er Zusammenhänge stets anders darstellte und konkretistisch an den Arbeitsabläufen seiner früheren Tätigkeiten hängenblieb. Auch auf sein eigenes Ersuchen hin, eine schützende Institution nicht mehr verlassen zu müssen, wurde er schließlich in eine Übergangseinrichtung verlegt, wo er in der angeschlossenen Werkstatt eine Arbeit als Schreiner fand, in der er aufging, zugleich in der Heimselbstverwaltung eine unerwartete »Karriere« machte, die ihm keiner mehr zugetraut hätte. Einem Leben in »freier Gesellschaft« will und kann er sich nach wie vor nicht stellen, so daß offenbleibt, was aus ihm nach Ablauf der zwei Jahre, die er in der genannten Einrichtung maximal bleiben kann, werden wird.

Für diese Gruppe lebensunfähiger wie auch therapieresistenter Alkoholiker könnte ich eine Reihe weiterer Beispiele nennen; unter ihnen finden sich meist Frauen und Männer über vierzig oder fünfzig. Ich wurde aber auch schon mit einer 22jährigen mit irreversiblen, alkoholbedingten neurologischen Schäden und einer primären Ichschwäche konfrontiert, die sie für ein normales Leben auf Dauer untauglich macht. Für solche Patienten gibt es, wie gesagt, bei uns kaum Angebote, und eine psychoanalytische Hilfe wäre hier deplaziert.

Auf die Notwendigkeit einer therapiebegleitenden Angehörigenarbeit sei hier unbedingt hingewiesen, da die Familientherapie des Alkoholismus in diesem Buch aus Raumgründen vernachlässigt worden ist. Familienseminare im Zusammenhang mit einer stationären Entwöhnung werden heute von den Kostenträgern finanziell gefördert. Manche Kliniken räumen den Familienseminaren auch eine längere Zeitspanne ein (bis zu einer Woche, z. B. Glöcklehof, Schluchsee). Hier mangelt es aber ebenfalls an ambulanten Angeboten.

Insgesamt zeigt unser Gesundheitswesen eine bedauerliche Trägheit, da die institutionellen und finanziellen Möglichkeiten für die von allen Experten geforderte Umorientierung nicht bereitgestellt werden. Wenn man die Kosten für eine Sechsmonatskur mit rund 40 000 DM sowie diejenigen, die für die oft langfristige Unterbringung von Alkoholikern in Landeskrankenhäusern entstehen, in Betracht zieht, dürften die Gesamtkosten eines solchen differenzierteren Behandlungsangebots mit Sicherheit nicht höher sein als bisher.

6 Versuch eines Resümees

Das letzte Kapitel dieses Buches mag in vielerlei Hinsicht unbefriedigend bleiben, da ständig davon gesprochen werden mußte, was getan werden *sollte*, ohne daß auf die erfolgreiche Umsetzung einer solchen Arbeit hingewiesen werden konnte. Ich denke, die psychotherapeutische Arbeit mit Alkoholkranken steht noch viel zu sehr am Anfang, als daß sich hier bereits fertige Konzepte und Ergebnisse vorweisen ließen. Es ist ja noch gar nicht so lange her, daß die Alkoholabhängigkeit bei uns überhaupt als Krankheit anerkannt wurde. Daraufhin folgte die Entwicklung therapeutischer Institutionen, und über Behandlungsketten, die den tatsächlichen therapeutischen Anforderungen gerecht würden, verfügen wir heute noch längst nicht.

Auch für Psychoanalytiker ist es durchaus neu, Alkoholismus als eine Krankheit zu respektieren, die, wie ich hier zu zeigen versucht habe, oft auf einer sehr schweren Grundstörung basiert. Für die Psychoanalyse gilt, daß für sie die Beschäftigung mit dem Alkoholismus einen *Neuanfang* darstellt, frühere Bemühungen auf die Zeit vor dem Zweiten Weltkrieg rückzudatieren sind. »Die konsequente Probe aufs Exempel, d. h. die konsequente Anwendung einer auf der psychoanalytischen Konflikt- und Traumatheorie basierenden, tiefenpsychologisch fundierten, den Erfordernissen der spezifischen Klientel« der Suchtpatienten angewendeten analytischen Theorie steht heute noch aus, formulierte Wessels 1984. Dieses Buch möchte dazu motivieren, eine solche Theorie und Praxis aufzubauen. Es ist geschrieben aus einer engagiert psychoanalytischen Perspektive, wobei Psychoanalyse als eine Wissenschaft und Therapie verstanden wird, die zur Selbstreflexion und zur Selbstbestimmung befähigen soll und ein hohes Ideal von menschlicher Gesundheit und Reife zugrunde legt, das über die bloße Anpassung an die Normen der Gesellschaft im Sinne eines sozialen Funktionierens hinausgeht. Dies bedeutet für uns – und das richtet sich auch an die Adresse der Psychoanalytiker –, die Alkoholiker von dem Makel zu befreien, Patienten »zweiter Klasse« zu sein, sie ernst zu nehmen und ihnen zuzubilligen, daß auch sie einen Anspruch auf höhere Ideale haben, nämlich ein selbstbestimmtes und selbstverwirklichtes Leben zu führen. Wir dürfen diese vielleicht größte Gruppe primär psychisch Kranker nicht länger ausgrenzen und ihnen unsere Hilfe verweigern.

Alkohol und andere Suchtmittel stellen in unserer Gesellschaft ein ständig wachsendes Problem dar, das uns in den kommenden Jahrzehnten in einem noch zunehmenden Maße beschäftigen wird. Dieses Phänomen hat vielschichtige Ursachen. Es ist Ausdruck gesellschaftlicher Prozesse und Fehlentwicklungen, zugleich aber auch Symptom einer individuellen Krankheit, eines Leidens oft auch an der Umwelt, das nicht adäquat zum Ausdruck gebracht werden kann. Die Sucht als *Symptom einer Krankheit* anzunehmen ist ein sich seit Jahrzehnten entwickelnder und noch nicht abgeschlossener Prozeß, und die Versuche, auf diese Krankheit eine adäquate psychotherapeutische Antwort zu finden, stehen überhaupt erst ganz am Anfang. Ich behaupte nicht, die Psychotherapie sei die einzige mögliche Antwort auf die Sucht. Ganz im Gegenteil wird es zur Bewältigung dieses Problems eines Katalogs der verschiedensten Maßnahmen geben müssen. Ich habe in diesem Buch die Perspektive der analytischen Psychotherapie vertreten und hoffe, damit zu erreichen, Alkoholikern auch in der Psychoanalyse Beachtung zu verschaffen und ihnen einen Zugang zu deren Therapie zu eröffnen.

Bibliographie

Abraham, K. (1972): Die psychologischen Beziehungen zwischen Sexualität und Alkoholismus (1908). In: J. Cremerius (Hrsg.): Schriften zur Theorie und Anwendung der Psychoanalyse. Frankfurt.

Adams, W. (1978): Psychoanalysis of Drug Dependence. New York–San Francisco–London.

Antons, K. (1976 a): Therapie des Alkoholismus: Methoden und Probleme. Kassel.

– (1976 b): Möglichkeiten und Grenzen ambulanter Gruppentherapie mit Alkoholkranken. In: *Gruppenpsychotherapie, Gruppendynamik.* 11, S. 100–104.

– (1978): Persönlichkeitsmerkmale des Süchtigen – Ursachen oder Folgen. In: W. Keup (Hrsg.): Sucht als Symptom. Stuttgart.

– (1983): Die therapeutische Beziehung bei der Behandlung des Alkoholismus. In: D. Zimmer (Hrsg.): Die therapeutische Beziehung. Weinheim.

Antons, K. u. W. Schulz (1976, 1977): Normales Trinken und Suchtentwicklung. Göttingen. Bd. 1: 1976; Bd. 2: 1977.

Argelander, H. (1967): Das Erstinterview in der Psychotherapie. In: *Psyche* 21, S. 341–368, 429–512.

Aßfalg, R. (1980): Analytisch orientierte Gruppentherapie in einer Fachklinik für Alkoholkranke. Kassel.

Balint, M. (1968): Therapeutic Aspects of Regression. London. Dt.: Therapeutische Aspekte der Regression. Stuttgart 1970.

Battegay, R. (^{4}1973): Der Mensch in der Gruppe. Bd. II. Bern–Stuttgart–Wien.

– (1977): Narzißmus und Objektbeziehungen: Über das Selbst zum Objekt. Bern–Stuttgart–Wien.

– (1981): Sucht und Depression – Wege und Irrwege des Problemlöseverhaltens. In: D. Hermans (Hrsg.): Sucht und Psyche. Freiburg.

Battegay, R. u. D. Ladewig (1970): Therapeutische Gruppenarbeit in der stationären Behandlung Drogen- und Alkoholabhängiger. In: *Gruppenpsychotherapie, Gruppendynamik.* 4, S. 162–171.

Bean, M. H. (1981): Denial and the Psychological Complications of Alcoholism. In: Bean/Zinberg (Hrsg.): Dynamic Approaches to the Understanding and Treatment of Alcoholism. New York–London.

Beese, F. (1981): Beziehungsstörungen als Ausgangspunkt für Neurosen und Süchte – aus psychoanalytischer Sicht. In: O. Hermanns (Hrsg.): Sucht und Psyche. Freiburg.

Behrends, K. (1980): Über den Stellenwert von Selbsthilfegruppen und Abstinenzverbänden in der Behandlung von Alkoholkranken. In: Bergner/Legnaro/Reuband (Hrsg.): Alkoholkonsum und Alkoholabhängigkeit. Stuttgart.

Benedek, Th. (1936): Die überwertige Idee und ihre Beziehung zur Sucht-Krankheit. In: *Int. Z. Psa.* 22, S. 59–71.

Berger, H. (1980): Entwicklungsverläufe nach stationärer Therapie: Ergebnisse einer katamnestischen Untersuchung. In: Bergner/Legnaro/Reuband (Hrsg.): Alkoholkonsum und Alkoholabhängigkeit. Stuttgart.

Bergler, E. (1946): Personality Traits of Alcoholic Addicts. In: *Quart. J. Stud. Alc.* 7, S. 356.

Bettelheim, B. (1984): Freud ohne Seele — Psychoanalyse in den USA. In: *Psychologie heute* 4, S. 44–47.

Blane, H. T. (1968): The Personality of the Alcoholic. New York.

Blum, E. M. (1966): Psychoanalytic Views of Alcoholism — A Review. In: *Quart. J. Stud. Alc.* 27, S. 259–299.

Bräutigam, W. (1958): Psychotherapie bei Süchtigen. In: *Nervenarzt* 29, S. 445–451.

Brenk-Schulte, E. (1979): Soziotherapie mit Alkoholkranken — Erfolgskontrolle in einer therapeutischen Gemeinschaft. Dissertation. Bonn.

Brown, S. u. I. D. Yalom (1977): Interactional Group Therapy with Alcoholics. In: *J. Stud. Alc.* 38, S. 426–456.

Brunner-Orne, M. u. M. T. Orne (1954): Directive Group Therapy in the Treatment of Alcoholics: Technique and Rationale. In: *Int. J. Gr. Psychother.* 4, S. 293–302.

Bühling, W. (1978): Das Agieren von Suchtkranken in stationärer Psychotherapie. In: *Dyn. Psychiat.* 11, S. 554–562.

Burian, W. (1983): Die Psychotherapie des Alkoholismus. Göttingen.

Casriel, D. (1975): Die Wiederentdeckung des Gefühls. München.

Coleman, S. B. (1983): Unzureichende Trauer, Todesthematik und Religiosität. Eine Theorie zum Verständnis des Alkoholkonsums. In: Lettieri/Welz (Hrsg.): Drogenabhängigkeit. Weinheim–Basel.

Cremerius, J. (1960): Was ist Süchtigkeit? Zürich–Stuttgart.

— (1981): Kohuts Behandlungstechnik: Eine kritische Analyse. In: Psychoanalytisches Seminar Zürich: Die neuen Narzißmustheorien: Zurück ins Paradies. Frankfurt.

Dechêne, H. Ch. (1975): Verwahrlosung und Delinquenz. München.

Duve, F. (Hrsg.) (1971): »Helft euch selbst«. Der Release-Report gegen die Sucht. Reinbek b. Hamburg.

Edwards, G. u. a. (1967): Alcoholics Anonymous: The Anatomy of Self Help Groups. In: *Soc. Psychiat.* 1, S. 195–204.

Eicke, D. (1973): Der Körper als Partner-Plädoyer für eine psychosomatische Krankheitslehre. München.

Fairbairn, R. D. (1952): Psychoanalytic Studies of the Personality. London–Boston.

— (1963): Synopsis of an Object-Relations Theory of the Personality. In: *J. psa.* 44, S. 224–225.

Falk, M. (1983): Kombiniert stationäre und ambulante Entwöhnungsbehandlung für Alkoholabhängige in der Rochat-Klinik Heidelberg. In: *Suchtgefahren* 29, S. 45–46.

Fallada, H. (1959): Der Trinker. Hamburg.

Feibel, Ch. (1960): The Archaic Personality Structure of Alcoholics and its Implications for Group Therapy. In: *Int. J. Gr. Psychother.* 10, S. 39–45.

Fenichel, O. (1931): Perversionen, Psychosen, Charakterstörungen. Wien.

— (1975): Psychoanalytische Neurosenlehre, Bd. II. Freiburg.

Ferenczi, S. (1911): Alkohol und Neurosen. In: Bausteine zur Psychoanalyse, Bd. I. Bern–Stuttgart 1964.

- (1913): Über die Rolle der Homosexualität in der Pathogenese der Paranoia. In: Bausteine zur Psychoanalyse, Bd. I. Bern–Stuttgart 1964.
Feuerlein, W. (1975a): Sucht und Suizidhandlungen. In: *Münch. med. Wschr.* 117, S. 197–200.
- (1975b): Alkoholismus – Mißbrauch und Abhängigkeit. Stuttgart.
- (1976): Sucht und Selbstmordhandlungen. In: E. Ringel (Hrsg.): Sucht und Suizid. Freiburg.
- (1980): Psychologische Theorien von Sucht und Abhängigkeit. In: Psychologie des 20. Jhs. X, Ergebnisse für die Medizin 2. Zürich.
Fox, R. (1966): Gruppenpsychotherapie mit Alkoholikern. In: H. G. Preuss (Hrsg.): Analytische Gruppenpsychotherapie. München–Berlin–Wien.
Freud, A. (1968): Wege und Irrwege in der Kinderentwicklung. Bern–Stuttgart.
Freud, S. (1952–1968): Ges. Werke in 18 Bänden. London–Frankfurt.
- (1962): Aus den Anfängen der Psychoanalyse – Briefe an Wilhelm Fließ, Abhandlungen und Notizen aus den Jahren 1887–1902. Frankfurt.
- (1973): Über Coca. In: *Zentralbl. f. die gesamte Therapie* 1884. Nachdruck in: *Psyche* 27, S. 487–511.
Glover, E. (1933): Zur Ätiologie der Sucht. In: *Int. Z. Psa.* 19, S. 170–197.
Goeppert, S. u. H. C. (1975): Redeverhalten und Neurose. Reinbek b. Hamburg.
Goertz, F.-J. (1972): Zur Tiefenpsychologie des chronischen Alkoholabusus. Dissertation. Bonn.
Götte, J. (1972): Psychosomatisches Symptom und Sucht. In: *Dyn. Psychiat.* 5, S. 252–265.
Greaves, G. B. (1983): Existentielle Therapie der Drogenabhängigkeit. In: Lettieri/ Welz (Hrsg.): Drogenabhängigkeit. Weinheim–Basel.
Green, A. (1976): Die Hysterie. In: Psychologie des 20. Jhs., Bd. 2, S. 617–645. Zürich.
Haas, E. (1974): Selbstheilung durch Drogen. Frankfurt.
- (1983): Freuds Kokainepisode und das Problem der Sucht. In: *Jb. d. Psychoanal.* 15, S. 171–228.
Hartmann, D. (1969): A Study of Drug-Taking Adolescents. In: *The Psychoanal. Study of the Child* 24, S. 384–398.
Hartmann, K. (1978): Das impulsive Verhalten: Ein psychoanalytischer Beitrag zur Suchtproblematik. In: W. Keup (Hrsg.): Sucht als Symptom. Stuttgart.
Heigl, F., A. Heigl-Evers u. W. Ruff (1980): Möglichkeiten und Grenzen einer psychoanalytisch orientierten Suchtkranken-Therapie. In: Sozialtherapie in der Praxis: Psychoanalytisch orientierte Suchtkrankenhilfe. Kassel.
Heigl, F., E. Schultze-Dierbach u. A. Heigl-Evers (1984): Die Bedeutung des psychoanalytisch-interaktionellen Prinzips für die Sozialisation von Suchtkranken. In: *Gruppenpsychotherapie, Gruppendynamik.* 20, S. 152–167.
Heigl-Evers, A. (1977): Möglichkeiten und Grenzen einer analytisch orientierten Kurztherapie bei Suchtkranken. Kassel.
Heigl-Evers, A. (1980): Depression und Sucht. In: Sozialtherapie in der Praxis: Psychoanalytisch orientierte Suchtkrankentherapie. Kassel.
Heigl-Evers, A. u. A. Hering (1970): Die Spiegelung einer Patientengruppe durch eine Therapeuten-Kontrollgruppe. In: *Gruppenpsychotherapie, Gruppendynamik.* 4, S. 179–190.

Heigl-Evers, A. u. E. Schultze-Dierbach (1981): Die Therapeut-Patient-Beziehung. In: E. Knischewski (Hrsg.): Alkoholismus-Therapie. Vermittlung von Erfahrungsfeldern im stationären Bereich. Kassel.

Heigl-Evers, A. u. E. Schultze-Dierbach (1983): Überlegungen zur Indikation von Einzel- und Gruppentherapie bei Suchtkranken, insbesondere bei Alkoholkranken. In: Sozialtherapie in der Praxis II. Kassel.

Heising, G., M. Brieskorn u. W.-D. Rost (1982): Sozialschicht und Gruppenpsychotherapie. Göttingen.

Henseler, H. (1976): Die Theorie des Narzißmus. In: Psychologie des 20. Jhs., Bd. 2, S. 453–471. Zürich.

– (1981): Psychoanalytische Theorien zur Suizidalität. In: ders. und Ch. Reimer: Selbstmordgefährdung – Zur Psychodynamik und Psychotherapie. Stuttgart.

Herhaus, E. (1978): Kapitulation – Aufgang einer Krankheit. München.

– (1978): Der zerbrochene Schlaf. München.

Heuberger, A. u. H. Kächele (1981): Alkoholismus und Ehe. In: *Materialien d. Psychoanalyse* 7, S. 88–117.

Hirsch, R. (1978): Gruppentherapie mit Eltern jugendlicher Drogensüchtiger. In: E. Biniek (Hrsg.): Drogenabhängigkeit. Darmstadt.

Jellinek, E. M. (1960): The Disease Concept of Alcoholism. New Haven.

Joseph, B. (1961): Über einige Persönlichkeitsmerkmale der Psychopathie. In: *Psyche* 15, S. 132–141.

Juliusburger, O. (1912): Zur Psychologie des Alkoholismus. In: *Zentralbl. f. Psychoanalyse u. Psychotherapie* 3, S. 1–16.

Kaiser, R. (1982): Sucht und Charakter. Zürich.

Katz, F. (1981): Ambulante Therapie für Alkoholkranke. Wuppertal.

Kernberg, O. F. (1975): Borderline Conditions and Pathological Narcism. New York. Dt: Borderline-Störungen und pathologischer Narzißmus. Frankfurt ²1978.

– (1976): Object Relations Theory and Clinical Psychoanalysis. New York. Dt.: Objektbeziehungen und Praxis der Psychoanalyse. Stuttgart 1981.

Kessel, J. (1982): Alkoholiker. München.

Khantzian, E. J. (1981): Some Treatment Implications of the Ego and Self-Disturbances in Alcoholism. In: Bean/Zinberg (Hrsg.): Dynamic Approaches to the Understanding and Treatment of Alcoholism. New York–London.

Kielholz, A. (1926): Analyseversuch bei Delirium tremens. In: *Int. Z. Psa.* 12, S. 478–492.

Kielholz P. u. D. Ladewig (1973): Die Abhängigkeit von Drogen. München.

Klein, Melanie (1972): Das Seelenleben des Kleinkindes und andere Beiträge zur Psychoanalyse. Reinbek b. Hamburg.

Knight, R. P. (1937): Zur Dynamik und Therapie des chronischen Alkoholismus. In: *Int. Z. Psa.* 23, S. 429–442.

Kohut, H. (1973): Narzißmus. Frankfurt.

– (1976): Vorwort zu J. vom Scheidt: Der falsche Weg zum Selbst. München.

Krusche, L. (1983): »Angeblich geheilte Alkoholiker tranken sich tot«. In: *Frankf. Rundschau*, 14. 4. 1983.

Krypsin-Exner, K. u. I. Demel (1980): Psychologische Aspekte des Alkoholismus. In: Psychologie des 20. Jhs., Bd. X. Zürich.

Krystal, H. u. H. A. Raskin (1970): Drug Dependence – Aspects of Ego Function. Detroit. Dt.: Drogensucht: Aspekte der Ichfunktion. Göttingen 1983.
Küfner, H. (1978): Konzept einer ambulanten analytischen Gruppenpsychotherapie für Alkoholabhängige. Kassel.
Kuiper, P. C. (1968): Die seelischen Krankheiten des Menschen: Psychoanalytische Neurosenlehre. Stuttgart.
Kutter, P. (1980): Emotionalität und Körperlichkeit. In: *Prax. Psychother. Psychosom.* 25, S. 131–145.
– (1981): Sein oder Nichtsein, die Basisstörung der Psychosomatose. In: *Prax. Psychother. Psychosom.* 26, S. 47–60.
Lair, J. C. u. W. H. Lechler (1983): Von mir aus nennt es Wahnsinn – Protokoll einer Heilung. Stuttgart–Berlin.
Lettieri, D. J. u. R. Welz (Hrsg.) (1983): Drogenabhängigkeit. Ursachen und Verlaufsformen – Ein Handbuch. Weinheim–Basel.
Lindemann, E. (1965): Sucht und Rausch als Krankheit. In: *Münch. med. Wschr.* 107, S. 2461–2466.
Lindner, W.-V. (1980): Prinzipien einer bedarfsgerechten Suchtkrankentherapie psychoanalytisch orientiert. In: Sozialtherapie in der Praxis, psychoanalytisch orientierte Suchtkrankenhilfe. Kassel.
Lindt, H. (1959): The »Rescue Fantasy« in Group Treatment of Alcoholics. In: *Int. J. Gr. Psychother.* 9, S. 43–52.
Lowenfeld, H. u. Y. (1970): Die permissive Gesellschaft und das Über-Ich. In: *Psyche* 24, S. 706–720.
Lürßen, E. (1974): Psychoanalytische Theorien über die Suchtstrukturen. In: *Suchtgefahren* 20, S. 145–151.
– (1976): Das Suchtproblem in neuerer psychoanalytischer Sicht. In: Psychologie des 20. Jhs., Bd. II. Zürich.
Mack, J. (1981): Alcoholism, A. A., and the Governance of the Self. In: Bean/ Zinberg (Hrsg.): Dynamic Approaches to the Understandig and Treatment of Alcoholism. New York–London.
Matakas, F., H. Koester, H. u. B. Leidner (1978): Welche Behandlung für welche Alkoholiker? – Eine Übersicht. In: *Psychiat. Prax.* 5, S. 143–152.
Matakas, F. u. M. Spahn (1980): Stationäre Therapie von Alkoholikern. In: Bergner/ Legnaro/Reuband (Hrsg.): Alkoholkonsum und Alkoholabhängigkeit. Stuttgart.
Matussek, P. (1959): Süchtige Fehlhaltungen. In: Frankl/v. Gebsattel/Schultz (Hrsg.): Handbuch der Neurosenlehre und Psychotherapie, Bd. 2. München–Berlin.
McDougall, J. (1974): The Psychosoma and the Psychoanalytic Process. In: *Int. Rev. Psycho-Anal.* 1, S. 437–459.
Menninger, K. (1938): Man against himself. New York. Dt.: Selbstzerstörung. Frankfurt 1974.
Mentzel, G. (1967): Die Rückfallsituation des chronischen Alkoholikers. In: *Z. Psychosom. Med.* 13, S. 276–282.
– (1968): Zur Gruppendynamik der Anonymen Alkoholiker. In: *Gruppenpsychotherapie, Gruppendynamik.* 1, S. 91–96.
– (1979): Über die Arbeitssucht. In: *Zschr. Psychosom. Med. u. Psychoanal.* 25, S. 115–127.

- (1981): Der Alkoholiker. In: ders. (Hrsg.): Die psychosomatische Kurklinik. Göttingen–Zürich.
Mentzos, S. (1980): Hysterie. München.
Merkel, C. M. (1976): Gruppendynamische Konvergenztherapie bei Alkoholkranken. Göttingen.
Milkman, H. u. W. Frosch (1983): Theorie des Drogengebrauchs. In: Lettieri/Welz (Hrsg.): Drogenabhängigkeit. Weinheim–Basel.
Minden, G. (1978): Der strukturell Ich-gestörte Patient und die Theorie der Objektbeziehungen. *Zschr. f. Psychosom. Med. u. Psychoanal.* 24, S. 328–354.
Mitscherlich M. (1976): Ein Beitrag zur Frage der Alexithymie. In: *Therapiewoche* 26, S. 909–915.
- (1977): The Significance of the Transitional Object for Psychosomatic Thinking. In: *Psychother. Psychosom.* 28, S. 272–277.
Mitscherlich-Nielsen, M. (1975): Sexualität und Weiblichkeit – psychoanalytisch gesehen. In: O. Hermanns (Hrsg.): Sucht und Sexualität. Freiburg.
Moeller, M. L. (1978): Selbsthilfegruppen. Reinbek b. Hamburg.
Moore, R. A. (1965): Some Countertransference Reactions in the Treatment of Alcoholism. In: *Psychiat. Dig.* 26, S. 35–43.
Morgenthaler, F. (1974): Die Stellung der Perversionen in Metapsychologie und Technik. In: *Psyche* 28, S. 1077–1098.
- (1984): Homosexualität, Heterosexualität, Perversion. Frankfurt.
Müller-Braunschweig, H. (1975): Die Wirkung der frühen Erfahrung. Stuttgart.
Neuendorff, S. u. J. Schiel (1982): Die Anonymen Alkoholiker. Weinheim–Basel.
Nickolai, W. (1974): Tagungsbericht Freiburger Sozialtherapiewoche 1974 »Sucht und Sexualität«. In: *Suchtgefahren* 20, S. 243–245.
Nullmeyer, H. (1980): Ich heiße Erika und bin Alkoholikerin. Frankfurt.
Passett, P. (1981): Gedanken zur Narzißmuskritik. Die Gefahr, das Kind mit dem Bade auszuschütten. In: Psychoanalytisches Seminar Zürich: Die neuen Narzißmustheorien: zurück ins Paradies. Frankfurt.
Peele, S. (1983a): Soziale Einstellungen, Wirkungserwartungen und Drogenkonsum. In: Lettieri/Welz (Hrsg.): Drogenabhängigkeit. Weinheim–Basel.
- (1983 b): Der Streit um das »kontrollierte Trinken«. In: *Psychologie heute* 9, S. 25–27.
Petzold, H. (1974): Drogentherapie. Paderborn.
Radò, S. (1926): Die psychischen Wirkungen der Rauschgifte. In: *Int. Z. Psa.* 12, S. 540–556. Nachdruck (1975): *Psyche* 29, S. 360–376.
- (1934): Psychoanalyse der Pharmakothymie. *Int. Z. Psa.* 20, S. 16–32.
Rauchfleisch, U. (1971): Zur Psychodynamik der Sucht. In: *Prax. d. Psychother.* 16, S. 1–8.
- (1981): Dissoziale Entwicklung, Struktur und Psychodynamik dissozialer Persönlichkeiten. Göttingen.
Renartz, M. (1984): Spiegelphänomene in einer an Balint orientierten Supervision des Therapeutenteams einer Suchtklinik. Manuskript, vorgesehen zur Veröffentl. in: *Gruppenpsychotherapie, Gruppendynamik*.
Richter, C. (1982): Übergangseinrichtungen zwischen körperlichem und psychischem Entzug. In: W. Heckmann (Hrsg.): Praxis der Drogentherapie – von der Selbsthilfe zum Verbundsystem. Weinheim–Basel.

Rieth, E. (1971): Gruppentherapie von Alkoholikern in der stationären Behandlung. In: *Gruppenpsychotherapie, Gruppendynamik.* 5, S. 114–120.
- (1978): Möglichkeiten und Grenzen stationärer analytisch orientierter Psychotherapie von Abhängigen. In: F. Beese (Hrsg.): Stationäre Psychotherapie. Göttingen–Zürich.

Ringel, E. (1976): Selbstmordverhütung – eine allgemein verpflichtende Aufgabe. In: Sucht und Suizid. Freiburg.

Röhling, G. (1975): Psychosomatik und Perversion bei alkoholkranken Patienten – Syndrome ungelebten Lebens. In: *Dyn. Psychiat.* 8, S. 404–417.
- (1977): Ich-strukturelle Ansätze in der Psychodynamik des Suchtgeschehens. In: *Dyn. Psychiat.* 10, S. 4–22.
- (1979): Sucht. In: G. Ammon (Hrsg.): Handbuch der Dynamischen Psychiatrie I. München.

Rohde-Dachser, Ch. (1979): Das Borderline-Syndrom. Bern–Stuttgart–Wien.

Rosenfeld, H. A. (1960): Über Rauschgiftsucht. In: Zur Psychoanalyse psychotischer Zustände. Frankfurt 1981.
- (1964): Die Psychopathologie der Drogensucht und des Alkoholismus. Eine kritische Sichtung der psychoanalytischen Literatur. In: Zur Psychoanalyse psychotischer Zustände. Frankfurt 1981.

Rost, W.-D. (1981): Objektpsychologische Modellvorstellungen zur Theorie, Erforschung und Behandlung psychosomatischer (»alexithymer«) Störungen. Dissertation, Frankfurt.
- (1983): Der psychoanalytische Zugang zum Alkoholismus. In: *Psyche* 37, S. 412–439.
- (1984): Ein Beitrag zur diagnostischen Differenzierung des Alkoholismus auf der Grundlage einer psychoanalytischen Persönlichkeitskonzeption. Vortrag auf dem Symposion »Tiefenpsychologische Aspekte der Suchtkrankheiten«, in Schluchsee, 23. 6. 1984

Rotter, H. (1967): Die Rehabilitation Alkoholkranker, Berlin–Neuwied.

Ruff, W. (1983): Ichpsychologische Aspekte in der Psychotherapie von Alkoholabhängigen. In: *Psychother. med. Psychol.* 33, S. 175–178.

Savitt, R. A. (1954): Ambulante psychoanalytische Behandlung eines Falles von Drogensucht. In: E. Biniek (Hrsg.): Drogenabhängigkeit. Darmstadt 1978.
- (1963): Psychoanalytic Studies on Addiction: Ego Structure in Neurotic Addiction. In: *Psychoanal. Quart.* 32, S. 43–57.

Scheidt, J. vom (1973): Sigmund Freud und das Kokain. In: *Psyche* 27, S. 385–430.
- (1976): Der falsche Weg zum Selbst – Studien zur Drogenkarriere. München.

Schilder, P. (1941): The Psychogenesis of Alcoholism. In: *Quart. J. Stud. Alc.* 2, S. 277–292.

Schmidbauer, W. (1982): Sind die Industriegesellschaften suchtkrank? (»Wir Fixer«). In: *Natur* 3 u. 4.

Schmidbauer, W. u. J. vom Scheidt (1976): Handbuch der Rauschdrogen. Frankfurt.

Schmidt, L. (1971): Interne Folgekrankheiten durch chronischen Alkoholismus und ihre Behandlung. In: W. Feuerlein (Hrsg.): Alkoholismus: Bedingungen, Auswirkung, Behandlung. Hamm.

Schmidtobreick, B. (1976): Suizid und Suizidversuche bei Suchtkranken. In: E. Ringel (Hrsg.): Sucht und Suizid. Freiburg.

Schneider, R. (1982): Stationäre Behandlung von Alkoholabhängigen. München.

Schöttler, Ch. (1981): Zur Behandlungstechnik bei psychosomatisch schwer gestörten Patienten. In: *Psyche* 35, S. 111–141.

Schwenk, E. (1976): Ein Beitrag zur Problematik der ambulanten Gruppentherapie von Alkoholkranken. In: *Gruppenpsychotherapie, Gruppendynamik.* 11, S. 89–99.

– (1978): Zum Problem des Kontrollverlustes. In: *Psychiat. Prax.* 5, S. 153–158.

Segal, H. (1974): Melanie Klein: Eine Einführung in ihr Werk. München.

Shea, J. E. (1954): Psychoanalytic Therapy and Alkoholism. In: *Quart. J. Stud. Alc.* 15, S. 595–605.

Simmel, E. (1928): Die psychoanalytische Behandlung in der Klinik. In: *Int. Z. Psa.* 14, S. 352–370.

– (1948): Alcoholism and Addiction. In: *Psychoanal. Quart.* 17, S. 6–31.

Solms, H. (1972): Psychodynamik des Alkoholismus. In: Psychiatrie der Gegenwart, Klin. Psychiatrie II. Berlin–Heidelberg–New York.

– (1975): Selbsthilfegemeinschaften von Alkoholikern und Drogenabhängigen. In: W. Steinbrecher u. H. Solms (Hrsg.): Sucht und Mißbrauch. Stuttgart.

Täschner, K. L. (1983): Therapie der Drogenabhängigkeit – Ein Handbuch. Stuttgart.

Thomä, H. (1980): Auf dem Weg zum Selbst. In: *Psyche* 34, S. 221–245.

Toulmin, S. (engl. Original 1953): Dt.: Einführung in die Philosophie der Wissenschaft. Göttingen o. J.

– (1968): Voraussicht und Verstehen – Ein Versuch über die Ziele der Wissenschaft. Frankfurt.

Tournier, R. E. (1979): Alcoholics Anonymous as Treatment and as Ideology. In: *J. Stud. Alc.* 40, S. 230–239.

Vega, G. de la (1971): Die Heroin-Sucht: Ein Abwehrmechanismus. In: G. Ammon (Hrsg.): Bewußtseinserweiternde Drogen in psychoanalytischer Sicht. Berlin.

Vito, R. A. de; u. a. (1970): Toward a Psychodynamic Theory of Alcoholism. In: *Dis. nerv. Syst.* 31, S. 43–49.

Volkan, V. D. (1978): Psychoanalyse der frühen Objektbeziehungen. Stuttgart.

Vollbehr, H. (1980): Symptomwechsel zwischen Sucht und psychosomatischer Erkrankung aus ich-struktureller Sicht. In: *Dyn. Psychiat.* 13, S. 71–82.

Wanke, K. (1978): Selbstaggressivität und verändertes Lustempfinden im Rahmen süchtigen Verhaltens. In: W. Keup (Hrsg.): Sucht als Symptom. Stuttgart.

Watzlawick, P.; u. a. (1969): Menschliche Kommunikation. Bern–Stuttgart–Wien.

Weber, M. (1983): Die dunkle Seite meines Lebens – Überwindung einer Selbstzerstörung. Frankfurt.

Wessels, K.-H. (1984): Vortrag auf dem Symposion »Tiefenpsychologische Aspekte der Suchtkrankheiten« in Schluchsee, 23. 6. 1984

Weyl, S. (1927): Zur Psychologie des Alkoholismus. In: *Int. Z. Psa.* 13, S. 478.

Wieder, H. u. E. H. Kaplan (1969): Drug Use in Adolescents. In: *The Psychoanalytic Study of the Child* 24, S. 399–431.

Wieser, S. (1972 a): Psychotherapie und Sozialtherapie des Alkoholismus. In: Psychiatrie der Gegenwart. Klin. Psychiatrie II. Berlin–Heidelberg–New York.

– (1972b): Familienstruktur und Rollendynamik von Alkoholikern. In: Psychiatrie der Gegenwart. Klin. Psychiatrie II. Berlin–Heidelberg–New York.

Winnicott, D. W. (1976): Von der Kinderheilkunde zur Psychoanalyse. München.

Wulff, M. (1932): Über einen interessanten oralen Symptomkomplex und seine Beziehung zur Sucht. In: *Int. Z. Psa.* 18, S. 281–302.

Wurmser, L. (1974): Psychoanalytic Considerations of the Etiology of Compulsive Drug Use. In: *J. Am. Psychoanal. Ass.* 22, S. 820–843.

– (1978): The Hidden Dimension. Psychodynamics in Compulsive Drug Use. New York.

– (1983): Drogengebrauch als Abwehrmechanismus. In: Lettieri/Welz (Hrsg.): Drogenabhängigkeit. Weinheim–Basel.

Yablonski, L. (1975): Synanon. Stuttgart.

Yorke, C. (1970): A Critical Review of some Psychoanalytic Literature on Drug Addiction. In: *Br. J. med. Psychol.* 43, S. 141–159.

Zinberg, N. E. (1983): Soziale Kontrollmechanismen und soziales Lernen im Umfeld des Rauschmittelkonsums. In: Lettieri/Welz (Hrsg.): Drogenabhängigkeit. Weinheim–Basel.

Zinberg, N. E. u. M. H. Bean (1981): Dynamic Approaches to the Understanding and Treatment of Alcoholism. New York–London.

Zocker, H. (1983): Alkoholismus: »Mit der Krankheit leben lernen«. Teil 1: *Spiegel* 38, S. 250–266; Teil 2: *Spiegel* 39, S. 98–127.

Zucker, A. H. (1978): Gruppenpsychotherapie und das Wesen der Drogensucht. In: E. Biniek (Hrsg.): Drogenabhängigkeit. Darmstadt.

Zulliger, H. (1931): Alkoholismus als passageres Symptom. In: *Int. Z. Psa.* 17, S. 392–395.

Register

Abgrenzung ›normal‹/süchtig 49 f.
Abhängigkeit 38
Abraham, K. 33–35, 84
Abwehrmechanismus
 –, Altruismus 195
 –, Droge als 56
 –, Ersetzung 181
 –, Externalisierung 66
 –, projektive Identifizierung 80
 –, Rationalisierung 57, 209
 –, Spaltung 66, 79 f.
 –, Verleugnung 57, 66, 209
Adams, W. 60, 70, 88, 91, 107, 113, 199 f., 234, 237, 243, 245 ff., 255
Adipositas 37
Affekte 52–57, 61 ff., 94, 149
 –, psychoanalyt. Theorie der 54 ff.
Aggressivität 76, 202
Alexithymie 66
Allergie-Theorie 104, 188
Ammon, G. 60, 71
Amphetamine 56
Anonyme Alkoholiker 104, 176, 183–197, 240, 251
 –, die *Zwölf Schritte* 185 f., 189 f.
 –, Ichstärkung 196
 –, Rettungsphantasien 195
 –, Zielgruppe der 192–197
Anorexie 37, 100
Antons 20 f., 24, 57, 94 f., 97, 106, 128, 177 f., 187 f., 193, 197, 206 f., 215, 221 f., 228–235, 237
 –, Typologie 21
Arbeitssucht 73
Argelander, H. 248
Aßfalg, R. 208, 219 f., 222
Autoaggression 40, 158
Autodestruktion 76, 85 f., 92–104, 131 f., 135 f., 138, 160 ff., 179, 192, 197, 227, 243, 254

Balint, M. 77, 222, 231, 247
Battegay, R. 59, 70, 86, 95, 98, 107, 118, 196, 204 f., 208

Bean, M. H. 14, 57
Beese, F. 70
Behandlungsindikationen 247–256
Behrends, K. 184, 192 f.
Benedek, T. 37
Berger, H. 240
Bergler, E. 37, 88, 110, 119
Bettelheim, B. 218
Bewußtseinsveränderung 64 f.
Biochemische Wirkung der Droge 28 f., 83
Blane, H. T. 22, 57, 70, 92, 99, 106, 115, 121 ff., 132, 191, 216, 240
 –, Abhängigkeitskonzept 121, 187, 232, 237
 –, Typologie 122, 208
Blaukreuzbund 183, 212
Blum, E. M. 96, 176 f., 181
Borderline-Störungen 88, 166, 192, 210
Bräutigam, W. 106 f., 118, 177, 181 f.
Britische Schule 77–82
Brunner-Orne, M. 207
Bühling, W. 57, 60, 227
Burian, W. 57 f., 65 ff., 70, 158, 176, 183, 196, 207
 –, Mangel im Ichideal 58, 60
Burroughs, W. S. 35

Casriel, D. 198
Chloralhydrat 29
Coleman, S. B. 107
Cremerius, J. 188, 202

Daytop 198, 201
Dechêne, H. C. 59
Dederich, C. 198, 200
Defekt, struktureller psychischer 75 f., 106
Defekt vs. Konflikt 51
Delinquenz 59, 166
Demel, I. 101, 178
Diskrepanz Real-/Ideal-Selbst 65
 s. a. Wurmser
Drei-Phasen-Konzept 244

Droge als Abwehrmechanismus 56
Duve, F. 101

Edwards, G. 193
Eicke, D. 99
Entwicklung, regressive 26
Entzug 101 f., 137, 179
Epilepsie 97
Ersatz für Sexualität 29, 31
Erziehungsstil 109 ff.
 –, Vernachlässigung 110
 –, Verwöhnung 110, 141, 147 ff., 171

Fachklinik 212–241
 –, Bad Herrenalb 229
 –, double-bind-Situation 220 f., 233
 –, Hierarchie 230 f.
 –, Käseglockenatmosphäre 220
 –, Lagermentalität 215 f.
 –, Ringgenhof 228–235
 –, Teamprobleme 236–239
Fairbairn, R. D. 77, 79 f.
Fallada, H. 94, 116, 217, 255
Fassbinder, R. W. 255
Feibel, C. 57, 60, 206 f.
Fenichel, O. 23, 37 f., 48, 180
Ferenczi, S. 34, 47
Fettsucht 100
Feuerlein, W. 70, 95, 116, 118 f., 222
Fixer 96 f. s. a. Synanon
Fixierung 25 f., 40 f., 77, 100, 124 f., 135
 –, auf oraler Stufe 46
Fleischl-Marxow, E. von 28
Fox, R. 207 ff.
Freud, A. 37, 51, 195
Freud, S. 28–34, 36, 44 ff., 47, 51, 53,
 77 ff., 113
 –, Ersatz des Sexualobjekts 31 f.
 –, Lustprinzip 30 ff.
 –, Manie 31
Frustrationstoleranz, gestörte 52

Gegenübertragung 177 f., 184, 209, 218,
 225 ff., 235 ff., 245–248
 – -sdynamik 228
Gelegenheitstrinker 20 f.
Gewohnheitstrinker 20 f.

Gewöhnung 29
Glover, E. 34, 36, 45, 48, 58, 78, 82–85,
 93, 95
 –, Objektcharakter des Suchtmittels
 83, 85
 –, Sadismus 82–85, 136 f.
 –, Ursprung der Sucht 82 f.
Goeppert, S. u. H. C. 25
Goertz, F.-J. 20, 35, 37, 52, 59, 89, 101,
 107 ff., 196
Gordon, B. 133
Götte, J. 60, 98, 113
Grandiositätsphantasien 62, 67, 69 ff.,
 101, 123, 133, 175, 191
Greaves, G. B. 47, 121, 234 f.
Gruppen- oder Einzeltherapie 210 ff.
Guttemplerorden 183, 212

Haas, E. 28, 60, 70, 96, 107, 110
Halluzinogene 16, 56
Hartmann, D. 107
Hartmann, H. 51
Hartmann, K. 48
Haßliebe zum Suchtobjekt 85 f.
Hedonistischer Ansatz 48
Heigl, F. 60, 89, 108, 244, 248
Heigl-Evers, A. 53 ff., 60–63, 76 f., 89,
 94, 98, 108, 207 f., 210, 231, 244, 250
 –, Therapiemodell 223–226
Henseler, H. 96
Herhaus, E. 93, 115 f., 120 ff., 130, 187,
 189 f., 197, 202, 255
Hering, A. 231
Heroin 17 f., 96 f., 137, 197
 s. a. Synanon
Heuberger, A. 116, 118 f.
Hirsch, R. 107, 113
Homosexualität 34 f., 43 f.
Horn, K. 226

Ich 62
 – -Defekt 71
 – -Funktionen 55
 – -Schwäche 51 f., 55 f., 75, 144
Idealisierung der Mutter, s. Mutter-
 Kind-Beziehung

Impotenz, pharmakotoxische 39
  s. a. Radò
Impulskontrolle 52–57
Impulsneurose 48
Individuation 77
Initialverstimmung 42 s. a. Radò
Internalisierung des guten Objekts 80 f.
Introjektion 79, 82, 84, 99, 136, 190,
  209, 224

Jellinek, E. M. 20 f., 133, 136
  –, chronische Phase 21
  –, kritische Phase 21
  –, Prodomalphase 21
  –, Typologie 20 f., 128
Joining 246
Joseph, B. 87
Juliusburger, O. 34, 94

Kächele, H. 116, 118 f.
Kapitulation 214, 252 s. a. Anonyme
  Alkoholiker u. Synanon
Kastrationsangst 43 f., 82, 86
Katz, F. 204
Kernberg, O. F. 59, 78, 80, 166
Kessel, J. 184 f., 188, 191
Klassifizierungsproblem 124
Klein, M. 58, 77 ff., 104, 113
  –, depressive Position 81, 246
  –, gute/böse Brust 79 ff., 88 f., 190
  –, paranoid-schizoide Position 79, 88,
    90, 112, 136
  –, Spaltung 79
Knight, R. P. 37, 67, 92 ff., 97, 106 f.,
  110, 121, 180 ff.
  –, Typologie 128
Kohut, H. 41, 62, 67–72, 132
  –, Begriff des ›Selbst‹ 67
Kokain 28 f.
Konflikt
  – -modell 26
  – -trinker 20 f.
  – vs. Defekt 51
Kontrolliertes Trinken 181 ff.
Kontrollverlust 49, 102 ff., 136 f., 166,
  190, 192

Konzepte, verschiedenartige 24 f.,
  124–139
Korsakow-Syndrom 97, 145
Kreuzbund 183
Krusche, L. 182
Krypsin-Exner, K. 101, 178
Krystal, H. 54 ff., 61–65, 76 f., 89, 108,
  144, 208, 223, 244
Küfner, H. 204, 207 ff.
Kuiper, P. C. 34, 60, 86, 88
Kulturelle Funktion des Alkohols 48 f.
Kutter, P. 99

Ladewig, D. 204
Lair, J. C. 191, 229
Lechler, W. H. 191, 229
Legalitätsproblem 16, 73
Lindner, W.-V. 241, 256
Lindt, H. 195 f., 205, 207
London, J. 255
Lowenfeld, H. 107
LSD 17
Lürßen, E. 13, 15, 28, 32, 60, 70 f., 89,
  94 f., 108, 244
Lust 46
  – -apparat, autoerotischer 44
    s. a. Radò
  – -prinzip 30 ff.

Magen-Darm-Symptome 97 f., 100, 140,
  154
Männl. vs. weibl. Alkoholismus 33 f.,
  131
Marihuana 16 f.
Masochismus 43 f., 119
Masson, J. M. 113
Masturbation 30, 32, 69, 86
Matakas, F. 183, 193, 206, 208, 236
Matussek, P. 37, 47, 106 f., 130
McDougall, J. 99 f.
Menninger, K. 89, 93 ff., 110, 177, 180
  –, Typologie 128
Mentzel, G. 73, 102 f., 187, 202
Mentzos, S. 24
Meskalin 16
Meta-Erotik 39 s. a. Radò
Miller, A. 113

Minden, G. von 78, 80
Mitscherlich, M. 99, 112
Mitscherlich-Nielsen, M. 108
Moeller, M. L. 184
Moore, R. A. 177 f., 195
Morgenthaler, F. 35
 –, Plombentheorie 70 f.
Müller-Braunschweig, H. 55
Mutter-Kind-Beziehung 77, 88–91, 100, 111–116

Narzißmus 43, 78
 – -konzept 41
 – -theorie 66–74, 135
Neuendorff, S. 186
Nickolai, W. 121
Nullmeyer, H. 187, 240

O'Neill, E. 97, 255
Objekt
 – -beziehungen 77
 – -konstanz 242 f., 256
 – -repräsentanzen 77, 225
 – -verlust 63, 102, 144, 226
Ödipuskomplex 81 f., 131, 144 f.
Opium 16 f., 56
Oralität 30, 36 ff., 46, 82, 148
Orgasmus 39 ff., 44, 46
 –, alimentärer 40 f., 44 s. a. Radò
 –, pharmakogener 39 f., 45 s. a. Radò
 –, pharmakotoxischer 41, 45
   s. a. Radò
Orne, M. T. 207

Pairing 215, 239 f.
Passett, P. 70, 72 ff., 110, 134
 –, Suchtbegriff 73
Peele, S. 135, 182
Pegeltrinker 20, 133, 136, 150, 192
Perversion 34
Petzold 198, 200
Phantasie des Kindes 113
Pharmakothymie 41–45 s. a. Radò
Phoenixhaus 200 f.
Potenz, sexuelle 33 f.
Prädispositionsfaktoren 65
   s. a. Rurmser

Prämorbide Persönlichkeit 23, 29
Projektion 57, 79 f., 82, 84, 136, 189, 199, 209
Psychiatriereform 217
Psychopharmaka 56
Psychose 43 f., 88, 135

Quartalstrinker 20

Radò 34 f., 38–46, 48, 51, 53, 61, 67, 70, 82, 84, 87, 92, 138
 –, *Pharmakothymie* 41–45
Raskin, H. A. 54 ff., 61–65, 76 f., 89, 108, 144, 208, 223, 244
Rauchfleisch, U. 59
Realitäts-
 – -anpassung 53, 149
 – -prüfung 55
 – -sinn 62
 – -verleugnung 128, 135
 – -wahrnehmung 149
Regression 84 f., 100, 124, 133, 135 ff., 183, 222, 226
 –, psychosomatische 99
Renartz, M. 231, 236, 239
Rettungsphantasien
 – bei Partnerinnen 116 ff.
 – bei den ›Anonymen Alkoholikern‹ 195
Richter, C. 201
Rieth, E. 13, 131, 206, 224, 232, 234
Ringel, E. 95
Rohde-Dachser, C. 166
Röhling, G. 60, 95, 98, 100, 113 ff., 227
Rosenfeld, H. A. 13, 28, 37, 44, 86 ff., 95, 102, 181
Rost, W.-D. 99, 103
Rotter, H. 97
Rückfall 102 ff., 136 f., 215, 222, 226 f., 233, 237 f., 253, 255

Sadismus 34, 82–85, 93, 101, 137, 199 f., 233 s. a. Glover
Savitt, R. A. 86, 110, 113, 181
Scheidt, J. vom 28 f., 67 ff., 92, 96, 107, 132
Schiel, J. 186

Schilder, P. 34, 88, 110
Schmidbauer, W. 69 f., 134
Schmidt, L. 97
Schmidtobreick, B. 95
Schneider, R. 215
Schultze-Dierbach, E. 94, 108, 208, 210, 226, 244
Schulz, W. 20 f., 24, 94 f., 97, 106, 128, 215, 221, 228
Schutzfunktionen des Alkohols 56, 60, 84, 86, 133 ff.
Schwenk, E. 60, 102 f., 204 ff.
Segal, H. 58, 90 f.
Selbstheilungskonzeption 33, 52 f., 56, 60, 67, 70, 75 f., 82, 92 f., 104, 135 ff.
Selbst-Objekt 67 ff., 108
Selbst-/Objektrepräsentanzen 62 ff., 223
Selbstzerstörung, s. Autodestruktion
Sexualität 36 f., 120 f., 130, 146, 174, 202
Shea, J. E. 181 f.
Simmel, J. E. 48, 78, 85–87, 95, 101, 113, 127 ff., 135, 137, 178 f., 194, 197, 212, 228
–, neurotischer Trinker 48
–, Typologie 127 f.
Solms, H. 47 f., 89, 94, 108, 113, 116 f., 121, 186, 191, 193, 196 f., 200, 202
Soziale Faktoren des Alkoholismus 129, 255
Spahn, M. 206, 208, 236
Spaltung von Selbst und Außenwelt 84, 100
Spiegeltrinker 20, 150
Strukturmodell 26
Sucht
– als Krankheit 12
–, Definitionsproblematik 19 f., 73
–, Entstehung der 29
– -ersatz 216
– und Melancholie 85
– und Paranoia 85
– und psychosomatische Erkrankung 97 f., 137, 203, 255
– -zirkel 67 s. a. Wurmser
süchtig machende Gesellschaft 49

Suizid 43 f., 65, 87, 94, 102, 136 f., 164 f., 179, 243, 255
Symbiose 77 ff.
Symbolcharakter des Alkohols 34 ff., 84
Symptomverschiebung 97, 154, 203
Synanon 198–201

Therapiedauer 243–247
Thomä, H. 71
Todestrieb/-sehnsucht 79, 87, 94
Toulmin, S. 24
Tournier, R. E. 184, 192
Transsubstantiation 64
Trieb
– -konflikte 76, 147
– -kontrolle 52
Trockenrausch 138, 191
Tuberkulose 97

Übergangsobjekt 89, 199
Überich-Defekt 57–60, 66
Übertragung 180, 206, 218, 223, 225, 227 f., 244, 247
–, narzißtische 245 f.
–, positive 183
– -sspaltung 180, 224 f., 228
Unfallneigung 94, 137, 255
Unlustvermeidung 42, 46, 53
Unterschied zw. trieb- u. ichpsycholog. Modell 51 f.
Uraffekt 53 ff., 62, 132

Vater-Kind-Beziehung 107 ff.
Vega, G. de la 48, 60, 89, 96
Versorgungssituation in der BRD 256–259
Vietnamsoldaten 134 f.
Vito, R. A. de 56
Volkan, V. D. 166
Vollbehr, H. 60, 94, 98, 100, 205

Wahl des Suchtmittels 83
Wanke, K. 95, 101
Watzlawick, P. 232
Weber, M. 121
Weibl. vs. männl. Alkoholismus 33 f.
Wessels, K.-H. 215, 222, 226, 237

Weyl, S. 94, 181
Wieser, S. 116, 118 ff.
Winnicott, D. W. 78, 81, 89
–, falsches/wahres Selbst 82, 125
–, Übergangsobjekt 81, 89 f.
Wulff, M. 37
Wurmser, L. 61, 65 ff., 70, 76, 93

Yablonski, L. 198
Yorke, C. 28, 32 f., 38, 45

Zahl der Alkoholiker 14
Zinberg, N. E. 14, 18, 94, 135
Zocker, H. 186, 191, 196, 203
Zulliger, H. 36

Standardwerke der Psychoanalyse

Otto F. Kernberg

Objektbeziehungen und Praxis der Psychoanalyse

Aus dem Amerikanischen übersetzt von Helga Steinmetz-Schünemann
2. Auflage 1985. 316 Seiten, Register, Bibliographie, Linson mit Schutzumschlag
ISBN 3-608-95377-9

Hans W. Loewald

Psychoanalyse

Aufsätze aus den Jahren 1951–1979
Aus dem Amerikanischen übersetzt von Hilde Weller
1986. 432 Seiten, Linson mit Schutzumschlag
ISBN 3-608-95266-7

Margaret S. Mahler

Studien über die drei ersten Lebensjahre

Aus dem Amerikanischen übersetzt von Hilde Weller
1985. 420 Seiten, Leinen mit Schutzumschlag
ISBN 3-608-95016-8

Margaret S. Mahler

Symbiose und Individuation

Psychosen im frühen Kindesalter
Unter Mitarbeit von Manuel Furer
Aus dem Amerikanischen übersetzt von Hilde Weller
4. Auflage 1986. 255 Seiten, englisch broschiert
ISBN 3-608-95229-2

Klett-Cotta